BIBLIOTHÈQUE DE
THÉRAPEUTIQUE CLINIQUE

THÉRAPEUTIQUE USUELLE
DES MALADIES
DE
LA NUTRITION

PAR PAUL LE GENDRE

ET ALFRED MARTINET

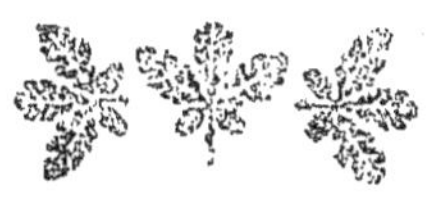

MASSON ET Cie, ÉDITEURS
120, BOULEVARD SAINT-GERMAIN, 120
PARIS

THÉRAPEUTIQUE USUELLE

DES MALADIES

DE LA NUTRITION

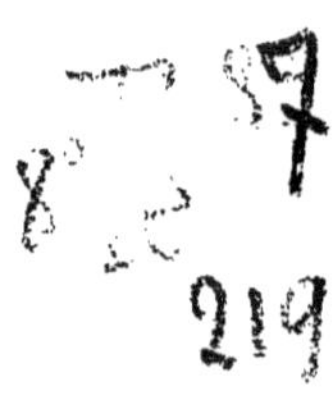

THÉRAPEUTIQUE USUELLE

DES MALADIES

DE LA NUTRITION

PAR LES D^{RS}

PAUL LE GENDRE | **ALFRED MARTINET**
Médecin de l'Hôpital Lariboisière. | Ancien Interne des Hôpitaux de Paris.

PARIS

MASSON & CIE, ÉDITEURS

LIBRAIRES DE L'ACADÉMIE DE MÉDECINE

120, BOULEVARD SAINT-GERMAIN (6ᵉ)

1912

THÉRAPEUTIQUE USUELLE

DES

MALADIES DE LA NUTRITION

INTRODUCTION

I. — *Que faut-il entendre par troubles et maladies de la nutrition ?*

La nutrition, c'est le mouvement moléculaire incessant qui, propre aux corps organisés vivants, s'accomplit dans l'intimité de chacune des particules élémentaires constitutives de nos cellules, y fait pénétrer de la matière puisée dans le milieu ambiant et modifie cette matière pour qu'elle puisse devenir partie intégrante de la particule vivante et remplacer d'autre matière usée, c'est-à-dire, transformée, destinée à être expulsée à son tour et rejetée dans le milieu extérieur.

La nutrition repose sur l'accomplissement régulier d'une succession d'actes physico-chimiques qui amènent au voisinage de chaque cellule les matériaux nécessaires au maintien de son intégrité et à son fonctionnement.

Les actes chimiques s'accomplissent par l'intermédiaire de ferments que fabriquent toutes les cellules ou seulement les cellules de certains organes pour les mettre ensuite à la disposition de toutes les cellules de l'organisme.

Mais le conflit entre ces ferments et les matériaux qu'ils doivent transformer est régi par le système nerveux.

Toutes les transformations de la matière, les échanges entre les humeurs et les cellules peuvent s'opérer avec une rapidité plus ou moins grande et d'après des modes différents, suivant un grand nombre de circonstances physiologiques et pathologiques, et ces variations multiples sont précisément les causes de multiples troubles de la nutrition. On peut donc parler d'une *accélération,* d'un *ralentissement,* de *perversions de la nutrition.*

Ces troubles peuvent être temporaires, consécutifs à une maladie primitive qui les a provoqués, et disparaître avec celle-ci ; ils peuvent aussi lui survivre.

Ils peuvent être primitifs et permanents pendant toute la vie d'un individu auquel ils ont été transmis héréditairement, — ou exister chez lui pendant une longue période de sa vie, s'ils ont été acquis par suite d'une hygiène défectueuse ou s'ils ont survécu à la maladie primitive (infection ou intoxication) qui les avait provoqués.

Tous les troubles de la nutrition ne nous sont pas encore connus ; mais il en est dont la révélation par les progrès de la chimie a permis aux cliniciens de comprendre de mieux en mieux la pathogénie de symptômes et de lésions connus depuis longtemps et inexpliqués ou mal expliqués.

Parmi ces troubles la formation en excès de certains acides (urique, oxalique, lactique, acétique), ou une hypoacidité, la précipitation de certains sels (urates, phosphates) ou d'autres composés organiques (cholestérine, leucine, tyrosine, etc.), l'accumulation dans l'économie, par un excès de formation ou une utilisation insuffisante, de certains principes alimentaires (hydrates de carbone, graisse) ou leur mauvaise élaboration (albumine) sont aujourd'hui considérés comme capables d'engendrer des états pathologiques dénommés uricémie, oxalémie, diabète, obésité, goutte, etc.

De ces états dyscrasiques les uns ont été élevés à la dignité de maladies autonomes, comme la goutte ; d'autres paraissent n'être que des syndromes de causes variables, comme la glycosurie ou l'accumulation de la graisse ; d'autres, comme l'hyperacidité urique ou oxalique, se voient dans tant de circonstances qu'ils n'ont guère de personnalité clinique.

Beaucoup de ces états ont d'ailleurs entre eux d'évidentes affinités de par la statistique clinique et paraissent dériver d'un trouble plus général et préalable de la nutrition, dénommé *diathèse* ou *prédisposition morbide*.

Les troubles de la nutrition qui accompagnent toute maladie ne nous occuperont ici qu'accessoirement ; leur traitement fait partie de la thérapeutique spéciale de chaque maladie.

Nous aurons en vue surtout dans ce volume le traitement de ces troubles *primitifs et permanents* ou *très prolongés,* qui méritent plus particulièrement le nom de MALADIES DE LA NUTRITION : les *dyscrasies acides,* le *diabète,* l'*obésité,* la *goutte* et la diathèse plus générale à laquelle jusqu'à plus ample informé il convient encore de les rattacher, l'*arthritisme* ou *diathèse bradytrophique.*

Entre les états pathologiques manifestement liés à un vice de la nutrition, il en est un dont les conséquences se manifestent principalement par des désordres de l'appareil locomoteur, c'est *la goutte.* Si, après avoir été longtemps confondue sous le nom d'*arthritis* avec les affections dites aujourd'hui *rhumatismales,* elle a conquis une personnalité incontestée, c'est que ces affections qui frappent sous des formes si variées toutes les parties constitutives de l'appareil locomoteur comprennent certainement des syndromes et des lésions imputables à un grand nombre de causes différentes ; aucun nosologiste n'a encore réussi à en fournir une classification satisfaisante, tous cependant s'accordent à y voir des conséquences d'infections ou d'intoxications, etc. Or parmi ces affections il en est qui ont une parenté difficilement contestable avec le trouble permanent de la nutrition que nous appelons encore diathèse arthritique.

A ce titre il nous a paru inévitable de rattacher leur thérapeutique à celle des autres maladies issues de cette prédisposition. Nous proposons même, comme on le verra au chapitre qui leur est consacré, une interprétation pathogénique qui attribue aux troubles fonctionnels de l'appareil locomoteur une part dans la production de la perturbation générale de la nutrition dite diathèse arthritique ou bradytrophique.

Au nombre des troubles de la nutrition qui sont capables de créer des prédispositions morbides nous rangeons encore celui qui porte traditionnellement le nom de *scrofule* et que nous nous contenterons d'appeler *diathèse lymphatique*. S'il n'a pas de formule chimique bien caractérisée, il paraît difficile d'en nier les attributs cliniques et nous lui consacrerons un chapitre spécial à côté de l'arthritisme.

II. — *Moyens dont dispose la thérapeutique pour combattre les troubles de la nutrition.*

Avant d'entrer dans le détail du traitement des diverses maladies de la nutrition, nous croyons utile d'indiquer les moyens généraux par lesquels nous pouvons espérer modifier la nutrition.

Pouvons-nous seulement porter remède aux conséquences des troubles nutritifs ?

Pouvons-nous espérer les prévenir ou du moins en faire varier l'intensité en modifiant la nutrition elle-même ?

Lorsqu'un trouble de la nutrition a eu pour conséquence de saturer l'organisme d'une substance nuisible, soit par surproduction, soit par insuffisante destruction ou trop lente élimination, nous cherchons à hâter l'expulsion de cette substance en activant le fonctionnement des appareils excréteurs (diurèse, sudations, purgatifs) ou en neutralisant par des agents médicamenteux appropriés les effets nuisibles de la substance devenue toxique (alcalins dans les intoxications acides).

Mais il est aisé de prouver que nous pouvons faire mieux, en faisant varier le taux même ou la modalité de la nutrition perturbée et prévenir ainsi les conséquences de cette perturbation nutritive.

En effet nous pouvons influencer la nutrition :

A. En modifiant l'alimentation au moyen des régimes ;

B. En influençant, par l'intermédiaire du système nerveux, le fonctionnement de la plupart des grands appareils au moyen des agents physiques, de la psychothérapie et de certains médicaments.

A. — *Rôle de la diététique.*

Nous pouvons, par la diététique, faire varier la quantité et la qualité des principes alimentaires qui apportent à l'économie les éléments de la nutrition.

Nous pouvons *suspendre complètement les apports* par la diète absolue (*cura famis*), ou en diminuer la quantité sans changer les proportions normales des divers aliments (*cure de régime restreint*).

L'organisme, ne recevant plus ou ne recevant qu'en quantité insuffisante les matériaux destinés à l'entretien des fonctions qui jamais ne peuvent être suspendues comme la calorification, la circulation et autres mouvements des organes, vivra sur ses réserves, usera peu à peu l'excès des matériaux inutilisés ou imparfaitement détruits qui entravaient les échanges normaux et, si on ne lui restitue que peu à peu les matériaux dont il aura été quelque temps privé, on constatera que ses cellules ont reconquis par le jeûne une nouvelle aptitude à consommer les substances dont il était saturé.

C'est ainsi que, dans le diabète, la suppression passagère de tout aliment sucré ou amylacé amène non seulement la disparition du sucre retenu dans le sang et les tissus, mais permet de constater ensuite que ceux-ci ont récupéré par le repos même une nouvelle aptitude à consommer le sucre : à la condition de ne laisser arriver que progressivement des doses croissantes de générateurs du sucre, on peut accomplir dans certains cas une véritable rééducation glycolytique.

L'utilité de la diète absolue temporaire, consacrée sous le nom de *jeûnes* par les législateurs religieux, a de tout temps frappé certains médecins clairvoyants. Récemment M. Guelpa a fait une nouvelle propagande en faveur de ce moyen puissant de laisser l'organisme se débarrasser des poisons qui peuvent l'encombrer, il y adjoint l'usage quotidien d'une solution purgative pendant les trois jours consécutifs d'abstinence qu'il préconise. Les malades et leur entourage n'acceptent pas facilement cette thérapeutique ; ils s'y résignent pourtant quand le cas leur paraît grave et que le médecin convaincu en affirme énergiquement l'utilité. Plus ou moins prolongée, la diète hydrique est un moyen à ne pas négliger.

Si l'abstinence totale est une ressource à utiliser très passagèrement, la *suppression partielle* de telle ou telle catégorie alimentaire (albumine, hydrates de carbone, graisse, sels) est un moyen thérapeutique certain qui peut et doit être employé bien plus longtemps, pour modifier la nutrition dans quelques-uns de ses modes. On est donc amené à restreindre ou supprimer l'albumine chez les goutteux et certains arthritiques dont le foie et le rein sont insuffisants, l'amidon et le sucre chez les diabétiques, la graisse et les hydrates de charbon chez les obèses, le chlorure de sodium chez les malades dont le rein élimine mal ce sel.

La diététique, c'est-à-dire la réglementation précise des aliments et des boissons en quantité et en qualité, *est la base de la thérapeutique des troubles de la nutrition.*

Nous pouvons nous proposer d'obtenir par la diététique plusieurs résultats : réparer la constitution chimique détériorée, provoquer une activité nutritive différente de celle qui est retardante ou déviée, c'est-à-dire habituer la cellule à métamorphoser plus de matière en un temps donné et à la métamorphoser complètement.

Pour atteindre ce but chez les individus nés avec un trouble général de la nutrition par hérédité familiale ou ethnique, il faut créer dès l'enfance des habitudes alimentaires appropriées, fixer la quantité des aliments, leur proportion, régler la fréquence des repas, le temps convenable à chaque repas, et faire respecter le repos nécessaire pour l'accomplissement de la digestion. Il faut encore s'assurer la collaboration du système nerveux qui éveille l'appétit, qui rend la digestion plus parfaite, répartit la matière suivant les besoins, active l'apport de l'oxygène, et enfin stimule la nutrition cellulaire. La gaieté, la distraction pendant les repas, les condiments et la bonne préparation culinaire sont des adjuvants utiles à la digestion. Celle-ci s'accomplit mieux quand après le repas le travail cérébral est suspendu et remplacé par un exercice modéré. Mais certains dyspeptiques ont besoin pendant la première période de la digestion d'un repos complet, même physique, dans le décubitus.

Certains principes généraux ne doivent pas être perdus de vue par celui qui entreprend de modifier par la réglementation de l'alimentation la nutrition d'un individu dans les diverses phases de sa vie, soit dans l'état de santé apparente afin de prévenir la maladie, soit pendant, soit après celle-ci et dans les multiples circonstances créées par l'âge, les états physiologiques, le genre de vie, le climat.

L'idéal pour nourrir un individu, sain ou malade, dont on ne chercherait pas à modifier la nutrition, serait de lui donner une quantité telle d'aliments, mélangés dans une proportion telle, qu'il y eût substitution exacte de matières nouvelles aux matières que la vie détruit. Chez le malade le plus souvent c'est impossible. L'absence d'appétit, l'insuffisance de la digestion, la diminution de l'absorption rompant l'équilibre entre l'apport et l'usure, la destruction est augmentée, et la *suralimentation* serait désirable. Or, la suralimentation est rendue impossible chez les fébricitants et dans les maladies où existe l'anorexie, par le dégoût ; elle peut être, d'ailleurs, et elle est souvent dangereuse, car il faut craindre l'indigestion, qui accable l'organisme par l'auto-intoxication et par la dépression nerveuse. Il faut donc restreindre l'alimentation dans la plupart des maladies, à moins de pouvoir se passer et de l'appétit et des sucs digestifs en nourrissant par la sonde œsophagienne et avec des aliments presque directement assimilables : peptone, albumose, glycose, glycérine, jaune d'œuf.

Si l'aliment n'est pas refusé et peut être digéré, on peut se proposer de modifier la constitution matérielle de l'économie, en lui rendant certaines substances à la suite d'une maladie qui l'en a privée.

On peut encore se proposer de transformer une constitution qu'on juge être la cause d'une maladie. Souvent alors il est
plutôt indiqué de retrancher quelque chose, comme dans
l'obésité.

On pourrait être tenté de profiter de l'augmentation d'appétit
qui accompagne la convalescence pour laisser le convalescent
prendre une nourriture très copieuse et variée dans laquelle son
organisme trouverait à s'assimiler plus largement les matériaux
spéciaux qui peuvent lui manquer. Il y a quelque part de vérité
dans cette opinion du vulgaire. Mais, avant d'augmenter outre
mesure la ration alimentaire, il faut se rappeler que l'activité digestive et l'activité cellulaire ne sont pas indéfinies, qu'à les dépasser
on risque une mauvaise élaboration digestive et nutritive.

On a souvent pensé à augmenter non tous les aliments, mais
un seul ; de là les *cures de régénération* : par l'usage exclusif du
lait, du petit-lait, du raisin, le régime arabique, les végétaux, les
fruits, le régime carné. Ce sont là des vues qui ont séduit l'antiquité.

Voyons cependant ce que la physiologie nous apprend des
effets produits par l'augmentation soit de l'alimentation globale,
soit de telle ou telle catégorie d'aliments (albumines, hydrates de
carbone, graisse, minéraux).

On peut, en variant la quantité des ingesta, augmenter, ou
diminuer la destruction de l'albumine fixe, et par suite modifier
la métamorphose nutritive. Dans la ration d'entretien, l'azote
des excreta doit égaler l'azote des ingesta ; alors le poids ne varie
pas. Augmentez l'azote des ingesta, l'azote des excreta augmente,
mais moins : donc l'assimilation augmente, le poids augmente,
puis reste stationnaire, alors l'équilibre est établi entre les deux
azotes. Diminuez l'azote des ingesta, l'azote des excreta diminue,
mais moins : le poids diminue, puis reste stationnaire de nouveau.
Ainsi les aliments azotés peuvent, suivant leur quantité, faire varier la masse de la substance vivante et l'activité avec laquelle se
détruisent les cellules.

Rien ne remplace la viande ; car elle est à la fois plastique et respiratoire ; si la portion qui sert à la respiration est insuffisante, la destruction porte sur une portion de l'albumine fixe, même malgré l'usage de la graisse et de l'amidon. Mais, si la ration de viande normale est fixe comme ration de réparation, elle est variable comme ration fonctionnelle et proportionnelle au travail nerveux. Augmenter la ration fonctionnelle, c'est accélérer la nutrition cellulaire ; l'augmenter trop, c'est rendre la nutrition imparfaite, la ralentir faute d'oxygène pour suffire à une nutrition trop rapide. Diminuer la ration fonctionnelle, c'est ralentir la nutrition cellulaire ; la diminuer trop, c'est accélérer la nutrition, livrer l'albumine fixe aux combustions fonctionnelles. En réglant l'abstinence, on peut donner à la longue aux cellules l'habitude de se détruire plus vite, et cette habitude persistera, même si on revient à la ration normale. En thérapeutique il faut compter plus sur la diète que sur la suralimentation, non pour reconstituer directement les cellules, mais pour activer la nutrition.

On peut donc faire varier sans inconvénients sérieux, et même avec avantage, la consommation fonctionnelle et nutritive de la viande. Mais l'élasticité de la nutrition en plus ou en moins a ses limites, qui varient suivant les individus, suivant l'âge et les circonstances physiologiques et pathologiques.

Ainsi, pendant la croissance, il faut se garder d'amoindrir l'apport alimentaire ; il y a à considérer la croissance du corps en totalité, qui tient à la multiplication des éléments, et la croissance de chaque élément anatomique qui nécessite une incessante réparation.

Les choses se passent dans la croissance de l'individu comme dans la convalescence.

La *croissance* du corps se fait quand même malgré l'abstinence, malgré la maladie ; mais tous les tissus n'y prennent pas une part égale. Les éléments musculaires et nerveux ne se multiplient pas ; les éléments osseux se multiplient. Les os sont alors mal formés, les muscles et les nerfs sont déformés. A poids égal, avec la même quantité de nourriture, un enfant meurt, tandis qu'un adulte vit et fonctionne. Les sels minéraux jouent un rôle actif dans la croissance, ils sont d'autant mieux assimilés qu'on les emprunte directement à la nature en utilisant les végétaux qui les contiennent plutôt que des composés chimiques artificiels. La croissance est encore favorisée par l'usage d'éléments phosphorés organiques, les lécithines. La lécithine figure dans le nombre des composants essentiels du nucléus ; à côté des nucléines, des nucléo-albumines on y trouve de la lécithalbumine.

Le *convalescent* vit avec une nourriture qui ferait maigrir l'homme sain ; mais, quand arrive le retour à l'embonpoint, il faut une nourriture plus abondante. Au début de la convalescence, la désassimilation est intense, l'assimilation active ; puis vient une seconde phase où la désassimilation est moindre, où l'assimilation revient à la normale. Aussi faut-il nourrir les enfants non seulement à la convalescence, mais pendant la maladie ; on utilisera les décoctions de céréales (froment, riz, orge, avoine), comme Springer les préconise, les sucs de fruits, le bouillon, le jaune d'œuf, le miel, la glycérine, les peptones. Les peptones sont indispensables pour compléter ce régime : car, malgré la graisse et l'amidon, le corps continue à perdre de l'azote comme dans l'abstinence. La gélatine ne remplace ni l'albumine ni la peptone. Rien ne remplace dans l'alimentation les matières azotées (viande, albumine, ou caséine), tandis que la viande peut remplacer, à la rigueur et passagèrement, la graisse, l'amidon, les acides végétaux, la gélatine. Mais ce remplacement ne vaudrait rien, s'il se prolongeait ; l'homme adulte perd chaque jour 250 grammes de carbone et 18 grammes d'azote ; 400 grammes de viande suffiraient pour réparer la perte d'azote ; il faudrait 2 000 grammes de viande pour couvrir la perte de carbone. Une partie de l'azote peut être réparée par la gélatine. En réalité il faut un régime mixte, végétal et animal.

Pendant une expérience de courte durée chez l'homme les hydro-carbonés sont beaucoup mieux utilisés que les graisses pour empêcher la destruction de l'albumine.

L'expérience a démontré qu'il y avait avantage à multiplier les matières alimentaires ; on doit faire entrer dans l'alimentation des matières protéiques végétales et animales, de l'albumine et des albuminates, de la gélatine, des graisses variées végétales ou animales, de l'amidon, des sucres divers, des acides végétaux, en observant toujours le rapport de 1 partie de substances quaternaires azotées pour 5 parties de matières hydro-carbonées.

Quand on veut obtenir un changement de la nutrition, on diminue la ration alimentaire en instituant la *cure de réduction* ou alimentation restreinte, ce que les anciens ont appelé *cura famis* ; mais on ne doit jamais supprimer l'eau absolument pendant longtemps ou elle doit être introduite par la voie sous cutanée ou intestinale.

On accroît la nutrition chez les animaux en les faisant jeûner de temps en temps ; leur appétit augmenté par l'abstinence compense rapidement et au delà l'insuffisance momentanée de l'alimentation par une ingestion plus considérable d'aliments, et, en outre, les réserves intra-cellulaires étant épuisées par la désassimilation qui s'est continuée alors que l'apport nutritif avait cessé, dès que l'alimentation est reprise, l'assimilation s'exécute avec une activité même supérieure à celle-ci qui existait avant le jeûne.

Nous pouvons obtenir des modifications importantes de la nutrition et dans des sens différents par l'établissement successif de divers régimes spéciaux en profitant de l'aptitude de l'organisme à assimiler mieux à la suite du jeûne morbide accidentel ou du jeûne provoqué. On peut diminuer les substances protéiques, en laissant une forte proportion de graisse et de sucre, ce que réalise le *régime lacté*; — ou bien en permettant le sucre et les acides végétaux, résultat obtenu avec la *cure de raisin* ; — ou bien en conservant le sucre, la graisse et les acides végétaux, comme dans le *régime arabique*.

Puis, quand la nutrition aura été accélérée dans sa phase destructive, on reviendra à l'alimentation normale, et même on augmentera la protéine pour accroître la tendance à la plasticité. Mais on n'augmentera pas exclusivement la viande, car, pour obtenir une pénétration plus abondante des minéraux

dans les cellules, il faut une alimentatation mixte largement végétale. Après la *cura famis* mitigée, on reprend donc le régime
mixte complet, en quantité d'abord faible, puis graduellement
croissante avec prédominance de viande ou de plasmine, de jaune
d'œuf ou de sels minéraux suivant les cas.

Ce *régime de reconstitution* doit être porté à sa plus haute
expression chez les enfants en croissance après une maladie :
on leur donnera les œufs, surtout le jaune, le lait, le fromage, le
pain, les haricots, les pois, les lentilles, les viandes, les poissons,
les légumes verts, et les fruits.

Indépendamment des deux régimes modificateurs de la nutrition, le régime préparatoire de réduction et celui de reconstitution, il faut avoir soin de régler le *régime d'entretien définitif ;*
celui-ci devra être basé sur l'état habituel de la nutrition de
chaque individu et les besoins spéciaux à son genre de vie, à sa
profession. Ce régime normal devra encore varier suivant qu'on
veut combattre telle ou telle maladie, telle diathèse.

Ainsi le régime doit tenir grand compte des besoins profes-
sionnels, si différents suivant qu'on s'adresse à des artisans ou à
des penseurs. Aux premiers il faut surtout des aliments faisant
de la force et de la chaleur, aux seconds ceux qui réparent les
déchets de la cellule nerveuse. Il faut, d'une manière générale,
assez de viande, mais pas trop. La viande est nécessaire au pen-
seur ; mais, s'il en use avec excès, il se donne la goutte.

Jadis on consommait trop peu de viande ; de notre temps, on
en consomme trop. On en fait manger trop tôt aux enfants,
surtout aux enfants de souche arthritique ; il suffit pendant plusieurs années qu'ils en mangent une fois par jour. Chez l'adulte
on peut remplacer en partie la viande par le poisson, les œufs,
l'albumine végétale. Il faut donner largement les alcalins, la potasse qui se trouve dans les légumes verts et les fruits.

M. Bouchard a insisté des premiers et à mainte reprise sur
l'abus des viandes dans nos habitudes contemporaines, abus par
suite duquel les maladies des riches sont devenues les maladies
des pauvres, puisque nous avons vu apparaître dans les hôpitaux

la goutte, jadis appelée *morbus dominorum,* et les autres maladies arthritiques.

La proportion d'eau à faire entrer dans le régime est aussi à considérer : Genth a dit qu'elle diminuait l'acide urique, Mosler pense que 1500 grammes d'eau augmentent d'un cinquième la quantité d'urée ; Beneke estime qu'on peut compter 1 gramme d'urée excrétée pour 300 grammes d'eau ingérée. MM. Debove et A. Robin ont aussi étudié l'influence de l'eau sur la nutrition. Le premier pense qu'elle n'a aucune influence et qu'il est inutile de la restreindre chez les obèses. D'autres observateurs ont nié l'influence de l'eau sur la nutrition, du moins sur l'activité des combustions. J. Mayer constata une augmentation passagère de l'excrétion d'urée après l'ingestion d'une grande quantité d'eau, mais il n'y voit que le résultat d'une sorte de lavage de l'économie, sans accélération de la combustion des albuminoïdes. Nous aurons plus d'une occasion de revenir sur cette question.

Nous avons dit qu'on pouvait modifier les états diathésiques par la diététique.

La *scrofule* ou *lymphatisme* est une diathèse où existe un ralentissement de la nutrition, mais où la constitution est également viciée parce qu'il y a trop d'eau et de graisse, trop peu de sels et d'albumine. Le plus souvent l'alimentation vicieuse a contribué à créer la scrofule, parce qu'on a donné trop d'aliments ternaires et trop peu d'azotés. De plus le tube digestif chez les scrofuleux est souvent malade, soit par mauvaise alimentation, soit par toute autre cause. La diététique doit, suivant le cas, faciliter d'abord la guérison de l'estomac, de l'intestin, des glandes mésentériques, puis réparer l'insuffisance de l'alimentation antérieure et restituer les matériaux manquants. Il faut donc adapter les aliments à la puissance digestive des organes. Suivant l'âge, on donnera le lait, les œufs, la viande, et, tout en maintenant la prédominance des substances protéiques, on n'oubliera pas plus que dans le régime du rachitisme et de la croissance les aliments nécessaires pour la réparation minérale. Dans la scrofule il n'y a pas seulement à rendre les éléments minéraux au squelette, c'est la charpente minérale de toutes les cellules qu'il faut reconstituer. On fera donc un usage libéral des fruits, des raisins, du lait, des fromages, des œufs, des viandes, des poissons, des céréales, des légumineuses ; la part des graisses ne semble pas devoir être si large qu'on la fait souvent, malgré les succès attribués à l'huile de foie de morue.

La *diathèse arthritique*, qui résulte essentiellement du ralentissement de la nutrition, sera combattue avantageusement par des cures alternantes de restriction alimentaire, puis de réparation. On se propose d'exercer ainsi l'élasticité de la nutrition, pour l'accélérer ensuite. Il importe de veiller sur le tube digestif, en prévenant la stase alimentaire, la dilatation de l'estomac et la congestion du foie. Le régime d'entretien pour l'arthritique, c'est le régime normal avec une diminution légère de la matière azotée et en augmentant sensiblement les alcalis par le moyen des légumes verts et des fruits. On supprimera les condiments, épices, truffes, les substances qui ralentissent les échanges nutritifs, comme l'alcool (eau-de-vie, vin), le café, le thé, le tabac. On augmentera la proportion d'eau, non pas en même temps que les repas de peur d'affaiblir la puissance du suc gastrique et de dilater l'estomac, mais en donnant le matin à jeun un verre d'eau et le soir une infusion chaude aromatisée.

Il y a lieu d'ailleurs d'introduire bien des variantes à ce régime, suivant la nature des diverses maladies arthritiques, comme nous le dirons au cours de ce volume.

B. — *Rôle des excitations du système nerveux et des grands appareils par les agents physiques, la psychothérapie et les médicaments.*

Nous pouvons modifier la nutrition en excitant le fonctionnement de certains appareils qui influent tellement sur l'activité des échanges interstitiels qu'on les a appelés « serviteurs de la nutrition ».

Ils méritent ce titre : 1° parce qu'ils modifient l'élaboration des aliments, comme le tube digestif et ses glandes annexes ; 2° ou parce qu'ils éliminent les déchets du fonctionnement cellulaire comme le foie et le rein ; 3° parce qu'ils fabriquent des ferments sans lesquels ne peuvent s'accomplir les actes physico-chimiques inter et intracellulaires (muqueuse du tube digestif, pancréas, glandes endocrines) ; 4° ou parce qu'ils règlent, activent ou inhibent le conflit entre ces ferments et la matière à élaborer (système nerveux).

On peut obtenir une suractivité ou un « apaisement fonctionnel » (A. Robin) de ces appareils, et par suite de la nutrition, au moyen des agents physiques et par l'usage de certains médicaments.

Après la diététique, la plus large part dans la thérapeutique des troubles de la nutrition doit revenir aux **agents physiques**.

Au premier rang des moyens physiques dont nous disposons pour modifier la nutrition, il faut placer l'**exercice musculaire** soit libre (jeux, marche, course), soit méthodiquement réglé (*gymnastique* ou, comme on dit aujourd'hui, *kinésithérapie*).

L'exercice musculaire agit puissamment sur la vie intime des cellules ; il suffit pour s'en convaincre de doser l'azote excrété. Un exercice excessif, déréglé, aboutissant à la courbature, a pour conséquence à la fois une diminution dans l'excrétion de l'urée et des décharges excessives d'acide urique et d'urates ; le travail musculaire mal réglé, sans entraînement préalable, s'effectue avec gaspillage de la matière azotée. Chez un sujet entraîné l'exercice musculaire augmente au contraire l'excrétion de l'urée parce qu'il réalise les conditions d'une oxydation plus complète de la matière azotée et, par suite, d'une utilisation économique de cette matière.

Les recherches expérimentales de F. Hirschfeld, relatives à l'influence que l'activité musculaire exerce sur la désassimilation des albuminoïdes, montrent que cette question est complexe : qu'on ingère peu ou beaucoup de subtances albuminoïdes, les produits azotés de l'urine ne subissent pas d'augmentation sous l'influence de l'activité musculaire, à la condition que la quantité totale des aliments suffise à l'organisme. Mais, quand l'alimentation est insuffisante, le travail musculaire très actif amène une augmentation dans l'excrétion des produits azotés de l'urine, par suite de la désassimilation plus forte des substances albuminoïdes de l'organisme. D'où la nécessité de prescrire l'exercice à jeun aux individus chez lesquels on veut provoquer cette désassimilation (cure de réduction des arthritiques obèses).

En outre, il faut que l'organisme ait à sa disposition l'oxygène, dont il doit consommer 720 grammes par jour. L'oxygène se trouve partout en quantité plus ou moins grande et, pourvu que le sang soit normal, que les voies respiratoires, le système nerveux et le système circulatoire soient normaux, l'oxygène arrivera en quantité suffisante aux tissus. Toutefois la quantité d'oxygène qui est à la portée de l'homme varie suivant l'altitude ; l'homme peut vivre dans des régions où la pression atmosphérique est considérablement diminuée ; seulement son système nerveux l'oblige, sans qu'il en ait conscience, à faire alors des inspirations plus fréquentes et plus profondes. Une circonstance favorable est que l'oxygène entre dans les globules en combinaison, peu stable, il est vrai, avec l'hémoglobine, tandis que l'acide carbonique est seulement dissous dans le sérum et par conséquent soumis complètement aux lois de la diffusion des gaz. Grâce à ces conditions, l'organisme se dépouille plus rapidement d'acide carbonique par suite de la ventilation plus active à laquelle le système nerveux oblige le poumon dans les altitudes.

L'*automobilisme*, qui a l'inconvénient de faire délaisser totalement la marche à certains contemporains, peut cependant rendre de réels services pour modifier la nutrition. L'un de nous l'a montré. « L'accroissement des combustions résulte d'une ventilation plus intense de l'appareil respiratoire et de l'action exercée sur le système nerveux par la douche d'air longtemps prolongée. Les goutteux, les diabétiques dans la période floride retirent un grand profit de l'automobilisme. Les sédiments uratiques sont moins abondants ou disparaissent pendant les périodes de voyage en auto et son usage fréquent peut améliorer l'état bradytrophique. Il n'y a d'inconvénient sérieux que pour les obèses, s'ils ne consentent pas à compenser l'immobilité des heures passées en auto par une somme suffisante d'exercices physiques actifs (marche à jeun, escrime, gymnastique) et par le massage » [1].

Le système nerveux modère la consommation de l'oxygène par les tissus. C'est lui qui règle l'activité des échanges. D'ailleurs le médecin ne peut faire acte de thérapeute sans chercher à s'assurer la connivence du système nerveux ; il doit le solliciter, pour que celui-ci réponde par des réactions sur les appareils et les cellules. On ne fait pas de médecine sans provoquer des réactions nerveuses ; tous les médecins obéissent à cette loi, « souvent comme M. Jourdain faisait de la prose », a dit M. Bouchard.

Tous les agents de la matière médicale n'agissent pas par réaction nerveuse. Il y en a qui, comme tant de poisons, agissent directement sur la nutrition des éléments, tels les alcalins, l'iode, l'arsenic. Il y en a qui agissent sur les agents infectieux et ce sont souvent les mêmes qui ont cette double action comme l'arsenic, le mercure et l'iode. Il y en a qui modèrent les réactions nerveuses sans en provoquer, comme le bromure de potassium. Il y en a qui modifient indirectement la nutrition en produisant des réactions nerveuses et particulièrement des stimulations cutanées.

Les agents thérapeutiques qui empruntent le procédé de la réaction nerveuse provoquent soit une incitation centrale, soit une stimulation périphérique ou centripète.

Les incitations CENTRALES peuvent être :

1° *Médicamenteuses*.

2° *Psychiques* (le contentement, le calme, la quiétude). Le malade, transporté de son grabat dans un lit blanc, l'étudiant malade dont la mère arrive, sont améliorés, sinon guéris ; la joie guérit, et aussi une grossesse, un mariage, s'ils sont désirés. La confiance que le médecin doit et peut inspirer sans avoir besoin

---

1. P. LE GENDRE, L'automobilisme au point de vue de l'hygiène et du traitement des maladies (*Bulletin de la Soc. de thérap.*, 1906).

de prestance ni de prestige, les encouragements qu'il prodigue au malade en lui donnant l'espoir ou la certitude de guérir, les attouchements sacrés ou profanes, les pèlerinages et les pilules de mie de pain ou de bleu de méthylène, les distractions, les voyages, les jouissances artistiques, rien de tout cela n'est à dédaigner en thérapeutique.

Les incitations PÉRIPHÉRIQUES s'adressent même à des surfaces de sensibilité obtuse : certains purgatifs agissent par voie réflexe ; la fumée du papier nitré, du datura calme l'asthme ; la lumière peut provoquer l'accès asthmatique. Certaines couleurs influencent la nutrition ; ainsi font certaines odeurs ; les saveurs amères excitent l'appétit.

La **révulsion** sous toutes ses formes modifie la nutrition en stimulant l'activité des échanges ; l'oxygène est consommé en plus grande quantité, l'acide carbonique excrété en plus forte proportion ; l'excrétion d'azote augmente.

Les *stimulations cutanées* sont multiples, depuis l'air froid qui provoque le premier vagissement du nouveau-né, les flagellations, les frictions, la chaleur, la faradisation, le sinapisme, le vésicatoire, la teinture d'iode, le coton iodé, le moxa, les pointes de feu, le marteau de Mayor, le cataplasme, le collodion, l'électricité statique, l'aérothérapie (vent et lumière), l'hydrothérapie locale (compresse, bain local, douche locale), ou générale (affusion, immersion, drap mouillé, douche en pluie, en colonne produisant l'aspersion et la percussion) ; après la sudation et l'emploi de l'eau chaude, la réaction spontanée ou provoquée par l'application brusque et très courte du froid sont autant d'incitations périphériques, dont on peut tirer presque à volonté des effets dépressifs et sédatifs, ou toniques et stimulants.

Il y a une théorie qui ne voit dans tous ces moyens qu'un déplacement de la masse de sang, une mise en jeu de l'élasticité vasculaire. Tout se réduirait à de l'hydrodynamique. En réalité, l'hydrothérapie et les autres incitations périphériques calment, modèrent ou augmentent l'activité nerveuse et produisent par contre-coup des modifications de l'activité nutritive : sous leur influence l'exhalation de l'acide carbonique augmente, ainsi que l'excrétion de l'urée et de l'acide urique ; le poids diminue. Aussi ces moyens thérapeutiques ont-ils une utilité incontestable dans le traitement des diathèses héréditaires et acquises ; ils peuvent changer la vitalité chez l'individu et dans sa descendance.

La balnéothérapie est un agent du même ordre. On dit que les bains font fonctionner la peau ; mais leur action est bien plus complexe. Le bain chaud augmente l'exhalation d'acide carbonique et l'excrétion d'urée, il diminue l'excrétion d'acide urique, il calme ou excite suivant sa durée et sa température.

Pour expliquer l'action des bains minéraux, le public et quelques médecins encore croient à l'absorption du principe minéral par la peau ; c'est une erreur. Quand la peau présente des excoriations, le principe minéral peut à la rigueur être absorbé en petite quantité ; s'il y a des lésions cutanées, elles peuvent être modifiées par action topique. On peut encore accepter que certains principes volatilisables puissent être absorbés en partie par la muqueuse des voies aériennes. Mais ce qui est plus habituel, c'est que les bains minéraux exercent, suivant leur composition, une action de contact sur les nerfs cutanés, action qui se répercute sur les centres nerveux et va modifier, par voie réflexe, les échanges interstitiels. Les bains sulfureux sont toniques et excitants : ils augmentent l'urée et l'acide urique ; les bains salés augmentent l'urée et diminuent l'acide urique ou ne l'élèvent que très faiblement : ils activent en somme les échanges azotés et accroissent l'oxydation des produits de désassimilation des albuminoïdes.

L'influence des excitations nerveuses cutanées sur la nutrition est digne du plus haut intérêt. Envisageons d'abord les variations de la température, l'addition ou la soustraction du calorique, le *chaud* et le *froid*.

La question est complexe. Non seulement il y a échauffement ou refroidissement des nerfs, ce qui provoque un réflexe sur les vaisseaux cutanés, mais il y a échauffement ou refroidissement du corps par conductibilité ; sans doute, l'eau froide refroidit, l'eau chaude réchauffe, mais le froid appliqué à la périphérie augmente d'abord la température centrale, pour l'abaisser ensuite ; la réaction correspond à un refroidissement secondaire. L'air chaud sec n'échauffe pas ; mais, s'il est humide, il échauffe, comme cela arrive dans les climats tropioaux (coup de chaleur). L'eau chaude échauffe plus par la dilatation vasculaire qu'elle provoque que par conductibilité.

Si le froid passager contracte les vaisseaux, le froid prolongé les paralyse, mais il n'y a pas augmentation de la circulation pour cela, c'est une stase capillaire.

En tout cas, en hydrothérapie et en thermothérapie l'élévation et l'abaissement de la température centrale est un élément accessoire. Ce qui est important, dans ces procédés thérapeutiques, c'est le changement de la nutrition qu'ils provoquent.

Les combustions augmentent par l'augmentation de la température, mais au delà d'une certaine température la combustion du carbone diminue. C'est quand le carbone est épargné que la graisse augmente.

En outre, l'élévation de la température active la ventilation ; au lieu de 600 litres d'air par heure, les poumons peuvent en absorber 1 500. C'est donc la nutrition que la température modifie. Le froid augmente l'urée, l'acide carbonique, l'acide urique. Le chaud augmente l'urée et l'acide carbonique, mais diminue l'acide urique.

En résumé, les variations de la température centrale, qu'elles soient directes ou indirectes, influencent la nutrition. L'augmentation de la chaleur l'active, sa diminution la ralentit.

Mais, à côté de ces variations de la température centrale, il y a dans l'application du chaud et du froid une action sur la nutrition qui résulte de l'impression nerveuse périphérique. Les deux actions se combinent souvent, s'accumulent ou se neutralisent.

La crimo ou **cryothérapie** a été utilisée dans le ralentissement de la nutrition. C'est l'action nerveuse qui, avec le froid, active la nutrition. Mais pour cela il faut que le système nerveux réagisse. Chez l'homme sain, le bain froid refroidit peu, mais il augmente l'urée, l'acide carbonique et l'acide urique. C'est en suractivant les oxydations et en produisant le spasme vasculaire cutané qu'il empêche le refroidissement central. Chez le fébricitant affaibli, le bain froid refroidit et, comme conséquence, l'urée et l'acide carbonique diminuent. Donc, chez un homme débile, pour activer la nutrition, il faut appliquer le froid pendant très peu de temps, de façon à obtenir seulement l'action nerveuse.

Chez le fébricitant on ne doit pas activer la combustion; il est donc inutile de provoquer une secousse nerveuse par le froid ; il faut refroidir seulement. Or, dans le bain froid tel que l'employait Récamier, tel que l'emploie Brand, on provoque la secousse nerveuse, tandis qu'on obtient le seul résultat vraiment utile, c'est-à-dire l'abaissement de la température, sans secousse nerveuse, avec le *bain tiède qu'on refroidit progressivement,* comme dans les méthodes de Ziemssen et de M. Bouchard.

Les *bains très chauds* (de 41 à 46 degrés d'une durée d'un quart d'heure à deux heures) qui sont employés fréquemment par les populations japonaises provoquent l'excrétion exagérée d'azote urinaire dans les expériences. Le simple relâchement des vaisseaux consécutif au bain tiède est remplacé dans le bain très chaud par une véritable paralysie. Après des fatigues musculaires, ils procurent (à la condition qu'on ait fait une aspersion préalable de la tête avec de l'eau très chaude pour éviter la congestion encéphalique) une sensation de délassement résultant de l'oxydation presque immédiate de produits de combustion incomplète accumulés dans les muscles épuisés. L'indication thérapeutique des bains hyperthermaux est la nécessité de produire une suractivité générale des échanges, ou une action dérivative ou sudorifique (bronchites capillaires, pneumonies lobulaires, rhumatisme, néphrites, dysménorrhée) ; ils sont contre-indiqués par l'athéromasie, l'affaiblissement cardiaque, la sténocardie.

Le bain chaud augmente l'urée et l'acide carbonique, il diminue l'acide urique. Mais secondairement on peut faire intervenir le refroidissement qui ralentit ou entrave la combustion ; ainsi agit l'affusion froide après le bain chaud, comme dans la *douche écossaise.*

On peut agir exclusivement sur le système nerveux par l'application incessamment alternante du chaud et du froid (*douche jumelle*); dans ce procédé on répartit d'une manière égale le chaud et le froid ; mais, en multipliant les secousses nerveuses, on stimule et on accélère la nutrition.

Dans la nutrition ralentie, dans l'arthritisme et la scrofule, on peut employer le bain chaud suivi de la douche froide, le bain froid, la douche froide, la douche écossaise, la douche jumelle. Mais dans la goutte et la gravelle on s'abstiendra du bain froid.

On peut ajouter à l'action de la température sur le système nerveux la *minéralisation* par le soufre, le sel, le carbonate de soude, l'acide carbonique. Le soufre augmente l'excrétion de l'acide urique et le sel la diminue.

La faveur accordée depuis longtemps aux procédés empiriques de l'hydrothérapie est justifiée et expliquée par l'observation clinique et l'expérimentation physiologique de l'époque contemporaine, qui nous ont appris par quel mode d'action le chaud, le froid et l'eau diversement combinés peuvent influencer la nutrition

Dans la *douche*, la stimulation nerveuse ne résulte pas uniquement de la température, il faut tenir compte aussi des effets mécaniques produits par la percussion et le massage, de l'élévation de la pression intra-vasculaire qui varie avec la durée, la force, la température de la douche.

On peut obtenir cette action mécanique par l'air, la *douche d'air* qui peut être assez énergique pour déprimer les téguments de plusieurs centimètres, même à la pression modérée de deux atmosphères. On voit, sous le coup des jets d'air successifs, des excavations passagères se produire comme des vagues de chair, il en résulte un déplacement de la matière profonde.

A un moindre degré le vent, le *vent de mer, l'air vif des montagnes,* agissent ainsi d'une façon mécanique, sans préjudice de leurs autres qualités, les *émanations salines* de l'un et la *radiation lumineuse* de l'autre.

La lumière solaire et les divers rayons qui la composent, la chaleur et le froid, l'humidité et la sécheresse, la tension électrique de l'air, la pression barométrique, et l'altitude, sont autant d'influences qui doivent être utilisées par la médecine ; elles se trouvent combinées diversement dans la **climatothérapie**[1] qui offre la plus riche gamme thérapeutique aux médecins avertis.

Les facteurs de l'action du climat sont complexes en effet.

En premier lieu il y a l'*air*.

Sa composition chimique varie peu. Il y a toujours 21 pour 100 d'oxygène à 4/10 000 près. Mais l'acide carbonique peut varier : en général, il y en a 5/10 000 ; cela peut varier de 4 à 8 à l'air libre, mais dans les théâtres on en trouve jusqu'à 58/10 000. Il y en a autant sur les hautes montagnes que dans les plaines (6 à 11/10 000 sur le mont Blanc) ; mais, quand la pression barométrique est très diminuée, l'acide carbonique s'échappe facilement du sang. Schönlein a fait connaître l'importance de l'ozone, cet oxygène allotropique, où la molécule contient plusieurs atomes condensés ; l'air en contient 1/700 000. Il est isolé ou uni à l'antozone (H^2O^2) ; tous deux se formeraient ensemble : l'ozone positif, l'antozone négatif. L'ozone, plus puissamment oxydant et plus désinfectant que l'oxygène, manque dans les lieux putrides, augmente par la lumière intense, par les orages.

Le sel marin existe partout dans l'atmosphère, mais surtout en mer et près des côtes. La composition marine de l'air proprement dite, c'est-à-dire la saturation, cesse à 50 mètres d'altitude, et à 500 mètres de distance de la mer. La *zone maritime* est donc peu étendue et, quand on veut en obtenir l'influence, il faut que les malades soient tout près de la plage ; les enfants scrofuleux doivent recevoir directement les émanations marines, l'embrun, la poussière d'eau salée et l'ozone dégagé par le clapotage de la vague sur les rochers.

La *chaleur* vient du soleil ; la latitude est donc l'élément principal ; cependant dans toute latitude l'*orientation*, la *configuration du sol*, la proximité de réservoirs de chaleur comme la mer

---

1. Voir dans cette collection l'article de M. Martinet (in *Agents physiques usuels*).

ou les grands lacs, le *rayonnement* qui dépend de la pureté de l'air et de l'absence de nuages, sont des conditions qui modifient beaucoup la température sous toute latitude.

Les *rayons chimiques* à rapide vibration ont une influence certaine sur la nutrition : ce sont eux qui déterminent chez les végétaux la dissociation de l'acide carbonique, la fixation du carbone et la mise en liberté de l'oxygène, mais ils exercent sur l'homme une action tellement irritante qu'elle serait insupportable à sa peau et à sa rétine sans les propriétés fluorescentes de son épithélium et de son cristallin. Malgré cela, au printemps, la peau qui n'est pas encore habituée aux rayons chimiques, est exposée à l'érythème solaire. La radiation chimique s'exerce surtout dans les climats où le ciel est pur, au bord de la mer, sur les hauts plateaux.

La *lumière* exerce une action sur la nutrition parce qu'elle détermine des sensations agréables qui sont presque indispensables à certains hommes. Elle agit un peu sur les hommes comme sur les plantes ; les végétaux n'ont pas de chlorophylle dans les lieux obscurs, les bactéries seules viennent en abondance dans l'ombre. Les enfants élevés sur les côtes maritimes, sur les montagnes, à la libre radiation solaire, sont pris de nostalgie dans les villes, et leur état maladif augmente les jours où l'atmosphère devient plus obscure. Dans les villes, certains domestiques qui passent la plus grande partie de leur vie dans des sous-sols, sont soumis à des états dépressifs et cachectiques, dont sont exempts les domestiques habitant dans les combles.

Les *saisons* font varier la chaleur, la radiation chimique et la lumière par la différence de hauteur du soleil.

L'*altitude* est un élément important du climat. Nous savons qu'elle favorise la soustraction de l'acide carbonique au sang, que sur les montagnes la radiation est plus intense, l'ozone augmenté ; l'appétit s'accroît. Au-dessus de 1 500 mètres le pouls et la respiration s'accélèrent assez pour qu'il faille interdire ces altitudes aux cardiaques. L'augmentation des globules rouges constitue un des effets les plus certains du séjour dans les altitudes. Même à l'altitude de 285 mètres, sur la tour Eiffel, il y a augmentation de l'activité de réduction de l'oxyhémoglobine, qui, en cas de séjour relativement peu prolongé (deux heures), persiste et continue après la descente.

L'*humidité* est à prendre en considération : on appelle humidité relative le rapport de la tension de la vapeur d'eau dans un air avec la tension qu'aurait dans cet air la vapeur d'eau qui le saturerait. En considérant une échelle de o à 100 depuis l'air absolument dépouillé de vapeur d'eau jusqu'à l'air saturé de vapeur d'eau, on appelle très sec un air qui contient au-dessous de 55 pour 100 de vapeur d'eau ; moyennement sec, de 55 à 75 pour 100 ; moyennement humide, de 75 à 90 pour 100 ; très humide, de 91 à 100 pour 100. La tension de la vapeur d'eau est plus forte aux Tropiques, sur les côtes que dans les pays du centre. Les variations de l'humidité agissent énergiquement sur le système nerveux et sur la nutrition.

Il faut aussi tenir compte des *vents* (froids ou brûlants), mistral ou sirocco, de l'*électricité,* qui est négative sur terre et positive dans l'air, qui est nulle par la pluie, plus considérable en hiver, moindre en été, bien qu'il y ait plus d'orages. Le système nerveux est grandement influencé par l'état électrique de l'air, mais jusqu'ici on n'a pas encore su tirer grand parti de l'électricité au point de vue de la nutrition. Pourtant l'électricité statique paraît modifier favorablement certains accidents hystériques, en diminuant l'excitation des malades, et les courants induits de haute fréquence, tels que d'Arsonval les préconise, ont produit des effets utiles dans plusieurs maladies de la nutrition.

La *conformation du sol,* plaine ou montagne, hauts plateaux secs, froids, rayonnants, est un facteur du climat, et aussi la *végétation.* Dans le bois il fait plus chaud la nuit, plus frais le jour ; il y a moins de vent et plus d'humidité.

Les climats sont torrides, chauds, tempérés, froids et glaciaux. Les climats chauds, tempérés et froids sont seuls d'un usage thérapeutique.

Il n'est pas indifférent d'habiter les îles, les côtes, les continents, les montagnes, les hauts plateaux : tout cela peut agir par une action nerveuse, être calmant jusqu'à l'accablement ou tonique jusqu'à l'excitation. Les voyages en mer, toniques l'été, sont déprimants l'hiver. Ce qui est tonique, c'est l'air salé, le vent, le rayonnement. Ce qui est déprimant, c'est l'humidité, la brume. Ces conditions fâcheuses se produisent au coucher du soleil quand l'air est refroidi brusquement et que la rosée se montre ; pendant le reste de la nuit, la température est celle de la mer.

On peut tirer parti de climats différents suivant les saisons qui, d'ailleurs, ne produisent pas toujours les mêmes effets partout. L'hiver peut être tonique, s'il est froid et sec, ou déprimant, s'il est obscur et humide.

L'hiver, quand on veut chercher la *stimulation,* on va sur les hauts plateaux où, par suite de la raréfaction de l'air, l'acide carbonique est soustrait au sang ; l'air est froid, 3º à l'ombre, mais sec ; la radiation est intense, 41º à 56º au soleil. On a de l'appétit, le sommeil, la force. Mais c'est un climat dur et dangereux, il faut de la résistance. Dans notre France si variée nous avons de Marseille à Menton la diversité des altitudes répondant aux conditions requises pour des climats stimulants.

Sur le littoral Nord de la Méditerranée, il fait chaud au soleil et froid à l'ombre. On a la sécheresse, le vent, le sel et l'ozone. Il n'y faut pas envoyer les fiévreux, les phtisiques éréthiques, les tousseurs, les névralgisants ; mais les arthritiques, les convalescents, les scrofuleux, les vieillards s'y trouvent bien.

La *sédation,* on la trouvera en Algérie ; dans les îles ; dans nos départements du Sud-Ouest (Pau, Cambô, Arcachon, etc.).

L'été, si on recherche la *stimulation,* il faut aller au bord de la mer, non sur les plages du Sud où la chaleur est accablante pour les étrangers, — mais sur nos plages du Pas-de-Calais, de la Manche et de l'Océan, où l'air est vif, où il y a de grands mouvements de l'atmosphère, une radiation suffisante, où la mer est froide et pure, la terre chaude parce que les jours sont longs et l'air relativement sec.

En automne, on descendra à l'embouchure de la Gironde, au

sud de Royan, à Soulac, Biarritz, Saint-Jean-de-Luz, Hendaye.

Si on préfère à la mer les montagnes, on ira dans le Dauphiné, dans les Pyrénées, dans les Vosges, en Auvergne, dans les Alpes-Maritimes.

Veut-on la *sédation,* il faut opter pour les plaines, les vallées, les forêts, à une température modérée, dans un air suffisamment humide, loin de la mer, près des lacs et des grands fleuves. Mais il faut avoir un abri contre le vent ; les forêts sont utiles parce qu'elles tempèrent la chaleur, la sécheresse, la lumière et que l'œil s'y repose ; il faut une altitude faible : on peut utiliser entre tant de belles plaines, la Touraine, et parmi nos forêts, les Ardennes, celles de Compiègne, de Fontainebleau, et nos grasses vallées de la Basse-Normandie.

Si l'on veut savoir quels services les CURES BALNÉAIRES peuvent rendre dans le traitement des maladies diathésiques, il ne faut pas oublier que les bains peuvent être excitants ou sédatifs.

On peut obtenir *les effets d'excitation* par le froid ou par le chaud, par la percussion (douche, pluie des vagues), par l'acide carbonique, les chlorures, l'arsenic, le soufre.

Les *effets sédatifs* sont obtenus dans les cures balnéaires par la température tiède, la durée prolongée des bains, leur alcalinité légère et la présence du sulfate de chaux..

Dans la thérapeutique des maladies de la nutrition les **Médicaments** ne doivent entrer en ligne que si on a épuisé les ressources de l'hygiène alimentaire et des agents physiques. La plupart des médicaments ont des actions multiples dont il est malaisé de dissocier les effets, nous ignorons encore l'envers de beaucoup de ceux dont nous voudrions utiliser certaines propriétés avantageuses ; ils sont donc souvent des armes à deux tranchants.

Néanmoins, les alcalins, les acides, l'arsenic, le phosphore, le mercure et le fer, l'iode, le soufre, la quinine, la valériane, le brome, etc., nous fournissent de précieuses ressources dans la cure des troubles de la nutrition et des prédispositions morbides.

MALADIES DE LA NUTRITION

DIVISIONS DU SUJET

Dans l'état de nutrition normale, les principes immédiats introduits par l'alimentation doivent être détruits, les déchets de la vie doivent être rapidement éliminés, ne pas s'accumuler dans l'organisme et se présenter aux émonctoires à leur degré le plus complet d'oxydation.

Quand il y a élaboration incomplète, élimination insuffisante des produits de la vie cellulaire, par suite d'une perversion originelle de la nutrition, on peut voir apparaître un certain nombre d'états morbides caractérisés par l'accumulation dans l'organisme d'un ou de plusieurs principes immédiats ou autres produits incomplètement élaborés.

Telles sont, avons-nous dit, les *dyscrasies acides*, les *diathèses scrofulo-lymphatique* et *arthritique*. Cette dernière engendre les maladies ou syndromes suivants : l'*obésité*, caractérisée par l'insuffisante destruction de la graisse, la *lithiase biliaire*, dans laquelle la cholestérine se précipite, le *diabète* dans lequel le sucre encombre le sang, la *gravelle* et la *goutte*, qui ont pour cause une insuffisante élaboration de la matière azotée dont l'uricémie n'est qu'une part.

Après les maladies où l'organisme est intoxiqué par une substance normale s'accumulant en lui parce qu'elle n'est pas détruite ou éliminée, il y a des états morbides dans lesquels il semble qu'il y ait intoxication de l'organisme par une ou plusieurs substances anomales, qui s'y fabriquent sous l'influence d'infections ou d'intoxications et qui amènent directement, ou par l'intermédiaire du système nerveux trophique, des altérations du squelette, des muscles, du tissu fibreux, en un mot de toutes les parties constitutives de l'appareil locomoteur, états qui nous paraissent entrer en jeu dans la pathogénie des *affections rhumatismales,* ainsi que nous l'exposerons sous une forme un peu nouvelle.

CHAPITRE PREMIER

DYSCRASIES ACIDES

Origine, modes de formation, voies d'élimination des acides de l'organisme.
— Quelques conséquences de l'accumulation des acides dans le tube digestif. — Oxalurie prise comme exemple de dyscrasie acide. — Thérapeutique des dyscrasies acides.

Tous les acides organiques qui se trouvent dans le corps ont
pour origine soit les matériaux issus de la désassimilation des tissus, soit les principes immédiats organiques des aliments.

Les matières azotées, les matières organiques ternaires (graisse
ou amidon) peuvent les unes ou les autres former des acides en
se décomposant.

La destruction de la *matière azotée* aboutit à la production de
quatre ordres de corps : 1° Des composés azotés, parmi lesquels
les acides urique, hippurique, oxalurique ; des transformations
ultérieures de l'acide urique et de l'acide oxalurique dans
l'économie peut naître l'acide oxalique qui n'est pas azoté ;
2° Des composés sucrés qui peuvent se transformer en acides,
comme l'acide lactique et ses dérivés ; 3° Des corps comme la
cholestérine et les acides gras volatils : acides caprylique,
caproïque, valérique, butyrique, propionique, acétique et oxalique ;
4° Le soufre, que met en liberté la matière albuminoïde en se
détruisant pour engendrer les trois ordres de corps précédents,
s'oxyde et forme de l'acide sulfurique ; aussi l'urine élimine-t-elle
plus de sulfates que l'alimentation n'en apporte.

Les *matières grasses* se dédoublent en glycérine qui, en s'oxydant, forme de l'eau et de l'acide carbonique, et en acides gras

(stéarique, oléique, palmitique), d'où dérivent les acides caproïque, valérique, formique, oxalique.

L'*amidon* passe à l'état de dextrine et de glycose, puis engendre les acides lactique, butyrique, acétique et oxalique.

En quels endroits de l'organisme et par quels procédés ces acides se forment-ils ? — Les acides lactique, butyrique, propionique, acétique, formique, peuvent se former dans l'estomac aux dépens du sucre ; l'acide caproïque peut venir de la leucine, qui prend naissance et dans les tissus et dans l'intestin par l'action du suc pancréatique sur les peptones ; l'acide acétique peut dériver du glycocolle du foie ; l'acide valérique pourrait être issu d'un valériamide signalé dans le suc pancréatique par Gorup-Besanez. Les expériences de Kühne, qui a réussi à produire tous ces acides directement en faisant agir le chromate de potasse et l'acide sulfurique sur l'albumine, nous apprennent d'ailleurs qu'ils sont le résultat d'oxydations successives.

Que deviennent les acides ainsi normalement formés dans l'organisme ? Dans quelle proportion contribuent-ils à modifier la réaction des liquides et des tissus ?

Il en est deux qui ne peuvent contribuer à rendre acides les milieux organiques : l'acide carbonique n'est jamais à l'état de liberté ; volatil, à peine est-il formé qu'il s'élimine par la voie pulmonaire ; — l'acide urique, s'il ne se combine pas avec les bases, est très peu soluble ; et d'ailleurs il ne rougit pas la teinture de tournesol ; il est éliminé par les urines.

Parmi les autres acides, il en est qui sont brûlés en totalité ; il en est qui sont en partie brûlés ou en partie éliminés. La peau élimine les acides formique, acétique, butyrique, et probablement les acides propionique, valérique, caproïque, caprylique. L'intestin élimine les acides butyrique, acétique et l'acide cholalique, dérivé des acides biliaires. Les urines éliminent les acides urique, hippurique, oxalurique, phénique, taurylique, damalurique et damalique, peut-être l'acide succinique, mais surtout l'acide oxalique[1].

---

1. Bouchard, *Maladies par ralentissement de la nutrition*, p. 59.

Dans beaucoup de circonstances, à la faveur d'une mauvaise hygiène ou par suite d'états pathologiques, certains acides peuvent être produits en quantité surabondante, leur destruction peut être ralentie ou leur élimination entravée, et il en résulte divers accidents.

Dans le tube digestif, l'acidité normale de l'estomac par l'acide chlorhydrique peut être augmentée soit par une hypersécrétion directe de cet acide, soit par sa formation secondaire aux dépens de combinaisons chloro-organiques ou chloro-minérales, le plus souvent chez des individus névropathes (hyperchlorhydrie).

Dans un grand nombre de cas l'hyperacidité gastrique est due aux acides lactique, acétique, butyrique, résultant des fermentations imposées au contenu de l'estomac par les ferments figurés. M. Bouchard a insisté à maintes reprises sur le mécanisme et les conséquences de ces accumulations d'acides dans l'estomac et l'intestin. Le sucre des boissons ou celui que forme l'action de la salive sur les féculents est détruit par des saccharomycètes et décomposé avec mise en liberté d'acide carbonique ; les microbes interviennent ensuite et poussent la fermentation dans le sens de l'acide acétique ou de l'acide lactique.

Quand il y a excès d'acides dans l'estomac, leur arrivée dans l'intestin, où la réaction doit être normalement alcaline, irrite la muqueuse, l'enflamme, peut produire l'entérite du cæcum et du côlon ; il en résulte souvent chez les petits enfants l'hypersécrétion biliaire et une diarrhée verte et acide qui a bientôt amené l'érythème des fesses, des cuisses et des lombes.

Tout l'acide lactique fabriqué dans le tube digestif n'est pas éliminé, une partie est résorbée ; l'acide apparaît dans les urines. Mais, en traversant l'organisme, il y peut causer des altérations des tissus, notamment du tissu osseux auquel il soustrait les sels calcaires. Peut-être provoque-t-il aussi, en s'éliminant par les glandes, des éruptions eczémateuses, ou favorise-t-il, en troublant la nutrition des téguments, des dermatoses microbiennes, comme la furonculose et l'ecthyma.

Parallèlement on trouve dans les urines des sédiments d'urates, d'oxalate de chaux dont la précipitation peut donner lieu à la formation de calculs rénaux et vésicaux.

La peau élimine des acides en abondance ; sans parler des sueurs si acides du rhumatisme aigu, dans beaucoup d'états chroniques il existe des sueurs fétides par élimination d'acides gras volatils résultant d'oxydations incomplètes. Chez certains aliénés, chez les hypocondriaques et autres individus dont le système nerveux est déprimé, chez les gros mangeurs, chez les obèses, les sueurs sont souvent fétides, comme l'haleine ; en pareil cas les émonctoires cutané et pulmonaire livrent passage à ces acides volatils, soit parce qu'ils sont produits en excès, comme dans le cas d'alimentation excessive, soit parce qu'ils ne sont pas assez activement détruits par suite du ralentissement de la nutrition, comme dans l'obésité. Ce qui prouve que ces accumulations d'acides sont le résultat de l'insuffisance des combustions, c'est que l'apparition d'un état fébrile fait cesser la fétidité de la peau et de l'haleine en activant les combustions.

L'accumulation des acides peut se manifester non seulement par leur présence en excès aux émonctoires et dans certaines cavités, mais le sang peut aussi les contenir tous ; il ne cesse pas pour cela d'être alcalin, car la vie est incompatible avec l'acidité du sang, mais son alcalinité peut être amoindrie.

OXALÉMIE ET OXALURIE

Il est un acide dont l'accumulation dans l'organisme est souvent méconnue, c'est l'*acide oxalique*.

Il doit exister dans le sang en petite quantité à l'état normal, mais s'y détruire au fur et à mesure de sa production ; s'il y a un excès de chaux en circulation, il est fixé par la chaux, et l'oxalate de chaux dissous à la faveur du phosphate de soude, s'élimine par les urines : on trouve les cristaux octaédriques de ce sel dans l'urine peu de temps après l'ingestion de 100 grammes d'eau de chaux chez un homme sain.

Chez des individus bien portants l'acide oxalique peut apparaître en abondance dans les urines après l'usage de certains aliments végétaux : salades, oseille, endives, épinards, carottes, panais, persil, céleri, artichauts, asperges, haricots verts, tomates surtout, ou de certains médicaments : rhubarbe, scille, gentiane, valériane, cannelle, sureau, saponaire, cocaïne même en badigeonnages sur la muqueuse rhino-pharyngienne.

Dans le sang des goutteux Garrod a vu directement l'acide oxalique. L'oxalurie est presque constante chez eux. Elle est aussi permanente chez les individus dont la nutrition est ralentie, ou le système nerveux débilité : scrofuleux, phtisiques apyrétiques, hypocondriaques, obèses, gros mangeurs.

Les individus qui ont de l'oxalurie constante à un degré quelque peu élevé présentent certains symptômes communs, dépendant peut-être moins de l'intoxication par l'acide oxalique que de toute dyscrasie acide.

Faiblesse musculaire et irritabilité nerveuse sont les deux traits dominants. L'individu atteint d'oxalurie a les traits tirés. Il transpire au moindre effort et ses sueurs sont acides et fétides.

Il éprouve au milieu du jour un irrésistible besoin de sommeil ; car le sommeil de la nuit ne lui rend pas ses forces ; dans la nuit, l'oxalurique est souvent réveillé par une anxiété sans cause ou par des palpitations douloureuses, il s'éveille plus fatigué qu'il ne s'est couché, « parce que le sommeil qui entrave les oxydations, qui diminue la consommation de l'oxygène et la formation d'acide carbonique, est défavorable à la combustion des acides » (Bouchard).

Chez lui l'haleine est souvent fétide et les selles sont quelquefois acides. La nutrition des téguments est souvent défectueuse.

À un moment donné il existe le syndrome de la neurasthénie à forme gastrique.

L'amaigrissement est rapide et trouve son explication dans ce fait que l'acide oxalique, « en raison de son affinité pour la chaux, prive les tissus de la chaux nécessaire à leur formation et à leur entretien » ; quand l'acide oxalique s'est emparé d'un, puis de deux équivalents de base, le phosphate monobasique qui est soluble sort de l'élément anatomique, emportant une partie de la chaux ; le reste est obligé de s'éliminer également. Les cellules, dont les assises minérales sont disloquées par la spoliation calcaire et phosphatique, achèvent de se détruire.

La thérapeutique des dyscrasies acides et de l'oxalurie peut être palliative ; elle doit s'efforcer d'être curative, et alors elle doit être pathogénique.

Comme moyens palliatifs, on prescrira les alcalins, sous forme de carbonates des bases alcalines ou de combinaisons de ces bases à des acides organiques (citrates, tartrates, benzoates, etc.).

Parmi les bases alcalines, la chaux doit être écartée, parce qu'elle tend à former dans le sang avec les acides des combinaisons peu solubles qui risquent en se précipitant de produire des calculs dans les voies urinaires. On emploiera donc le bicarbonate de soude ou de potasse à doses modérées et jamais pendant un temps trop prolongé (3 à 5 grammes par jour de bicarbonate de soude pendant 10 jours par mois suffiront le plus souvent). M. Bouchard a vu la saturation obtenue par la prolongation de doses même minimes de soude, provoquer la précipitation des phosphates terreux dans les urines devenues neutres ou alcalines.

Contre la dénutrition phosphatique, qui résulte de la mise en liberté des phosphates par les acides organiques, on administrera des aliments riches en phosphates (œufs, poissons, céréales), et même des phosphates médicamenteux (phosphates alcalins de soude et de potasse), mais non pas le phosphate de chaux.

La formation d'acides dans le tube digestif peut être neutralisée par le bicarbonate de soude, par l'eau de chaux, la magnésie décarbonatée. Souvent il sera plus utile de prévenir la formation des acides, s'ils résultent de l'excès des fermentations, en donnant les antiseptiques (naphtol, salicylate de bismuth, peroxyde de magnésium) ou en combattant la dyspepsie par les acides miné-

raux (chlorhydrique, azotique, phosphorique), par l'administration d'une cuillerée à bouche de jus de citron pur, sans eau et
sans sucre, une heure avant chaque repas.

Mais la véritable thérapeutique pathogénique consiste à obliger
l'organisme à brûler les acides : alimentation non excessive, usage
de boissons chaudes assez abondantes, prises de préférence le soir
au moment du coucher ; — exercice régulier à l'air libre et dans
une atmosphère sèche ; gymnastique avec prédominance des mouvements des membres supérieurs destinés à augmenter l'ampli-
tude des mouvements respiratoires ; — stimulation des fonctions
cutanées et excitation du système nerveux périphérique par les
frictions sèches et aromatiques, l'hydrothérapie, le bain salé et le
bain de mer ; — modifications de l'état psychique par la distraction, les voyages.

CHAPITRE II

DIATHÈSE SCROFULEUSE OU LYMPHATIQUE

Ses caractères. — Ses connexions avec la tuberculose. — Ses causes. — Sa parenté avec l'arthritisme. — Prophylaxie. — Traitement.

Depuis qu'on a arraché successivement à l'antique scrofule ce qui appartient au parasitisme, à la syphilis, au tubercule, on a pu croire qu'il ne lui restait plus rien. Il faut pourtant reconnaître qu'il lui reste quelque chose, un commencement et une fin, des maladies vulgaires, les unes protopathiques, aiguës, les autres deutéropathiques, chroniques. Aucune de ces maladies n'est spécifique par sa cause ; l'enfant est seulement plus susceptible aux causes banales de ces maladies, engendrées presque toutes par les microbes vulgaires, pyogènes ou saprophytes, qui vivent normalement sur les surfaces cutanées et muqueuses[1] : ce sont les troubles digestifs qui provoquent chez lui l'eczéma et favorisent l'apparition de l'impétigo, le froid qui amène le coryza et l'angine ; toutefois, sans doute, il faut le reconnaître, plus souvent chez les enfants dits scrofuleux que chez les autres.

Ces diverses maladies n'ont d'abord rien de spécial dans leurs

[1]. La fréquente coexistence chez les enfants lymphatiques de l'impétigo, avec adénites simples ou suppurées, de panaris sous-épidermiques, de conjonctivites, de furoncles, etc., a conduit M. Edm. Chaumier à réunir toutes ces infections causées par les pyogènes sous le nom de *pseudo-scrofule*.

M. Gallois d'autre part a pensé que les symptômes de l'état dit scrofuleux pouvaient tous être expliqués par l'existence de l'infection des végétations adénoïdes. Nous ne pouvons nous rallier à cette manière de voir.

symptômes et leur évolution ; mais, au bout de quelque temps, on constate que le processus inflammatoire marche moins franchement dans ses phases régressives ; dans les parties jadis enflammées, il reste de l'empâtement, de la tuméfaction, une hypertrophie ; la réaction n'est pas complète, la maladie s'achemine vers un état chronique dans lequel la moindre cause ramène l'état subaigu. Il y a donc au début chez certains enfants une disposition durable, qui rend plus facile et plus fréquent le développement de maladies fluxionnaires, hyperémiques, catarrhales, inflammatoires de la peau, des muqueuses nasale et oculaire, pharyngée et bronchique, des amygdales, — maladies qui, par leur répétition et leur tendance de plus en plus marquée à la chronicité, engendrent l'habitus dit scrofuleux : l'épaississement des traits du visage, des ailes du nez et de la lèvre supérieure, etc. Cette turgescence de la face résulte du ralentissement de la circulation lymphatique. Mais dans tout cela il n'y a rien de spécifique.

Peut-être y a-t-il, chez les individus sujets à ces fréquentes inflammations si lentes à se résoudre, une constitution chimique spéciale des tissus et des humeurs ; nous savons bien peu de de chose sur ce point. Beneke a trouvé que dans le tissu osseux non malade d'un sujet scrofuleux il y avait 64,4 pour 100 d'eau au lieu de 13,6 pour 100 que contient le tissu osseux d'autres individus du même âge ; il y a donc diminution proportionnelle de la partie calcaire, de la matière azotée et de la graisse.

Les tissus conjonctifs sont de mauvaise qualité. Constantin Paul avait signalé avec raison comme stigmate de scrofule chez certaines jeunes filles les déchirures multiples du lobule de l'oreille, consécutives aux poussées d'angioleucite impétigineuse rendant impossible le port des pendants d'oreilles, même les plus légers.

Mais ce n'est pas seulement dans la composition chimique, statique, des tissus qu'il faut chercher la caractéristique de la scrofule, c'est plutôt dans le mode de la nutrition. Il faudrait savoir combien 1 kilogramme de scrofuleux élabore de matière en vingt-quatre heures, consomme d'oxygène, exhale d'acide carbonique, excrète d'urée, d'acide urique, d'acide phosphorique et de chlorures, comparativement à un même poids d'homme sain ; il faudrait connaître les variations journalières de la température, etc.

Gréhant et Quinquaud ont démontré que chez les lymphatiques la fonction respiratoire est diminuée, et par suite l'oxygénation incomplète, les combustions moins actives.

En résumé, nous ne savons pas exactement pourquoi certains enfants ont une prédisposition singulière à contracter tant d'affections catarrhales ou inflammatoires banales, quoique infectieuses ; mais nous savons que cela est, et nous appelons cette prédisposition une diathèse, c'est-à-dire un trouble de la nutrition qui prépare, provoque ou entretient des maladies simples ou spécifiques à sièges divers, de processus différents, à évolution et à symptômes variés. Cette disposition morbide s'accuse d'abord par des modifications dans le volume et le développement de certains tissus mal drainés, au sein desquels s'attarde une lymphe stagnante dans des vaisseaux lymphatiques paresseux, pour s'affirmer ultérieurement par une modification vitale de toutes les cellules et chimique de toutes les humeurs.

La lenteur de la circulation lymphatique chez les scrofuleux et l'action efficace de l'iode contre elle ont été vérifiées par Marcel Labbé, comme les classiques l'avaient signalé.

Les scrofuleux payent un lourd tribut à la tuberculose ; beaucoup des enfants ayant les attributs que nous venons d'énumérer sont un jour atteints de lésions tuberculeuses, osseuses, articulaires, ganglionnaires ou viscérales. Cela ne prouve pas du tout qu'ils soient nés avec le germe de la tuberculose. Des médecins ont admis que la scrofule infantile était une tuberculose atténuée, trait d'union entre la phtisie des ascendants et les maladies nettement tuberculeuses qui peuvent s'observer dans l'adolescence ou l'âge adulte chez les individus simplement scrofuleux pendant l'enfance ; ils ont fait une pure supposition : contre cette hypothèse nous n'invoquerons plus l'absence de bacilles dans les sécrétions des inflammations banales des scrofuleux, ni l'absence de cette réaction folliculaire des tissus qui caractérise les lésions bacillaires, puisque nous avons appris par de récents travaux qu'il existe des tuberculoses non folliculaires. Mais nous savons que la phtisie guette tous les débiles, que le bacille tuberculeux foisonne autour de nous, prêt à s'insinuer dans l'organisme affaibli si quelque porte d'entrée lui est ouverte : or ces inflammations catarrhales, en desquamant les muqueuses, ces inflammations cutanées ulcéreuses, en dénudant le derme, ouvrent à chaque instant des brèches dans le système défensif de l'organisme, et comme en outre les humeurs et les tissus des scrofuleux paraissent favorables par leur composition chimique à la culture des bacilles tuberculeux, il est bien facile d'expliquer que la tuberculose envahisse si souvent les scrofuleux, sans être obligé d'accepter que la scrofule soit une tuberculose latente.

La tuberculose n'épargne pas non plus les arthritiques, mais il est d'observation clinique que la diathèse arthritique offre au bacille de Koch un terrain d'évolution moins favorable que la diathèse scrofuleuse.

Les causes de la diathèse scrofuleuse sont d'abord l'*hérédité* directe ou détournée. Qu'un scrofuleux engendre un scrofuleux, cela est logique ; des cellules ayant une activité vitale d'un taux déterminé chez les générateurs donnent naissance chez l'engendré à des cellules d'un taux vital semblable. Mais les tuberculeux engendrent aussi des scrofuleux ; on voit une mère atteinte d'écrouelles, c'est-à-dire de tuberculose purement ganglionnaire, avoir une fille phtisique et d'autres enfants qui n'ont que la série des affections banales dites scrofuleuses. Un père arthritique peut engendrer des enfants scrofuleux.

Il y a ensuite l'*atavisme* : des parents phtisiques ont engendré des scrofuleux, qui engendrent des phtisiques. C'était le triomphe de ceux qui ne voyaient dans la scrofule que la tuberculose et acceptaient l'hérédité du bacille.

Il y a l'*innéité,* c'est-à-dire l'ensemble des conditions qui président à la procréation de l'enfant et influent sur la constitution de ses tissus, comme sur leur future activité nutritive. Un père trop vieux, malade, syphilitique, une mère malade, ayant pendant sa grossesse des hémorragies, des vomissements incoercibles, engendrent souvent des scrofuleux.

La diathèse scrofuleuse peut aussi être *acquise,* créée dans les premiers mois de la vie par une mauvaise hygiène ou par la maladie. Un allaitement défectueux, artificiel ou incomplet, c'est-à-dire une nourrice trop âgée, ayant ses règles, fournissant trop peu de lait, un lait trop pauvre, ou trop riche en graisse, une alimentation solide prématurée, grossière, et les maladies gastro-intestinales qui en résultent avec leur cortège de vomissements, de diarrhée, d'acidité digestive, avec le gros ventre, qui peut être la conséquence du carreau (tuberculose mésentérique), mais qui souvent aussi révèle une dilatation stomacale ou intestinale, toutes ces conditions peuvent engendrer la scrofule, comme le rachitisme, par divers mécanismes : en n'apportant pas à l'organisme tous les matériaux nécessaires à la bonne confection des tissus, — en l'intoxiquant par les résidus putrides des fermentations digestives, — en soustrayant, par suite de la dyscrasie acide, aux tissus déjà formés, comme le tissu osseux, les éléments minéraux.

Pourquoi les mêmes conditions étiologiques produisent-elles tantôt la scrofule, tantôt le rachitisme? — Question à laquelle nous ne pouvons répondre, sinon par cette hypothèse qu'il y a peut-être quelque différence inconnue dans l'application et le mode d'action de causes identiques.

Un peu plus tard, les influences scrofuligènes seront l'absence d'air, de lumière, de soleil, surtout une alimentation vicieuse. De cinq à huit ans l'enfant, lorsqu'il vit dans les pensions et les orphelinats, peut voir apparaître, s'il y avait échappé jusque-là, la cohorte des manifestations morbides qu'on a rattachées à la scrofule. Ce sont les mêmes maladies qui se montraient souvent autrefois dans les prisons avec une marche presque aiguë, et ces maladies étaient généralement préparées, puis provoquées par la mauvaise alimentation. Soit par ignorance, soit par cupidité, les personnes chargées de la gestion de ces établissements méconnaissaient trop souvent les lois qui doivent présider au choix et à la proportion des diverses espèces d'aliments. Le lymphatisme et le scorbut sont bien rares dans les prisons contemporaines où l'adoucissement des mœurs fait régner l'hygiène et qui ne sont plus en régie. On les voit encore malheureusement apparaître dans certains orphelinats où de pauvres enfants abandonnés sont moins bien traités que des coupables.

Beneke et M. Bouchard ont insisté sur la relation nécessaire qui doit exister entre les proportions respectives de l'albumine, de l'amidon et de la graisse, des matières protéiques ou azotées et des aliments hydrocarbonés, ternaires. La proportion convenable est de 1 partie de substance protéique pour 5 de matières ternaires comptées comme amidon. Il y a des inconvénients à adopter la proportion de 1 : 4, aussi bien que 1 : 6 ou 7, ou même 1 : 8 ; or c'est ce qui avait été fait dans certaines prisons, où l'on a vu la disposition dite scrofuleuse se développer chez un si grand nombre d'individus que la tuberculose a éclaté chez eux d'une façon aiguë en raison de cette prédisposition. Dans ces cas, les administrateurs et les commissions techniques avaient bien réglementé le poids total des aliments, mais non les rapports indispensables entre leurs composants : la prédominance excessive des substances ternaires, viciant la constitution chimique des humeurs et l'activité nutritive des cellules, entraînait la fréquente apparition des inflammations cutanées et muqueuses, des adénopathies dites scrofuleuses.

Toutes les influences hygiéniques dont nous venons de parler commencent par créer le *tempérament lymphatique* ; mais, quand la viciation de la nutrition atteint un degré de plus, la *diathèse scrofuleuse* est constituée.

Nous avons dit qu'on connaissait à peine les modifications chimiques des humeurs et des tissus et qu'on n'était guère mieux renseigné sur la nature du mode nutritif des scrofuleux. On sait toutefois que souvent l'enfant scrofuleux exhale une odeur aigre, que ses sueurs sont acides ainsi que ses selles, que dans ses urines apparaissent fréquemment des sédiments uratiques et oxaliques, que dans son tube digestif comme dans ses sécrétions il y a prédominance des acides, que ses os sont appauvris en substances minérales. Tout cela est bien la preuve d'une entrave apportée à l'activité des oxydations et au bon accomplissement de la nutrition.

D'ailleurs tout ce qui accélère la nutrition améliore la scrofule, à commencer par l'air marin : les scrofuleux s'enrhument moins aux bords de la mer qu'entre les murs d'un collège ; leurs urines cessent d'être sédimenteuses quand ils vivent au grand air, au grand soleil, sur les montagnes.

Bien des médecins seront étonnés d'entendre dire qu'il existe, au point de vue du trouble de la nutrition, une *parenté entre l'arthritisme et la scrofule*. Cependant le fait nous paraît indéniable : les fils des goutteux et des diabétiques, c'est-à-dire des arthritiques les plus typiques, sont souvent scrofuleux. Les enfants des arthritiques sont très disposés pendant leurs premières années aux mêmes manifestations fluxionnaires et catarrhales des téguments et des muqueuses que les scrofuleux. La seule différence entre les uns et les autres, c'est que la résolution de ces affections banales est chaque fois complète chez les arthritiques et demeure imparfaite chez les scrofuleux ; à chaque reprise, chez ces derniers, le retentissement ganglionnaire est plus accentué, plus durable, les tissus sont plus engorgés, les traits plus épaissis.

Cependant, prenez un jeune scrofuleux ayant déjà l'habitus caractéristique ; placez-le dans de bonnes conditions d'hygiène, vous le guérissez : les ganglions diminuent, les tissus se dégorgent. Mais ces scrofuleux guéris feront dans l'avenir une évolution vers l'arthritisme : il ne sera pas rare de voir apparaître chez eux le rhumatisme, la goutte, le diabète.

Il est impossible de dire en quoi consiste la différence entre les deux diathèses au point de vue de tous les caractères de la nutrition ; il est facile par contre de montrer leur point de contact : c'est un ralentissement de l'activité des échanges ; mais dans la scrofule il y a en outre une perversion nutritive que nous ignorons.

PROPHYLAXIE DE LA DIATHÈSE SCROFULEUSE

Pour prévenir l'apparition de la scrofule, il faudrait d'abord ne pas marier ensemble des scrofuleux, ni même une scrofuleuse et un arthritique.

Il faudra, si ce croisement n'a pu être évité, s'efforcer d'activer, au moins passagèrement, le taux nutritif des parents au moment de la conception ; car l'enfant peut être alors procréé dans des conditions moins défavorables.

On surveillera l'hygiène de la mère pendant, la grossesse.

On aura grand soin que l'enfant ait une excellente nourrice, que l'allaitement soit bien conduit, cessé au moment convenable, et que l'alimentation après le sevrage, comme celle de la seconde enfance, soit soumise aux règles suivantes : aliments abondants, mais substantiels, contenant une proportion suffisante d'azote et de matières grasses ; il faut surtout que ces aliments soient bien digérés, bien assimilés ; on remédiera donc au plus vite au moindre trouble digestif, on ne laissera pas les acides s'accumuler dans l'intestin, ni les fermentations putrides intoxiquer chroniquement le sujet par résorption.

TRAITEMENT DE LA DIATHÈSE SCROFULEUSE

Se nourrissant de viandes (bœuf, mouton et porc) grillées ou rôties bien cuites, de bouillon, d'œufs, de poissons, de cervelles, de purées de légumineuses, et surtout de lentilles, de farines variées et particulièrement d'avoine, de pâtes d'Italie, de légumes verts, de cresson, de pommes de terre, de fromages salés, le scrofuleux évitera l'alcool, aussi bien que les boissons purement stimulantes, comme le thé et le café ; mais il consommera des vins rouges assez riches en tanin.

On activera surtout chez lui les fonctions de la peau par les frictions sèches et aromatiques, les bains salés et sulfureux pendant l'hiver, les bains froids et les douches pendant l'été ; on utilisera la radiation solaire, par la vie au grand air, le séjour sur les plages et dans les montagnes alternativement. On interdira, s'il se peut, les climats humides, non seulement ceux du Nord, mais ceux du Midi ; il faut des climats secs où l'atmosphère soit toujours limpide.

Enfin comme médicaments on utilisera alternativement: l'iode et les iodiques, l'iodoforme, l'arsenic, le fer, le tanin.

Formules contre la diathèse scrofuleuse dans l'enfance et l'adolescence.

A. — Faire prendre successivement pendant 15 jours chacune des préparations suivantes au milieu des repas :

    1° Iodoforme. . . . . $0^{gr},60$
       Extrait de gentiane. . . . . Q. S.
F. s. a. 30 pilules, 2 à 4 par jour.

    2° Liqueur arsenicale de Fowler, 4 à 10 gouttes par jour.

    3° Iodure de calcium. . . . . 6 grammes.
       Eau de chaux. . . . . 50 —
       Eau distillée de menthe. . . . . . 100 —
2 à 4 cuillerées à café par jour.

    4° Sirop d'iodure de fer, 2 à 3 cuillerées à soupe par jour.

B. — Trois fois par semaine, un *bain* de vingt minutes contenant :

    Bromure de sodium.. . . . . 10 grammes.
    Chlorure de sodium. . . . . 500 —
    Carbonate de soude.. . . . . 100 —

C. — On emploiera encore le vin iodo-ioduré suivant dans les *hypertrophies ganglionnaires* et *amygdaliennes*, en variant la dose suivant l'âge, et en le donnant toujours à la fin des repas.

    Teinture d'iode. . . . . 5 grammes.
    Iodure de sodium. . . . . 15 —
    Sirop de gentiane. . . . . 200 —
    Vin de Banyuls. . . . . Q. S. p. un litre.

D. — Quand le *développement du squelette* paraîtra se faire péniblement :

    Phosphate de soude. . . . . . . 5 à 10 grammes.
    Phosphate de potasse. . . . . .. 5 à 10 —
    Sirop de quinquina. . . . . . . 200 —
    Vin de Malaga ou de Lunel. . . Q. S. p. un litre.

Le traitement par l'*huile de foie de morue* jouit depuis bien longtemps de la confiance du public et des médecins ; peut-être y a-t-il lieu de faire quelques réserves au sujet de la banalité avec laquelle cette substance est prescrite. Chez les scrofuleux pourvus d'un bon tube digestif, capables de transformer, d'assimiler une grande masse de graisse, on observe à coup sûr des résultats étonnants par l'administration de l'huile de foie de morue ; mais, comme l'a fait remarquer bien des fois Grancher dans son enseignement, ces résultats ne peuvent être obtenus qu'à la condition de faire prendre l'huile à *doses massives*; il y a loin des deux cuillerées traditionnelles qu'on fait prendre dans les familles pendant les mois d'hiver aux enfants lymphatiques aux 4, 6, 10 et 14 cuillerées d'huile que nous avons vu prendre et digérer par certains scrofuleux et sous l'influence desquelles fondaient des engorgements ganglionnaires considérables et se tarissaient des acnés suppuratives confluentes.

C'est au bord de la mer, dans la saison froide, et en faisant beaucoup d'exercice que les enfants digèrent mieux l'huile.

En dehors de ces cas où l'enfant digère merveilleusement les graisses, il n'y a qu'un parti restreint à tirer de l'huile, et il faut craindre chez les autres enfants l'entrave qu'elle peut apporter à l'alimentation par l'anorexie qu'elle cause et les perturbations gastro-intestinales. On devra tâter la susceptibilité de l'enfant pour l'huile ; s'il la supporte bien, pousser hardiment aux doses les plus élevées possibles ; sinon, y renoncer complètement.

On peut d'ailleurs user de divers artifices pour la faire ingérer aux enfants : cuiller spéciale à opercule, émulsions avec divers sirops, mélange à la bière, lavage de la bouche avec l'eau alcoolisée avant et après, etc. Mais, à vrai dire, les enfants qui ont l'habitude de cet aliment, l'acceptent facilement, et il est à peu près inutile, sinon les premières fois, de prendre tant de subterfuges.

L'addition de créosote à l'huile, dans la proportion de 5 à 20 grammes par litre, dans tous les cas où le scrofuleux présente du catarrhe bronchique, est tout à fait indiquée.

CHAPITRE III

DE LA DIATHÈSE ARTHRITIQUE

Caractères de la nutrition retardante. — La nutrition est-elle toujours ralentie dans les maladies arthritiques ? — Nombreuses hypothèses pathogéniques. — Rôle de l'alimentation, du système nerveux et de l'appareil locomoteur.

Nous avons déjà dit que nous considérions le groupe des maladies par ralentissement de la nutrition que nous allons passer en revue comme dominé par une prédisposition diathésique, à laquelle nous conservons avec M. Bouchard le nom traditionnel d'arthritisme.

Fidèles à l'enseignement de ce maître, nous acceptons sa définition de la diathèse.: « *Un trouble permanent des mutations nutritives qui prépare, provoque et entretient des maladies différentes comme formes symptomatiques, comme siège anatomique, comme processus pathologique,* » définition qui peut encore être abrégée par l'emploi de cette formule : *la diathèse est un tempérament morbide.*

Avec lui nous admettons qu'il y a *nutrition retardante* :

1º Quand, après l'ingestion d'une quantité déterminée d'aliments, l'organisme met un temps plus considérable qu'à l'état normal pour revenir à son poids primitif ;

2º Quand la ration d'entretien peut être plus faible que la normale ;

3º Quand le poids du corps augmente avec la ration normale ;

4° Quand, avec la ration d'entretien, la quantité des excreta est moindre que la normale ;

5° Quand, pendant l'abstinence, la diminution du poids du corps est moindre que normalement ;

6° Quand, pendant l'abstinence, la quantité des excreta est moindre que normalement ;

7° Quand on voit apparaître dans les excreta des produits incomplètement élaborés, l'acide urique, l'acide oxalique, les autres acides organiques, les acides gras volatils ;

8° Quand il s'accumule dans le corps un ou plusieurs principes immédiats, l'alimentation étant d'ailleurs normale ;

9° Quand il y a, plus qu'à l'état normal, un abaissement de la température du corps pendant le repos et l'abstinence et particulièrement pendant le sommeil.

Ces neuf caractères s'enchaînent, mais on peut rarement les constater tous. Il suffit qu'un seul parmi eux soit nettement établi. Or on les rencontre isolés ou associés dans un certain nombre de maladies qui se retrouvent fréquemment chez le même individu à divers âges, ou dans une même famille dans plusieurs générations, ou chez plusieurs membres de la même génération. Ces maladies sont : la dyscrasie acide, l'oxalurie, la lithiase biliaire, l'obésité, le diabète, la gravelle et la goutte.

Ces maladies, qui diffèrent d'ailleurs entre elles par le siège, la nature du processus, l'évolution, les lésions, ont pourtant une sorte de parenté ; on dit que c'est une même famille de maladies. Le lien qui les unit, c'est un même trouble de la nutrition, une diathèse, « que l'on pourrait appeler *oligotrophique,* pour indiquer que la nutrition transforme moins de matière en un temps donné ; ou *ocnotrophique,* pour indiquer la paresse des mutations nutritives ». M. Bouchard a préféré adopter un néologisme proposé par M. Landouzy et la nommer *bradytrophique,* en raison de la lenteur des mutations nutritives. M. Fernet a proposé récemment l'épithète de diathèse *dystrophique.* Mais l'usage a jusqu'ici prévalu de nommer cette diathèse *l'arthritisme,* et les maladies de cette famille *maladies arthritiques,* en raison de l'existence fréquente chez les individus qui présentent ces maladies ou chez leurs parents du rhumatisme et de la goutte, confondus par les anciens sous le nom d'*arthritis*.

Les maladies arthritiques sont l'obésité, le diabète, la goutte, la gravelle et la lithiase biliaire[1]. Elles ont toutes comme caractéristique commune un ralentissement des mutations nutritives.

Lecorché et Albert Robin ont refusé d'admettre le ralentissement de la nutrition. Le premier dans la goutte, le second à propos du diabète, ils ont affirmé une augmentation excessive des échanges moléculaires, une exagération de tous les actes de la nutrition et une suractivité spéciale de certains organes, le foie et le système nerveux. Mais l'augmentation temporaire de l'activité des échanges dans certains cas particuliers et l'exagération fonctionnelle de certains organes ne démontrent pas que la cause primordiale du diabète ou de la goutte en particulier et de l'arthritisme en général n'est pas une perversion de la nutrition à type ralenti. De cette perversion, en admettant que ce puisse être tantôt un ralentissement, tantôt une accélération, résultent des changements chimiques dans la composition des humeurs, et par suite dans celle des éléments anatomiques que ces humeurs imprègnent. Ou peut-être vaut-il mieux dire que la cellule est primitivement atteinte dans sa nutrition ; soit parce qu'elle dérive de cellules ancestrales elles-mêmes perverties, soit parce que des influences acquises ont altéré son fonctionnement régulier. Car il est naturel d'admettre que la cellule, fabriquant des produits chimiques anormaux, livre ces produits viciés de sa dénutrition aux humeurs qui la baignent et altère secondairement celles-ci.

1. En admettant même que la précipitation de la cholestérine et de la chaux dans les voies biliaires s'opère nécessairement par l'intermédiaire de l'infection microbienne, comme le soutiennent les plus récents auteurs, il n'est pas moins certain, de par la statistique clinique, que cette lithiase ne se rencontre guère que chez les individus offrant les caractères de la nutrition retardante. Aussi maintenons-nous la lithiase biliaire parmi les maladies arthritiques.

En outre, dans la goutte il y a déjà quelque peu de lésions histologiques ; on voit apparaître une tendance à la prolifération des éléments anatomiques, à la formation de cellules nouvelles.

Mais cette prolifération se trouve encore plus accentuée dans les maladies qu'on est convenu d'appeler *rhumatismales* : en tête de celles-ci l'usage est de placer le rhumatisme articulaire aigu (polyarthrite aiguë fébrile), — et pourtant il est démontré que c'est une infection ; mais cette infection requiert pour son développement un terrain spécial ; — puis viennent les diverses formes du rhumatisme chronique (rhumatisme partiel, nodosités d'Heberden, rhumatisme chronique fibreux et osseux), et diverses affections musculaires, nerveuses, cutanées ou muqueuses, qu'on a réunies sous le nom de rhumatisme abarticulaire (rhumatisme musculaire, coryza à répétition, asthme, bronchite sibilante et emphysème aigu, certains troubles gastriques, des dermopathies comme l'eczéma et l'urticaire, migraines, névralgies diverses).

« L'arthritisme, écrivait G. de Mussy, a pour type l'attaque de goutte franche, mais chez les goutteux et dans leur race on voit alterner ou coïncider avec cette manifestation typique des accidents très divers, comme des névroses, l'hypocondrie, l'asthme, les névralgies à localisations diverses, la migraine, la gastralgie, l'hystérie, comme aussi des maladies du système tégumentaire. Il faut mettre au compte de l'arthritisme un grand nombre d'affections cutanées, beaucoup d'affections des membranes muqueuses qui se traduisent par des catarrhes ou par d'autres troubles fonctionnels de ces membranes, des anomalies des sécrétions qui expriment souvent des altérations profondes de la nutrition et peuvent aboutir à des productions morbides, comme les gravelles biliaire et urinaire. Enfin, comme conséquence ultime, l'arthritisme peut produire des néoplasies, des dégénérescences, des dyscrasies. La glycosurie et l'albuminurie lui sont souvent imputables. Les lésions cardiaques et vasculaires en sont fréquemment la conséquence et servent d'intermédiaire entre cette diathèse et d'autres lésions qui se rencontrent le plus souvent dans les races goutteuses, comme les hémorragies et les ramollissements du cerveau, les gangrènes par oblitération artérielle, etc., etc. »

Cette énumération surprend au premier abord par son abondance. Il y a là bien des états morbides et des affections, des maladies et de purs syndromes ; mais à la réflexion on s'explique la juxtaposition de tous ces troubles telle qu'elle nous est présentée par un médecin voué à la seule observation clinique : tendance aux manifestations fluxionnaires et douloureuses, hyperémiques et catarrhales, et, en tenant compte du rôle prédominant joué par le système des vaso-moteurs, perturbation originelle de la cellule nerveuse qui tient sous sa dépendance la circulation générale et la circulation locale, les sécrétions et les échanges interstitiels.

Aussi a-t-on pu voir à la base de l'arthritisme avec Lancereaux et Hayem une déviation primitive de la cellule nerveuse, ou du moins des centres trophiques. Hanot a insisté sur la viciation de la nutrition du tissu conjonctif et de ses dérivés. Ainsi a-t-on expliqué la vulnérabilité de ce tissu avec tendance à l'hyperplasie, à la transformation fibreuse, à la rétraction fibreuse, la fréquence des scléroses viscérales ; l'arthritisme exercerait une véritable influence sclérogène. Henri Cazalis a développé fort habilement ce thème.

M. Renaut (de Lyon) a émis cette vue théorique que le *primum movens* de l'arthritisme est la rupture du parallélisme entre le déploiement de force neurale et le déploiement de force musculaire. Ce n'est pas un ralentissement de la nutrition qui commande la mise en train des complexus arthritiques, c'est l'exagération, la surproduction de force neurale qui, faute de trouver à s'utiliser en suscitant des mouvements corrélatifs, se dépense en actes interstitiels aberrants. L'énergie potentielle développée use les centres nerveux encéphaliques en actes psychiques, se déploie en combustions inter-organiques non motivées (azoturie, oxalurie, phosphaturie, mouvements congestifs). Les éléments migrateurs, restant plus longtemps dans un milieu intérieur (tissu conjonctif) à plasma vicié, s'emploient en échanges dont les collagènes font les frais. La stase lymphatique, invisible, mais réelle, devient à son tour la cause d'une multitude de lésions, les unes irritatives, les autres toxiques. L'homme moderne paie sa supériorité cérébrale ; il paie aussi l'aide qu'il se fait donner par les animaux et par les machines, il paie son absence de sobriété. L'arthritisme le punit d'avoir fait en sorte que chez lui le liquide nourricier primordial, la lymphe, ne circule plus qu'à petite vitesse au sein du milieu intérieur connectif. »

La tendance à la néo-formation cellulaire constatée dans plusieurs maladies arthritiques pourrait peut-être être invoquée pour expliquer la fréquence des néoplasmes chez les arthritiques et plus particulièrement des épithéliomas, que la clinique a depuis longtemps signalée et sur laquelle a insisté Verneuil.

Mais, si cette tendance à la prolifération épithéliomateuse est un fâcheux apanage des arthritiques, d'autre part leur aptitude à réaliser souvent du tissu fibreux est pour eux une sauvegarde contre l'invasion tuberculeuse. Pidoux avait signalé la marche relativement bénigne de la phtisie chez les arthritiques. N. G. de Mussy, Lasègue, ont confirmé cette vue, que corroborent encore des témoignages plus récents.

Huchard a insisté en outre sur le rôle que joue la tendance des arthritiques aux congestions. En 1890, Sokolowski rappelait et la marche fibreuse de la phtisie chez les arthritiques et la fréquence des hémoptysies.

La facilité avec laquelle les congestions et les hémorragies se font chez les arthritiques, qui incitait Cazalis à dénommer l'arthritisme la *diathèse congestive,* est une caractéristique clinique fort importante ; elle suppose une instabilité très grande de la tension vasculaire, une sensibilité excessive des réflexes nerveux dans le système vaso-moteur ; elle se lie à la grande nervosité qui est d'observation journalière chez les arthritiques. L'expression de *neuro-arthritisme* est une étiquette heureusement choisie pour catégoriser une variété fréquente d'arthritisme, résultat de la convergence de l'hérédité névropathique et de l'hérédité arthritique, de l'association de la diathèse arthritique et du tempérament nerveux.

Sous des influences hygiéniques ou pathologiques, les caractéristiques chimiques et cliniques de l'arthritisme peuvent apparaître chez des individus qui n'offraient pas de par leur hérédité et leur innéité les attributs de cette diathèse. Ainsi chez des tuberculeux à évolution lente on peut voir survenir des phénomènes d'arthritisme : leurs lésions pulmonaires s'indurent et guérissent ; ils engraissent, éliminent de l'acide urique en abondance, deviennent dyspeptiques ; ils peuvent rester sujets, comme les arthritiques, à des bronchites catarrhales, qui ne réveillent plus leurs foyers tuberculeux éteints. Cette diathèse urique artificielle, acquise, a été expliquée par les influences combinées de la suralimentation, de l'absence d'exercices, de la diète lactée, et peut-être des troubles de la circulation porte, dus aux phénomènes abdominaux si fréquents dans la phtisie, qui, retentissant sur le foie, détermineraient par son intermédiaire la formation exagérée d'acide urique (Sokolowski).

Dans des intoxications chroniques qui ralentissent la nutrition (plomb, alcool), on voit se produire certains phénomènes qui rappellent l'arthritisme, et dans la dilatation de l'estomac M. Bouchard a vu la source d'une sorte d'arthritisme, y compris même des altérations articulaires.

Deux théories pathogéniques se réclament de l'infection pour expliquer l'arthritisme. M. Théophile Guyot, se basant sur l'existence de cas de diabète syphilitique, diabète paludéen, diabète goutteux, sur la notion de la fréquence du diabète conjugal, généralise la conception d'une infection arthritique par la bouche, le nez, la gorge (arthrite alvéolo-dentaire, rhinite, pharyngite). L'agent d'infection, M. Guyot suppose qu'il pourrait être le diplostreptocoque que Triboulet et Coyon ont invoqué comme facteur du rhumatisme articulaire ou l'entérocoque de Thiercelin, et il est amené à un parallèle avec le gonocoque fauteur du rhumatisme blennorrhagique. Mais nous ne pouvons nous rallier à ces arguments qui ne reposent que sur des analogies apparentes.

MM. Gilbert et Lereboullet voient dans l'arthritisme une diathèse d'auto-infection du tube digestif ; tous les canaux des glandes annexes depuis le canal de Stenon jusqu'à l'appendice en passant par le cholédoque et le canal pancréatique se laissent infecter par les microbes aérobies ou anaérobies qui pullulent depuis la bouche jusqu'à l'intestin. Mais cette infection canaliculaire ascendante, qui est dans certains cas secondaire à des états pathologiques préalables, ne se produit primitivement sans cause occasionnelle saisissable que sous l'action d'une prédisposition organique congénitale, familiale et héréditaire. Il faut donc en revenir à un primum movens d'ordre plus général, totius substantiæ, de nature chimique.

Tout récemment M. Fernet revenait sur les causes de la diathèse dystrophique (arthritisme) dans une pénétrante analyse bien digne d'être reproduite.

« LES CAUSES DE LA DIATHÈSE DYSTROPHIQUE SONT MULTIPLES, mais d'inégale importance. *Les excès alimentaires et l'insuffisance d'exercice sont certainement les causes majeures* parmi celles que l'observation a fait reconnaître : de tout temps, on a été d'accord pour considérer l'arthritisme, surtout sous la forme goutteuse, comme la conséquence de la bonne chère et de la vie inactive ; on l'a vu se développer en même temps que la richesse et les habitudes de vie qu'elle entraîne, il est l'apanage des époques de prospérité des peuples. Les conditions inverses, alimentation insuffisante et travail excessif, conduisent à des désordres tout différents, dont la misère physiologique et l'inanition sont les derniers termes.

« *La suralimentation est assurément la cause dominante,* pour certains même la cause unique : « Sans suralimentation, l'arthritisme n'existerait pas (Maurel) ».

« On a dit que l'organisme, grâce à son élasticité fonctionnelle, pouvait s'adapter à l'usage d'un régime supérieur à ses besoins, sans en éprouver grand dommage. Cette proposition ne laisse pas d'être contestable : quand il s'agit d'un excès accidentel, les malaises, les indigestions et autres troubles qui suivent un repas trop copieux montrent bien les inconvénients, passagers il est vrai, de cet abus ; mais, quand l'excès devient habituel ou se répète fréquemment, c'est alors qu'il devient le plus dangereux, car s'il ne détermine aucun des accidents qui avertissent tout de suite qu'on a dépassé la mesure, il entraîne à la longue, sourdement, un désordre nutritif, et c'est dans ce désordre, plus ou moins latent, que s'élabore la dystrophie générale qui constitue la diathèse ; « c'est ce léger surcroît d'aliments, ces quelques bouchées en trop de chaque jour qui constituent la suralimentation (Maurel) » et qui conduisent à l'arthritisme.

« *La qualité des aliments* n'a pas une moindre importance. Dans les excès alimentaires, c'est surtout l'abus du régime carné qui est nuisible : or on sait que, de nos jours, ce régime est répandu presque partout, dans les campagnes comme dans les villes, et dans toutes les classes de la société. Le régime végétarien expose beaucoup moins que le régime carné aux excès alimentaires : le volume plus considérable des aliments amène bientôt une sensation de plénitude qui limite le désir de manger, et de plus, même en quantité plus grande, il fournit une moindre proportion de matières assimilables. En fait, c'est surtout l'abus de la viande et des aliments de composition analogue, poissons, crustacés, œufs, qui mène à l'arthritisme. Plus nuisible encore est l'abus des gibiers, surtout faisandés, des viandes avariées, des charcuteries et de tous autres aliments de haut goût qui occupent une si grande place dans les menus des festins ; à leur mauvaise digestibilité, ils joignent des propriétés irritantes, et par surcroît ils sont féconds en microbes et en toxines particulièrement offensifs. Si un régime simple et préparé simplement, composé d'aliments divers en proportion convenable suivant les besoins de l'organisme et suivant l'activité fonctionnelle, est favorable au maintien de la santé, tout régime qui ne remplit pas ces conditions, trouble la nutrition et dispose à la maladie : à la cuisine toute naturelle dite bourgeoise, si salutaire, si vraiment hygiénique, s'oppose la savante, mais funeste cuisine des cordons bleus des deux sexes, où tout est travaillé, agrémenté de sauces relevées, de condiments épicés et d'excitants de toutes sortes.

« Enfin *la manière de prendre les aliments* n'est pas non plus indifférente : l'habitude, trop répandue, de manger vite et presque sans mâcher amène l'irritation des voies digestives et une élaboration insuffisante des aliments et des produits destinés à l'absorption. Une mastication lente et soignée est nécessaire pour digérer convenablement : outre que des aliments bien divisés se prêtent sans difficulté à l'élaboration digestive, les mouvements de mastication eux-mêmes provoquent la sécrétion indispensable de la salive, et c'est aussi pendant ces mouvements que les fonctions gastriques entrent en activité et se mettent à fonctionner. Chez ceux qui mangent avec gloutonnerie, les aliments tombent dans l'estomac sans préparation suffisante, ils exercent sur la muqueuse gastrique une sorte de traumatisme et une excitation capable de s'irradier aux centres nerveux et d'entraîner des réactions qui se traduisent souvent par des troubles vasculaires, sécrétoires et autres très variés (Jacquet).

« *Le défaut d'exercice ou un exercice mal réglé* comprend encore une série de causes importantes de troubles de la nutrition. Le travail est une loi de nature ; pour se bien porter, il est indispensable de dépenser presque tout ce qu'on acquiert par la nourriture : une partie, la moindre, sert à réparer l'usure continue des organes ; l'autre partie, la plus considérable, doit être utilisée sous forme de travail, travail physique ou travail intellectuel. Il faut que les dépenses égalent les recettes, car ici les économies ne sont pas avantageuses. Un travail physique mesuré est favorable aux fonctions nutritives, et il est aussi un des meilleurs contrepoids aux fatigues psychiques ; mais il ne doit pas aller jusqu'au surmenage : les exercices sportifs, qui sont une des passions contemporaines, sont nuisibles par leurs excès. Le travail intellectuel est également utile, ne fût-ce que pour entretenir les activités morales, mais il demande à être bien réglé, et son abus, sans le correctif de l'exercice physique, est une cause fréquente de désordres du métabolisme.

« Les diverses conditions de milieu, de genre de vie, d'habitudes, les excès de toutes sortes, *les émotions et surtout les préoccupations morales* sont encore des causes très communes de trouble de la nutrition : chacune peut avoir son influence spéciale et donner lieu à des désordres particuliers, mais chacune exerce en même temps une action générale sur l'ensemble de la nutrition, parce que tous les éléments de cette fonction sont solidaires les uns des autres.

« Au surplus, combien souvent plusieurs causes sont associées pour conduire à la diathèse dystrophique.

« L'arthritisme des riches est l'effet habituel d'un régime plantureux et d'une vie oisive : il est le lot ordinaire des opulents, des parvenus, et la rançon qu'ont à payer la plupart de ceux que la fortune favorise. Il n'est pas moins fréquent chez les serviteurs des riches, maîtres d'hôtel, valets de chambre ou cochers, cuisinières ou femmes de chambre qui, au moins autant que leurs maîtres, abusent de la bonne chère : « Les meilleurs morceaux sont naturellement pour l'office, » me disait l'un d'eux, goutteux typique. Combien en ai-je vu, en plus de vingt ans, dans mon service de l'hôpital Beaujon où cette clientèle est, à la vérité, plus répandue qu'ailleurs !

« La diathèse dystrophique est, quoi qu'on en ait dit, fréquente aussi chez les pauvres ; si on a prétendu qu'on l'observait rarement dans les hôpitaux, c'est qu'on n'a pas su l'y voir, à défaut de la goutte franche, sous les différentes formes symptomatiques qu'elle peut revêtir. Ici ce n'est plus la nourriture succulente qui est en cause : ce sont les aliments indigestes et grossiers, auxquels se joignent les abus d'excitants et de boissons alcooliques, et aussi le séjour dans un air vicié, les habitations malsaines et tant d'autres causes de désordres nutritifs.

« Les causes sus-indiquées produisent la diathèse dystrophique par divers MODES PATHOGÉNIQUES.

« La suralimentation a pour premier effet d'engendrer la *pléthore, par surabondance d'éléments nutritifs,* d'entraîner en même temps une congestion des organes et une excitation exagérée avec hyperfonctionnement des éléments anatomiques. Cependant, après un temps variable suivant la résistance individuelle, la fatigue arrive, résultat forcé de cette exagération dans le mouvement nutritif : alors les mutations nutritives deviennent insuffisantes et imparfaites, et ce nouveau trouble se manifeste à la fois par des altérations dans la composition chimique des humeurs et des tissus, par des lésions organiques ou des troubles fonctionnels, enfin par des changements dans les qualités des produits de sécrétion.

« Sauf la pléthore initiale qui résulte de la suralimentation simple, tous les désordres qui précèdent peuvent suivre les autres causes de trouble de la nutrition : c'est ainsi que l'alimentation défectueuse, de mauvaise qualité, mal réglée suivant les besoins ou les dépenses de l'organisme, mal prise ou mal distribuée, toutes les conditions capables d'entraver la digestion, et aussi qu'un exercice insuffisant, qu'un travail physique ou intellectuel mal mesuré, qu'une aération insuffisante, que nombre d'influences d'un autre ordre, comme les excès, les soucis, les chagrins, les émotions morales; qu'en un mot, tous les grands modificateurs et nombre de circonstances accidentelles de la vie commune, en troublant l'exercice régulier des fonctions, en altérant la composition des humeurs, en lésant les organes ou en les modifiant dans leur vitalité, aboutissent, par des voies diverses, au métabolisme anormal, à la nutrition viciée qui constitue la diathèse dystrophique.

« Parmi ces désordres divers, d'ordre chimique, physique ou nerveux, il est souvent malaisé d'établir l'enchaînement des phénomènes, leur indépendance ou leur subordination, et de dire quels sont les phénomènes initiaux et quels sont les consécutifs. De là différentes théories qui, chacune à sa manière, cherchent à expliquer l'ensemble des faits observés.

« La plus généralement admise est une théorie chimique : dans son admirable synthèse des maladies par ralentissement de la nutrition, Bouchard a édifié toute la pathogénie des maladies arthritiques sur les actes chimiques de la nutrition retardante ; il a soutenu que toutes ces maladies étaient dues à l'*élaboration incomplète ou insuffisante des matières nutritives, d'où une accumulation d'acides et un arrêt ou un ralentissement dans les transformations destructives des principes immédiats (matière azotée surtout, mais aussi matière hydro-carbonée, sucre ou graisse)*.

« Gaucher limite encore davantage cette pathogénie en la réduisant à l'élaboration défectueuse de la matière azotée et à l'existence de matières extractives azotées en excès : « Tous les organes de l'économie, dit-il, peuvent être troublés dans leur fonctionnement par l'existence des matières extractives azotées en excès ; ... c'est cette adultération des humeurs, cette intoxication générale de l'organisme qui constitue la diathèse, auto-intoxication chronique par les matières azotées. »

« Une autre théorie, brillamment soutenue par Pascault, subordonne ces troubles chimiques, dont l'existence est indéniable, à un trouble d'ordre physique, l'excitation exagérée de la cellule vivante : d'après cette théorie, à l'origine de l'arthritisme, il y aurait d'abord une *excitation exagérée de la cellule,* qui en amènerait d'abord l'hyperfonction, mais qui ensuite, par son excès même entraînerait la fatigue et l'usure avec toutes leurs conséquences d'hypofonction et de métabolisme vicié : « là est la clef de la pathogénie de l'arthritisme, *diathèse de fatigue fonctionnelle* » (Pascault).

M. Fernet rappelle les théories localisatrices de Lancereaux et de Hayem qui considèrent les troubles trophiques divers qu'on rencontre dans l'arthritisme comme secondaires et dépendant d'un *désordre du système nerveux,* le plus souvent héréditaire ou inné, auquel ces dystrophies sont subordonnées, comme le métabolisme normal l'est lui-même dans l'état de santé ; et aussi celle de Glénard, d'après laquelle c'est le foie dont les troubles commandent toute la série des maladies arthritiques.

Puis il ajoute : « Du point de vue clinique où je suis placé, je serais enclin à croire que chacune d'elles contient une part de vérité, et qu'il est vraisemblable que, suivant la nature des causes qui interviennent dans la production de la diathèse, tel ou tel mode peut être le fait initial, le *primum movens*, aboutissant, en tout cas, à la perversion du métabolisme, à la viciation générale des actes nutritifs qui, même quand elle n'est pas le désordre primitif, est le résultat constant des autres troubles organiques ou fonctionnels.

« Ces théories expliquent d'ailleurs, chacune à sa manière, le mode d'action des différentes causes de la diathèse, et sans doute plusieurs conditions peuvent souvent être invoquées avec raison comme concourant au résultat final. Ainsi, par exemple, les méfaits de l'abus du régime carné, cette cause certaine de diathèse dystrophique, sont imputables à une série d'actions offensives qu'il serait difficile de récuser : servant surtout à la réparation des organes qui est elle-même peu active, ce régime encombre aisément l'organisme de déchets, matières extractives ou purines, nuisibles ; d'autre part, ne fournissant qu'un médiocre combustible, il suffit difficilement aux dépenses énergétiques ; il est fortement excitant des organes, et par suite il les surmène et les use rapidement, en même temps qu'il invite à la suralimentation ; enfin il ne serait pas plus malaisé d'interpréter comment il peut troubler le système nerveux ou le foie, et, par leur intermédiaire, entraîner un désordre général de la nutrition.

« Quoi qu'il en soit, ce que l'observation clinique montre avec évidence, c'est que les désordres qui sont les conséquences des causes multiples et variées de la diathèse dystrophique sont euxmêmes nombreux et divers : surabondance de matériaux nutritifs, mutations nutritives anormales, changements dans la composition chimique des humeurs et des tissus ; hyperfonctionnement par excitation exagérée et usure consécutive, lésions organiques engendrées par le désordre nutritif et produisant à leur tour d'autres troubles secondaires, insuffisances fonctionnelles, troubles des sécrétions ; tout cela est contenu dans la diathèse dystrophique avec des variantes très nombreuses, et tout cela se traduit à l'œil de l'observateur par des *manifestations symptomatiques* qui caractérisent la diathèse : dyscrasies acide, uricémique, glycémique et autres ; lésions vasculaires et viscérales diverses ; troubles fonctionnels sans lésions apparentes ; réactions nerveuses ; albuminurie, glycosurie, altérations des sécrétions de la peau, telles peuvent être, dans leur infinie variété, les effets du désordre nutritif.

« Mais ce n'est pas tout encore : aux dyscrasies, aux lésions organiques et aux troubles fonctionnels, viennent souvent se joindre des toxi-infections résultant de l'*action offensive des microorganismes* dont nous sommes porteurs, notamment de ceux du tube digestif : alors que, dans l'état de santé, ces germes animés, vivant à l'état de saprophytes, restent indifférents et ne révèlent leur présence par aucun trouble, il suffit du moindre désordre digestif, d'une dyspepsie accidentelle ou permanente, pour qu'ils deviennent nuisibles et entraînent des infections endogènes, locales ou diffuses, qui ajoutent leurs effets à ceux des causes propres de la diathèse.

« En outre le *terrain dystrophique se montre favorable à certaines infections exogènes, réfractaire à d'autres* : c'est ainsi que quelques maladies accidentelles, telles que la grippe ou la blennorrhagie, sont fréquentes chez les arthritiques, et qu'elles y sont particulièrement tenaces ; que d'autres, au contraire, comme la tuberculose, y sont plus rares et relativement peu offensives.

Enfin la diathèse ne laisse pas d'être, dans toutes les maladies dont ses tributaires peuvent être atteints, une condition importante dont il faut toujours tenir le plus grand compte.

« La multiplicité des causes ou plus encore la multiplicité des effets qui en résultent explique la variété des dénominations qui ont été proposées pour désigner la diathèse dystrophique et dont chacune sans doute se soutient par quelque côté : aux termes d'arthritisme, de rhumatisme et de goutte qui sont communément employés, on a voulu substituer ceux de diathèse congestive (H.

Sénac), d'herpétisme (Lancereaux), de maladies par ralentissement de la nutrition (Bouchard), de diathèse bradytrophique (Landouzy), de diathèse d'auto-intoxication (Gaucher), de diathèse acide, de diathèse urique, d'uricémie (Gigot-Suard), d'hépatisme (Glénard). Toutes ces dénominations sont plus ou moins défendables, en ce qu'elles correspondent à certaines formes ou variétés de la diathèse dystrophique, dans lesquelles tel trouble du métabolisme ou telle manifestation de la maladie se montre d'une façon prépondérante.

« En somme, pour le clinicien qui l'envisage au point de vue de ses causes et de la pathogénie de ses manifestations, la diathèse dystrophique apparaît, ici comme une maladie de surnutrition, là comme une maladie de surmenage, là comme une maladie de nutrition viciée, là comme une auto-intoxication. Elle est aussi variée que les causes qui peuvent la produire, et il serait vrai de dire que chacun a sa manière d'être dystrophique ou arthritique, comme chacun a sa manière d'être bien portant. Chacun a sa diathèse, comme chacun a sa santé. »

Ainsi, essentiellement constitué par un ralentissement ou, tout au moins, une perversion des échanges interstitiels, l'arthritisme présente certaines caractéristiques cliniques qui apparaissent de bonne heure chez les individus : *instabilité du système vaso-moteur*, favorisant les hyperémies et les stases brusques, qui lui a fait donner le nom de diathèse congestive, — *impressionnabilité excessive du système nerveux* — et ces traits fondamentaux donnent lieu à des indications thérapeutiques très positives.

On trouvera p. 347 le développement de notre conception personnelle, qui peut servir de terrain d'entente et de conciliation entre les diverses théories pathogéniques ; cette conception sert notamment de lien entre les maladies arthritiques du groupe obésité, diabète, goutte et le groupe des rhumatismes.

Nous ne consacrons pas ici de développements spéciaux au traitement et à la prophylaxie de la diathèse arthritique.

Nous aurons à y revenir avec des nuances diverses à propos de chacune des maladies qui en dérivent. Ce serait donc nous exposer à fatiguer le lecteur que de faire ici un nouvel exposé d'ensemble. Nous résumerons seulement la conclusion en disant que *les troubles des échanges interstitiels qui forment le fond de la diathèse arthritique doivent être attribués à des erreurs hygiéniques portant le plus souvent à la fois, mais dans des proportions variables, sur l'*ALIMENTATION *— sur le fonctionnement du* SYSTÈME NERVEUX *— et sur celui de l'*APPAREIL LOCOMOTEUR.

Nous avons déjà indiqué dans l'introduction l'influence générale qu'on peut exercer par l'alimentation et par les agents physiques.

Le lecteur trouvera à propos de l'obésité, du diabète, de la goutte et des affections rhumatismales, toutes les indications de détail relatives à la prophylaxie et au traitement de l'état diathésique qui les commande.

CHAPITRE IV

OBÉSITÉ

CONSIDÉRATIONS GÉNÉRALES

CLASSIFICATION PATHOGÉNIQUE
CLASSIFICATION CLINIQUE

Emile Zola, dans son roman *Le Ventre de Paris,* opposant les gens gras aux maigres, paraît admettre qu'il existe une relation étroite entre l'état physique et l'état psychique de ces deux catégories humaines : les gras seraient voués à l'égoïsme et au matérialisme, tandis que les maigres altruistes seraient les représentants de l'idéalisme (Don Quichotte et Sancho Pança). Il n'est pourtant pas rare de rencontrer des hommes d'esprit et de cœur doués d'un excessif embonpoint, des idéalistes gras, et des matérialistes égoïstes et maigres. Quoi qu'il en soit, ce n'est pas pour modifier leur éthique que nous, médecins, devons savoir soigner les obèses, ni même pour améliorer seulement leur esthétique, mais pour combattre les dangers du syndrome morbide qu'est l'obésité.

Ce mot vient du latin *obesus* qui signifie, dit Littré, un homme trop bien nourri. C'est donc un mauvais terme, puisque l'obésité n'est pas toujours causée par l'excès de l'alimentation. Le mot *polysarcie,* qui lui a été substitué par quelques auteurs, n'est guère plus heureux, car « abondance de chair » n'indique pas l'élément graisseux de l'embonpoint. On pourrait aussi bien dire d'un athlète fortement musclé qu'il est polysarcique. Le mot allemand « fettigkeit » est certainement meilleur, puisqu'il signifie adiposité.

L'obésité est, en effet, essentiellement caractérisée par un développement excessif et général du tissu cellulo-adipeux. Cette définition permet d'écarter les adiposes localisées et les dégénérescences graisseuses des parenchymes.

Il ne faut pas confondre l'obésité pathologique et l'obésité physiologique. Un sujet qui mange beaucoup et fait peu d'exercice engraisse. Ce n'est pas un malade, c'est un obèse physiologique, c'est-à-dire un individu bien portant chez lequel les recettes sont supérieures aux dépenses. Quelques restrictions diététiques et une augmentation de l'exercice suffisent généralement, dans ces cas, à réprimer l'embonpoint.

Il en est tout autrement dans les obésités pathologiques. Pour bien comprendre le mécanisme de celles-ci, il est nécessaire de rappeler quelle est l'évolution normale des graisses dans l'économie.

La graisse pénètre par le tube digestif sous différents états, suivant les aliments ingérés, d'origine végétale (huile) ou animale (beurre), mais doit être émulsionnée dans l'intestin grêle par l'action de la bile, du suc pancréatique et du suc intestinal. Ainsi réduite en particules extrêmement ténues, elle est rendue apte à subir le dédoublement en glycérine et acides gras. La glycérine se combine avec l'acidité phosphorique des phosphates, mis en liberté par l'HCl du suc gastrique, et cet acide phospho-glycérique brûlé aboutit à former de l'eau et de l'acide carbonique, contribuant à fournir de la force et de la chaleur. Quant aux acides gras, ils se combinent aux bases alcalines pour former des savons solubles : stéarates de soude et de potasse, palmitates, oléates, etc. Cette saponification est aussi l'œuvre de la bile et du suc pancréatique. Il reste une portion de graisse neutre qui circule et ne s'oxyde que lentement.

Outre la graisse introduite en nature dans l'organisme, il s'en forme aux dépens des hydrates de carbone et aussi des matières albuminoïdes, qui donnent naissance à deux sortes de corps: les uns azotés (leucine, tyrosine, urée, etc.), d'autres non azotés et analogues à ceux qui sont issus des corps gras et des hydrates

de carbone, et qui contribuent à l'augmentation de la réserve
graisseuse.

Les produits de la digestion intestinale des divers corps gras
doivent reconstituer de la graisse neutre pour pénétrer à travers
la paroi intestinale dans les lymphatiques intestinaux. Cette graisse
conserve les caractères propres à la graisse de l'animal qui la
fournit. Quand on a donné à manger à un chien de la graisse de
mouton, on peut retrouver les caractères de la graisse du mouton
dans la graisse absorbée par le chien, sur lequel on expérimente.
Enfin la graisse, digérée et assimilée, reste à l'état de réserve
dans les vésicules adipeuses où elle a pénétré sous l'influence de
ferments. Lorsqu'elle doit en sortir pour se brûler selon les
besoins de l'organisme, il faut qu'elle soit mise en liberté par des
ferments particuliers. Ce sont les *lipases,* qui solubilisent les réserves graisseuses pour les remettre en circulation. Leur action
est distincte de l'action lipolytique oxydante des globules sanguins. Tel est le double processus de *lipogénie* et de *lipolyse.*

Au début de cet exposé de la thérapeutique clinique et pathogénique des grandes maladies de la nutrition du groupe arthritique, il est opportun de noter qu'il y a une certaine affinité
entre les phénomènes d'accumulation de graisse dans l'organisme,
et les phénomènes d'accumulation du sucre, comme dans le diabète, ou d'accumulation des albuminoïdes, comme dans la
goutte. Toutes ces métamorphoses se font par l'intermédiaire de
ferments spéciaux. M. Fiquet[1] dans un parallèle analogue expose
que trois ferments oxydants ou oxydases présideraient aux transformations chimiques du sucre, de la graisse et des albuminoïdes.
Si l'une d'elles vient à manquer ou à se montrer insuffisante, il
s'ensuit un trouble de la nutrition caractérisé par l'apparition du
diabète, de la goutte ou de l'obésité. Donc, dans la goutte, dans le
diabète et dans l'obésité on peut invoquer les causes qui régissent
la production des ferments par les organes et les conflits entre les
ferments et les substances qu'ils transforment. Ainsi l'étiologie et

---

1. Fiquet, L'arthritisme. *Presse médicale,* 1902.

la pathogénie de l'obésité rappellent, par certains côtés, celles du diabète et de la goutte : on est amené à y faire intervenir pour une part les glandes endocrines ou vasculaires sanguines et, pour une plus large part encore, le système nerveux.

Les *causes qui s'opposent à la destruction de la graisse* sont très nombreuses. Il y a tout d'abord le sexe. Les plus anciens observateurs ont été frappés de la prédisposition à l'obésité chez la femme. On a invoqué sa vie sédentaire, son goût pour les aliments sucrés et féculents. Plus récemment, on a insisté sur le rapport étroit qui existe entre la vie génitale et l'obésité. On connaît très bien l'influence de la castration sur l'engraissement (chapons, eunuques). La femme devient souvent obèse à l'occasion d'une grossesse, qui suspend momentanément son fonctionnement ovarien, plus souvent encore à la ménopause ou après une ovariotomie double, qui supprime prématurément et brutalement les fonctions ovariennes avant que les autres glandes aient pu s'entraîner à les suppléer.

On a remarqué aussi, dès l'antiquité, l'influence des races. Il y a des familles, des peuples obèses.

On connaît les adiposes localisées des Esquimaux, des femmes hottentotes (tablier). On sait que l'obésité est fréquente dans les familles israélites, chez lesquelles s'unissent la plupart des facteurs de l'obésité : vie sédentaire, commerciale ou industrielle, situation fortunée, nourriture abondante, prédisposition habituelle aux maladies par ralentissement de la nutrition, mariages consanguins.

Un certain nombre d'obésités relèvent uniquement des troubles dyspeptiques, d'origine hépato-pancréato-intestinale. Leven a particulièrement insisté sur ces obésités par dyspepsie.

Dans d'autres cas, on peut invoquer l'intoxication par des poisons absorbés ou formés dans l'organisme. Ainsi agit l'alcool. Les grands buveurs d'alcool tournent à l'obésité et à la dégénérescence graisseuse. On connaît l'influence engraissante de l'arsenic. De même, certaines toxines mirobiennes engendrent l'obésité : la fièvre typhoïde, la syphilis. Tous ces poisons perturbent les échanges interstitiels et le fonctionnement des glandes endocrines. Quant à l'obésité qui se voit chez certains tuberculeux, elle est d'origine complexe : la suralimentation, certains troubles dyspeptiques, le repos excessif y contribuent, mais peut-être aussi des poisons stéatogènes fabriqués par la tuberculose même.

Les glandes endocrines jouent un rôle très important dans la production de l'obésité. Outre l'ovaire et le testicule, on est amené à mettre en cause dans quelques cas le corps thyroïde et l'hypophyse.

*
* *

Nous dirons donc : **l'obésité est un syndrome clinique et non une maladie**, parce qu'elle ne reconnaît ni une cause unique, ni une pathogénie constante.

Il peut y avoir obésité temporaire ou permanente :

1° *Par hyperlipophagie*, on pourrait même dire par *hyperphagie*, puisque la graisse peut s'accumuler dans les tissus à la suite d'une alimentation trop abondante, riche en albumines ou en hydrates de carbone.

Par hypolipolyse musculaire et sanguine : insuffisance d'exercice chez les sédentaires, les impotents, etc. ; — insuffisance de l'oxygénation, anoxhémie, chez les anémiques, les sédentaires en air confiné, etc.

2° *Par lésions de divers organes* :

a) *insuffisance des fonctions digestives, dyspepsies gastro-intestinales.* Les graisses, dans ce cas, d'après M. Bouchard, non ou insuffisamment dédoublées, demeurent à l'état de graisses neutres moins facilement oxydables et plus facilement accumulables dans les tissus (hypostéatolyse de Hallion).

b) *insuffisance de* « *l'ensemble des glandes vasculaires sanguines et principalement de la thyroïde,* qui seraient inférieures à leur rôle de glandes oxydantes ou lipolytiques » (Enriquez et Sicard).

Le rôle de *l'insuffisance du corps thyroïde* est indiscutable (obésité des animaux éthyroïdés, obésité des premières étapes du myxœdème, amaigrissement parfois considérable provoqué par la médication thyroïdienne).

Le rôle des glandes génésiques nous paraît encore plus évident (obésité des animaux châtrés, chapons, porcs), obésité des eunuques, obésité liée à l'insuffisance ovarienne (maladie de Dercum, obésité de la ménopause, obésité des ovariotomisées, obésité de la puberté chez les chlorotiques à menstrues irrégulières, obésité des premiers mois de la femme, etc.).

3° *Par lésions du système nerveux*. Cette étiologie est évidente au moins dans certaines adiposes localisées, *adiposes nerveuses* de Grasset (paralysie pseudohypertrophique de Duchenne, lipomatose symétrique, adipose douloureuse ou maladie de Dercum, etc.).

Elle est vraisemblable dans certaines formes de l'obésité associées à d'autres symptômes nerveux (zona, arthropathies, sclérodermie, goitre exophtalmique, etc.).

4° *Par trouble nutritif général* :

a) *Obésité neuro-arthritique,* subordonnée à une dystrophie générale chronique généralement héréditaire et associée ou combinée diversement aux diverses modalités pathologiques dites arthritiques, la goutte, le diabète, la lithiase, etc.

b) *Intoxications*. — Certaines intoxications et en particulier certaines intoxications faibles et répétées déterminent l'obésité. Au premier rang se place l'*alcoolisme,* et, par ordre d'activité décroissante : l'*arsenic,* le *phosphore* et le *plomb*.

c) *Infections*. — Les plus intéressantes au point de vue pratique sont les infections *éberthienne* et *tuberculeuse*. L'engraissement parfois excessif observé pendant la convalescence des typhiques est d'observation courante. *L'obésité tuberculeuse* — moins exceptionnelle qu'on ne le croit en général — a trois origines : la suralimentation irrationnelle (elle est facilement curable au début du moins), l'hérédité neuro-arthritique et enfin l'action complexe du bacille même et de ses toxines, dans certaines formes et chez certains prédisposés (obésité tuberculeuse expérimentale de Carnot).

*
* *

Ces étiologies variées et complexes ont engendré des **théories** pathogéniques multiples, que nous nous contenterons d'énumérer d'après Richardière et Sicard :

a) Théorie de la suralimentation ou de la surnutrition — par excès des recettes alimentaires sur les dépenses. Elle est évidente en quelques cas, — mais pas dans tous. D'après M. Bouchard la moitié des obèses a un régime normal, un dixième un régime inférieur à la normale.

b) Théorie du ralentissement de la nutrition (Bouchard), trop connue pour que nous la réexposions ici.

b) Théorie digestive, basée sur les faits d'obésité, assez nombreux, secondaires à une dyspepsie gastro-intestinale.

c) Théorie anoxhémique : l'insuffisance d'oxygénation tend à expliquer les faits d'obésité secondaire à l'anémie et surtout à la chlorose.

d) Théorie trophonévrotique — basée surtout sur les faits d'adipose plus ou moins généralisé évidemment secondaires à une lésion nerveuse — et que nous avons signalés à propos de l'étiologie.

e) Théorie glandulo-vasculaire sanguine qui fait intervenir l'insuffisance des glandes endocrines et plus spécialement de la thyroïde et des glandes génitales considérées comme glandes oxydantes et lipolytiques.

« Cette multiplicité de théories pathogéniques témoigne implicitement de leur insuffisance. Du reste plusieurs des facteurs pathogéniques invoqués précédemment ne peuvent-ils pas s'ajouter, se symbioser les uns aux autres et unir leurs efforts pour converger vers ce même but morbide d'accumulation de la graisse en excès ? » (Richardière et Sicard).

Bref chaque théorie pathogénique convient à certains cas particuliers, explique certaines modalités cliniques de l'obésité, s'applique à quelques groupes de faits, mais non à tous.

Actuellement, si l'on fait état de toutes les données cliniques et expérimentales, il faut, élargissant la conception pathogénique, reconnaître que *l'obésité manifeste la réponse organique à la lésion ou à la viciation fonctionnelle d'un point quelconque du système nutritif lipotrophique.*

Ce système nutritif lipotrophique, extrêmement complexe, est présidé, coordonné par le système nerveux cérébro-spinal et sympathique qui assure la synergie fonctionnelle dudit système ; d'où la possibilité d'une *hyperadipose d'origine nerveuse par incoordination lipotrophique* (le fait est cliniquement certain pour les hyperadiposes localisées ou symétriques, vraisemblable pour l'obésité). Il est surtout représenté par une série d'appareils glandulaires (muqueuse gastro-intestinale, foie, pancréas, thyroïde, glandes génitales, etc.) chargés d'élaborer les matières grasses et d'en régir la conservation (lipogénie) et la destruction (lipolyse) et dont la suractivité ou au contraire l'insuffisance, réalisant la lipodystrophie, provoquent *l'obésité d'origine glandulaire*.

Mais cette propriété lipolytique, quoique plus spécialement dévolue à certains organes ou tissus, semble être un attribut fonctionnel des cellules en général, en sorte que tout vice général de la nutrition cellulaire, combiné d'ailleurs à l'ordinaire aux troubles glandulaires sus-mentionnés, peut provoquer l'obésité : *obésité dystrophique d'origine neuro-arthritique ou toxi-infectieuse.*

*
* *

Une classification absolument rationnelle des obésités — basée exclusivement sur la pathogénie — est à l'heure actuelle pratiquement impossible. Aussi adopterons-nous la classification clinique, la plus simple, et qui conduit aux indications thérapeutiques les plus utiles.

On entend par *obésité simple* le cas d'un sujet qui a un poids excessif pour sa taille, mais dont les organes paraissent sains, et auquel il suffira de faire perdre l'excès de graisse pour en faire un sujet normal.

On appelle *obésité compliquée* celle qu'accompagne une autre maladie. Ce peut être une lésion cardiaque, artério-scléreuse ou rénale (néphrite interstitielle). L'obésité coïncide ou alterne le plus souvent soit dans la même famille, soit chez le même individu avec les autres dystrophies nutritives : goutte, diabète, lithiase, etc.

Il y a des obèses diabétiques, des obèses goutteux. Ces cas nécessitent une thérapeutique différente de celle qui convient dans l'obésité simple. Parmi les nombreux traitements de l'obésité, il y a, en effet, des méthodes qui soumettent l'organisme à des causes de fatigue. Ainsi, chez les obèses cardiaques, on ne peut utiliser qu'avec prudence les massages généralisés, encore moins le massage abdominal, à cause des modifications de pression artérielle qui en résultent. L'exercice n'est toléré qu'à certaines périodes des cardiopathies. Certains traitements basés sur l'emploi des purgatifs sont inapplicables chez les obèses dyspeptiques. En somme, cette question des complications de l'obésité est fondamentale en pratique.

Les obésités simples non compliquées comprennent cliniquement deux grandes catégories d'individus :

Les *obèses florides, pléthoriques, sanguins* et les *obèses atoniques, anémiques, asthéniques*.

L'obèse floride pléthorique a le visage coloré ; les fonctions digestives sont exagérées, mais en somme excellentes, les forces et l'intelligence sont intactes, l'élimination des chlorures est normale. On rencontre le plus souvent dans l'étiologie la surnutrition et l'hérédité arthritique (obésités exogènes, de Lorand).

L'obèse anémique a le teint pâle, l'apparence parfois cireuse ; l'appétit est souvent médiocre, les fonctions digestives sont altérées, la constipation fréquente, les forces sont inférieures à la normale, la mollesse et l'apathie habituelles, la circulation défectueuse, l'élimination des chlorures souvent troublée. On rencontre le plus souvent dans l'étiologie, la dyspepsie, l'anoxhémie, les intoxications et les infections, les dégénérescences glandulaires (thyroïde, testicules) etc. (obésités endogènes, de Lorand).

A côté de ces deux grandes espèces cliniques il convient de mentionner :

L'obésité infantile, l'obésité tuberculeuse et l'obésité alcoolique qui méritent quelques développements particuliers.

Dans les obésités compliquées nous viserons surtout les plus fréquentes :

Les obésités avec complications cardiaques ; — les obésités com-

pliquées de goutte ; — les obésités compliquées de diabète ; — les obésités compliquées de lithiase.

En conséquence et conformément à la classification précédente nous étudierons :

I. — Les règles générales de la cure de l'obésité.

II. — Le traitement des formes cliniques de l'obésité non compliquée.

III. — Le traitement des obésités compliquées.

*
* *

DIAGNOSTIC DE L'OBÉSITÉ

Quand peut-on dire qu'un homme est en état d'obésité ?

Évidemment, par la seule inspection, on peut s'apercevoir si un sujet est trop gros pour sa taille. On peut dire également qu'un sujet dont le poids augmente rapidement, quand il n'y a ni anasarque ni épanchement dans les séreuses, fixe de la graisse dans ses tissus. Mais le critérium, on l'a cherché de diverses façons.

Théoriquement on peut admettre que l'obésité commence quand le poids est d'au moins un dixième supérieur au poids normal donné par la table classique de Quételet, acceptée par la plupart des auteurs et que nous reproduisons ci-contre.

Pratiquement l'hyperadipose ne peut être considérée comme une maladie que quand elle entraîne une gêne fonctionnelle quelconque.

Pour la commodité clinique nous admettons schématiquement *3 degrés* d'obésité : premier degré, le surpoids par rapport à la normale est inférieur à la moitié du poids normal ; — deuxième degré, le surpoids est supérieur à la moitié et inférieur aux trois quarts du poids normal ; — troisième degré, le surpoids est supérieur aux trois quarts du poids normal, ce poids normal étant fourni par la table de Quételet.

Une règle clinique encore plus simple consiste à admettre que chez l'adulte (25 à 55 ans) le poids normal est voisin du nombre

AGE	HOMMES		FEMMES	
	HAUTEUR	POIDS	HAUTEUR	POIDS
ans.	mètres.	kilogr.	mètres.	kilogr.
0. . . .	0,500	3,20	0,490	2,91
1. . . .	0,698	9,45	0,690	8,69
2. . . .	0,771	11,34	0,781	10,67
3. . . .	0,866	12,47	0,852	11,79
4. . . .	0,928	14,23	0,915	13,00
5. . . .	0,988	15,77	0,974	14,37
6. . . .	1,047	17,24	1,105	16,08
7. . . .	1,105	19,10	1,146	17,54
8. . . .	1,162	20,76	1,195	19,08
9. . . .	1,219	22,65	1,195	21,36
10. . . .	1,275	24,52	1,268	23,52
11. . . .	1,320	27,10	1,297	25,65
12. . . .	1,385	29,86	1,343	29,82
13. . . .	1,439	36,38	1,403	32,94
14. . . .	1,493	38,76	1,453	36,70
15. . . .	1,546	43,64	1,499	40,39
16. . . .	1,594	49,67	1,535	43,57
17. . . .	1,634	52,85	1,555	47,31
19. . . .	1,658	57,85	1,564	51,03
20. . . .	1,674	60,06	1,572	52,24
25. . . .	1,680	62,97	1,577	54,24
30. . . .	1,689	63,65	1,579	54,43
40. . . .	1,684	63,67	1,576	55,23
50. . . .	1,674	64,46	1,536	56,16
60. . . .	1,639	62,84	1,516	56,30
70. . . .	1,625	59,42	1,514	51,51

de centimètres dans le chiffre exprimant la taille ($1^m,67 = 67$ kilogrammes, $1^m,55 = 55$ kilogrammes, etc.).

Pour Maurel, l'obésité commence quand le poids du corps est supérieur de $1/10^e$ au poids d'un sujet normal de même âge et de même taille, tel que l'établissent les tables de Quételet.

A. Gautier dit que le poids normal s'obtient en diminuant de

105 le chiffre de la taille : un homme de 165 centimètres doit peser 60 kilogrammes. Toutefois, on doit admettre qu'un individu peut avoir un dixième de son poids en plus ou en moins, sans être dit en état d'obésité ou de dépérissement, c'est-à-dire que le poids de cet homme de $1^m,65$ peut osciller entre 54 et 66 kilogrammes sans être qualifié de malade par ce seul fait.

M. Bouchard, qui a consacré de longues études à cette question, a établi des tables servant au calcul du « segment anthropométrique », et permettant de connaître la teneur de ce segment en grammes de graisse et la quantité de graisse de tout le corps en kilogrammes. Ainsi, un individu de 170 centimètres, pesant $70^{kgr},69$, possède en moyenne 541 grammes de graisse dans son « segment » et $9^{kgr},197$ dans tout son corps.

Les calculs que nous venons d'indiquer, d'après Maurel et A. Gautier, nous suffiront dans la pratique pour savoir si un sujet est réellement un obèse et il ne restera plus qu'à déterminer si son obésité est *simple* ou *compliquée* pour aborder le traitement.

*
* *

I. — RÈGLES GÉNÉRALES
DE LA CURE DIÉTÉTIQUE DE L'OBÉSITÉ

APERÇU GÉNÉRAL SUR LES MÉTHODES DE TRAITEMENT LES PLUS CONNUES

Il est probable que, depuis qu'il y a des hommes incommodés par leur excessive corpulence et d'autres hommes s'adonnant à soulager ou à guérir les maux du prochain, on s'est occupé du traitement de l'obésité. En tout cas dans les livres Hippocratiques figure déjà le régime à suivre pour perdre l'embonpoint et il comporte l'usage des aliments *gras* qui a paru bizarre à certains, mais qui a repris de la vogue de notre temps. « Les gens gros, et tous ceux qui veulent devenir plus minces, doivent faire à jeun toute chose laborieuse, et se mettre à manger encore essoufflés par la fatigue, sans se rafraîchir. Leurs mets seront apprêtés avec du sésame (plante oléagineuse)... *et leurs plats seront gras*. De cette façon, on se rassasiera en mangeant le moins. En outre, on ne fera qu'un repas. On ne prendra pas de bain, on couchera sur un lit dur, on se promènera autant qu'on le pourra. » Et ce n'est vraiment pas mal pour l'époque... De nos jours, l'utilisation des matières grasses figure au premier rang dans la cure d'Ebstein et repose sur ce fait qu'en soumettant un individu à un tel régime, on le dégoûte rapidement de trop manger. Le vieux Grec avait bien vu qu'il faut surtout empêcher les gens de manger à leur faim.

La plupart des procédés thérapeutiques généralement employés contre l'obésité répondent, en effet, à ce but. Ou bien on propose des aliments qui répugnent au malade, ou bien on lui donne un régime qu'il accepte volontiers au début, mais dont la monotonie engendre le dégoût. D'autres fois, on lui prescrit des horaires de repas et des exercices qui l'obligent à manger moins. C'est ainsi qu'Hippocrate recommande de manger précipitamment, sans souffler, après s'être fatigué, conditions excellentes pour diminuer l'importance du repas. Hippocrate conseille aussi de ne faire qu'un repas.

Inversement, des auteurs contemporains ont préconisé les repas multiples, parce que le sujet qui mange très souvent finit par ne plus avoir envie de manger. C'était un des éléments du célèbre traitement de Schwenninger, médecin du prince de Bismark : celui-ci devait prendre des repas très fréquents, où figuraient surtout viandes, poissons, œufs et saucisses, avec des légumes verts et des fruits.

D'autres auteurs ont essayé de restreindre l'assimilation graisseuse en donnant des matières insuffisamment alimentaires. M. Debove recommande la salade à satiété, ainsi que des pommes, substances surtout riches en cellulose, constituant un résidu volumineux non assimilable.

D'autres ont imaginé de supprimer ou de réduire les boissons, parce qu'il est très difficile de beaucoup manger sans boire.

Cette dernière proposition est discutable : la suppression des boissons est à coup sûr inacceptable, elle aurait de graves inconvénients. Un sujet qui maigrit doit éliminer une grande quantité de déchets, dont la rétention l'intoxiquerait. Il faut favoriser cette élimination, et non l'entraver. En la rendant plus difficile, on risque d'altérer le filtre rénal.

On a proposé l'emploi des acides, notamment du vinaigre. C'est un moyen bien connu des jeunes filles qui désirent se faire maigrir pour conserver fine taille ou s'amincir. Les anciens eux-mêmes avaient conseillé la cure de certaines obésités par l'administration de vinaigre scillitique, composition dans laquelle l'action diurétique de la scille venait s'ajouter à l'action réputée dissolvante du vinaigre sur la graisse.

L'emploi du vinaigre peut faire maigrir, mais c'est au prix d'une altération stomacale plus ou moins profonde. En outre, l'acide acétique expose à l'altération du squelette minéral de toutes les cellules (os et parenchymes), et cette déminéralisation plus ou moins intense constitue certainement un phénomène plus nuisible encore que l'accumulation de graisse dans l'économie.

Le régime alimentaire est la base du traitement de l'obésité. Les médecins ont déployé toute leur ingéniosité à chercher celui qui serait le plus efficace ; pendant longtemps ils sont partis de vues théoriques sur les causes de l'obésité, sur la nature des aliments ou des boissons les plus capables d'engraisser. On a cherché tour à tour à réduire la graisse, puis l'amidon, et le sucre, puis les liquides. Aujourd'hui les recherches physiologiques ont abouti à cette conclusion que tous les aliments, quaternaires et ternaires, peuvent contribuer à faire de la graisse, soit directement, soit indirectement [1].

Pris seuls, les aliments azotés n'engraissent que s'ils sont consommés en grande quantité ; ils contribuent plus rapidement à l'engraissement, s'ils sont associés à une certaine quantité de graisse et d'hydrates de carbone.

---

1. P. Le Gendre, Troubles et maladies de la nutrition. Obésité. *In Traité de Médecine.* Masson.

Les aliments hydro-carbonés sont ceux qui favorisent le plus l'engraissement.

Tout régime contre l'obésité doit donc avoir pour but de diminuer la somme totale d'aliments assimilables, en réduisant naturellement surtout ceux qui engraissent le plus : graisse, sucre et féculents. Pour arriver à ce but les médecins ont cherché tantôt à réduire l'alimentation totale, en faisant appel à la volonté des malades, tantôt en cherchant à diminuer l'appétit par la monotonie des régimes.

Au fond il y a bien des moyens d'arriver à faire maigrir un obèse, du moment qu'il y consent, et le médecin doit en avoir plusieurs à sa disposition pour en user suivant le caractère de chaque malade, ou chez le même malade tour à tour, quand il est las du précédent.

D'ailleurs le vrai but à atteindre n'est pas seulement de faire maigrir une fois et passagèrement un obèse, mais de prévenir le retour de l'obésité. Comme le dit très sagement Marcel Labbé, il faut « faire l'éducation alimentaire du sujet, en substituant aux habitudes vicieuses qui l'avaient mené à l'obésité des habitudes hygiéniques. Apprendre l'art si difficile de peu manger est le seul moyen de guérir définitivement de l'obésité. Or cette éducation alimentaire ne saurait se faire en peu de temps ».

En principe toute cure d'obésité doit être précédée d'une analyse minutieuse des conditions étiologiques et pathogéniques vraisemblables et de l'établissement des propathies comme de l'état actuel des organes digestifs (de la contractibilité gastrique, du fonctionnement du foie et du pancréas), de l'état des reins et de la circulation. L'obésité simple est exceptionnelle ; la plupart des obèses ont d'autres tares qui doivent être prises en considération et devront faire varier le régime. Si par exemple le sujet est devenu principalement obèse par l'abus des sucres ou des féculents, il suffira souvent d'en obtenir la suppression totale pendant quelque temps, puis la réduction partielle ; de même pour l'alcool. Quand il y a polyphagie habituelle, la réduction de la ration totale est nécessaire.

Quand l'obèse a de la dyspepsie hyperchlorhydrique, on peut

utiliser le régime lacté réduit et fractionné qu'avait proposé Debove ; mais on ne pourra conseiller à un obèse sujet à l'entérite l'usage presque exclusif des aliments cellulosiques (légumes verts et pommes), dont le même auteur a montré l'avantage chez d'autres obèses. Ces exemples montrent qu'un clinicien qui réfléchit à la complexité des cas soumis à son observation ne peut accepter qu'il y ait une formule de régime unique applicable aux obèses.

La seule formule générale consiste à organiser un régime qui soit insuffisant à compenser les pertes quotidiennes de l'organisme et qui oblige celui-ci à prendre chaque jour une part de ses réserves adipeuses pour faire ses calories. « On est, en général, obligé d'abaisser la valeur énergétique du régime au-dessous de 1 500 calories », dit M. Labbé, qui prescrit ordinairement un régime équivalent à 1 200 calories.

Il faut encore tenir compte d'autres conditions. Tout en nourrissant peu, le régime doit calmer la sensation de la faim ; on y arrive, soit en fournissant comme Debove des aliments volumineux, mais pauvres en matériaux assimilables, soit en multipliant le nombre des repas (4 ou 5 par jour).

« L'idéal serait de faire maigrir l'obèse en le forçant à brûler ses graisses seulement et en respectant ses albumines. Hirschfeld prétendait que cela était impossible. Dapper a montré que l'on pouvait y arriver, mais à condition de fournir un régime extrêmement riche en albumine », dit M. Labbé, qui, ayant soumis un obèse à une cure avec 116 grammes d'albumine par jour pendant la première partie de sa cure, constata qu'à la fin de celle-ci le malade avait augmenté ses masses musculaires de plus de 3 kilogrammes, en même temps qu'il maigrissait de 22 kilogrammes.

Action des chlorures sur l'obésité.

Labbé signale encore que le sel ne doit être autorisé qu'à petite dose, parce qu'il est assez mal éliminé par les obèses et, en retenant de l'eau dans les tissus, entrave l'amaigrissement.

M. Alb. Mathieu a fort bien résumé la question « Un obèse vigoureux, floride, nous a paru se rapprocher de très près des individus normaux ; un obèse mou, anémique, âgé, ayant probablement tendance à l'œdème, a été au contraire facilement influencé par les variations du chlorure de sodium dans sa ration alimentaire. On pouvait à volonté lui faire perdre du poids en le mettant au régime déchloruré, ou lui en faire regagner en lui rendant du sel. Cependant il n'avait aucune lésion cliniquement appréciable des reins, et ne présentait, en dehors d'une légère glycosurie alimentaire qu'un degré d'artériosclérose en rapport avec son âge.

« L'avenir démontrera peut-être que les obèses doivent être divisés en deux catégories, suivant ou non que le sel règle chez eux l'augmentation ou la déperdition de leur poids dans une proportion relativement considérable. »

Au surplus il sera facile par l'épreuve de la chlorurie alimentaire — par l'étude méthodique des éliminations chlorurées — de juger cette question dans chaque cas particulier. En règle générale nous croyons avoir remarqué que les obèses pléthoriques, florides, à fonctions digestives normales, avaient une élimination régulière — et que les obèses anémiques, atoniques à fonctions digestives troublées avaient une élimination chlorurée troublée, irrégulière.

Nous croyons utile de réunir ici les principaux régimes systématiques vantés par les auteurs, afin de permettre au lecteur de s'en inspirer à son gré.

MÉTHODE DE DANCEL. — C'est seulement avec *Dancel* que commencent les recherches méthodiques relatives aux cures d'amaigrissement. Médecin militaire, qui servait dans la cavalerie, il a attaché son nom à une méthode basée sur la restriction des liquides : un ou deux verres de boisson par repas, suppression de tous les aliments riches en eau (soupes, pommes de terre). Il restreignait encore la quantité des matières grasses et des féculents. A cette diététique, il adjoignait l'exercice à pied et l'usage fréquent des purgatifs.

La diminution des boissons fait aussi partie intégrante de la méthode qui a fait passer à la postérité les noms associés du médecin Harvey et de son malade Banting.

Méthode Harvey-Banting. — Elle consistait essentiellement à peser exactement les aliments. Quatre repas dont deux très légers.

Déjeuner à 9 heures du matin, avec : cinq ou six onces (155 à 186 gr.) de bœuf, mouton, rognon, poisson grillé, lard fumé ou viande froide (sauf le porc et le veau), une tasse de thé ou de café, sans sucre et sans lait, un peu de biscuit ou une once (31 gr.) de pain grillé. En tout : 6 onces (186 gr.) de nourriture solide, et 9 onces (279 gr.) de liquide.

A 2 heures, dîner, avec : 5 ou 6 onces (155 à 186 gr.) de poisson quelconque, sauf saumon, hareng, anguille ; ou encore un poids égal de viande ; ou légumes quelconques (exceptés : la pomme de terre, les betteraves, les panais, les carottes, les navets). Une once (31 grammes) de pain grillé, du fruit, du pudding non sucré, 2 ou 3 verres de bon vin rouge, Xérès ou Madère. En tout : 310 à 372 grammes de nourriture solide et 310 grammes de liquide.

A 6 heures, thé avec 62 à 93 grammes de fruit cuit, un échaudé ou deux et une tasse de thé sans lait, sans sucre (en tout 62 à 124 gr. de solide et 279 gr. de liquide).

Souper (à 9 heures du soir) : 93 à 124 grammes de viande ou poisson, un verre ou deux de vin rouge ou Xérès, en tout 124 grammes de solide et 217 grammes de liquide.

A l'heure du coucher, au besoin, un grog de genièvre, de wisky ou d'eau-de-vie sans sucre ou un verre ou deux de vin rouge ou de Xérès. (C'était encore pas mal d'alcool).

Régime d'Ebstein. — Il insiste sur l'abondance des matières grasses et cellulosiques. Il proscrit les hydrates de carbone, le lait et les féculents, restreint l'alcool, et est difficile à tolérer pour des estomacs un peu délicats. Il comporte trois repas, ainsi composés :

Au premier déjeuner, une tasse (250 gr.) de thé noir, sans lait ni sucre, 50 grammes de pain et beaucoup de beurre. Ce repas a lieu de 6 heures en été, à 7 heures et demie en hiver.

Au déjeuner (à 2 h. ou 2 heures et demie), une soupe avec de la moelle osseuse, 120 à 180 grammes de viande grasse, préparée avec une sauce grasse, des légumineuses, des choux. Ebstein dit de s'abstenir de pommes de terre et de navets en raison de l'eau et du sucre que ces aliments contiennent. Il permet : la salade ou les fruits secs, sans sucre, les fruits frais, 2 à 3 verres de vin léger, et, aussitôt après le repas, une tasse de thé noir, sans lait ni sucre.

Au souper (7 h. 1/2 à 8 h.), une tasse de thé noir sans lait ni sucre, un œuf, du rôti gras ou du jambon, du cervelas, du poisson fumé ou frais, 30 grammes de pain avec beaucoup de beurre, parfois un peu de fromage, ou des fruits frais.

Régime d'Œrtel. — Il s'adresse aux obèses simples, mais plus particulièrement aux *obèses cardiopathes*. Il comporte une alimentation mixte, mais consiste essentiellement à limiter la boisson, à la doser et à la faire prendre, non pendant les repas, mais dans leur intervalle.

L'alimentation doit varier suivant que les troubles circulatoires sont causés par des lésions organiques des appareils circulatoire et respiratoire, ou seulement par l'embonpoint et la surcharge graisseuse du cœur. Tandis que les malades de la première catégorie seront obligés de se soumettre à un régime sévère pendant toute leur vie, ceux de la seconde pourront, au contraire, obtenir quelques concessions quand leur obésité sera enrayée.

Le matin, une tasse de café ou de thé avec un peu de lait, 75 à 150 grammes de pain.

A midi, 100 grammes de soupe, 200 grammes de bœuf bouilli ou rôti, veau, gibier ou volaille pas trop grasse ; salade ou légumes à volonté, ou encore du poisson préparé avec peu de graisse ; 25 grammes de pain ; de temps en temps 100 grammes au plus de gâteaux. Comme dessert, 100 ou 200 grammes de fruits, frais de préférence. On fera bien à midi de s'abstenir de boissons ; dans les grandes chaleurs, et si l'on n'a pas de fruits, on pourra prendre de 1/6ᵉ à 1/4 de litre de vin léger.

Dans l'après-midi, même quantité de café ou de thé, avec un sixième d'eau tout au plus ; exceptionnellement 25 grammes de pain.

Le soir, un ou deux œufs à la coque ; 150 grammes de viande,

25 grammes de pain ; quelquefois un peu de fromage, de salade ou de fruit. Comme boisson, régulièrement, un sixième ou un quart de litre de vin et, s'il est nécessaire, un huitième de litre d'eau.

C'est une règle de *nè jamais permettre une grande quantité de liquides pour un repas, mais de fractionner la quantité permise pour une journée.*

L'ingestion de l'eau est toujours mieux supportée dans les aliments qu'en boisson, parce que, dans le premier cas, elle arrive par petites quantités à la fois dans le système vasculaire, et les pertes viennent bientôt rétablir l'équilibre.

Les malades qui, après avoir été atteints d'obésité simple, sont guéris, peuvent augmenter les liquides : à midi, 1 ou 2 verres de vin, et le soir une demi-bouteille de vin et un quart de litre d'eau. La bière sera exceptionnellement permise (1 demi-litre ou 1 litre par jour), à condition de surveiller le poids du sujet, et d'établir avec soin l'équivalent de graisse dans son alimentation, mais on l'abandonnera dès que les symptômes d'obésité se montreront à nouveau.

La *séparation des solides et des liquides* offre des avantages incontestables, en ce qui concerne la cure de l'obésité.

L'eau prise aux repas facilite, en effet, la dissolution et, par conséquent, l'assimilation des matériaux nutritifs. Elle favorise donc l'engraissement. En faisant prendre la boisson dans l'intervalle des repas, on obtient une diminution dans la solubilisation des déchets alimentaires, la partie strictement assimilable du repas se trouvant seule absorbée. C'est, du moins, une opinion soutenable.

Mais ce procédé a aussi un autre avantage chez les cardiopathes. En buvant en dehors des repas, on augmente moins la pression vasculaire que par l'absorption simultanée des liquides et des aliments solides. Les sujets atteints d'une affection cardiaque ou cardio-vasculaire doivent éviter autant que possible toutes les causes d'hypertension. Ce *modus faciendi* leur convient donc particulièrement.

Sur ce point de la question, aucun doute ne subsiste. Il n'en est pas de même pour ce qui est de l'*action exercée par la boisson sur l'obésité elle-même.* Ce fait a soulevé de vives discussions.

Influence des boissons.

En ce qui concerne l'action exclusive du régime des boissons abondantes ou restreintes sur la cure de l'obésité, il est bien difficile de se faire une opinion précise et rigoureuse, étant données les contradictions des auteurs.

D'abord, il faut considérer les liquides selon leur nature. S'il s'agit de boissons alcooliques, il est certain qu'elles favorisent l'obésité et qu'elles font obstacle au traitement.

Pour l'eau, il y a des opinions diverses.

Influence de l'eau.

Les classiques, s'en tenant aux seules constatations cliniques, concluaient pour la plupart à l'action favorable de la restriction des liquides dans la cure d'amaigrissement ; les régimes célèbres de Dancel, de Bouchard, d'Oertel, de Schwenninger utilisent plus ou moins ce principe. Les observations très précises de Dennig semblaient bien avoir donné à ces régimes et à cette pratique diététique la sanction d'une expérimentation rigoureuse ; nous rappellerons quelques-unes de ses expériences diététiques :

Exemple I. — Jeune homme de 20 ans, sain, $1^m,75$ de stature, 64 kilogrammes de poids, repos au lit. La teneur du régime en eau est calculée, y compris l'eau de constitution des aliments :

6 jours quotidiennement	2 150 cc. excrétion hydrique urinaire	57 p. 100.
—	533 —	163 —
—	2 441 —	64 —
—	580 —	173 —
—	2 330 —	89 —

Exemple II. — Jeune femme de 26 ans, saine, $1^m,47$, 57 kilogrammes.

7 jours quotidiennement	2 070 cc. excrétion hydrique urinaire	55 p. 100.
7 —	380 —	147 —
5 —	2 070 —	44 —

Toutes les observations publiées par Dennig sont comparables à celles-ci.

La restriction notable des liquides provoquait donc nettement une augmentation relative de l'excrétion urinaire hydrique. Dennig notait simultanément un amaigrissement rapide, du dégoût pour l'alimentation solide, un accroissement absolu et relatif de la désassimilation azotée, un abaissement marqué de la tension artérielle, une augmentation de poids spécifique du plasma sanguin. Les recherches de Sandoz relatives à la cure de Schrott conduisent à des résultats similaires.

A vrai dire, ces expériences, n'ayant guère porté que sur des sujets sains, ne sont pas pleinement valables pour les obèses. En ce qui concerne ces derniers, un certain nombre d'auteurs récents ont, au contraire, préconisé soit une ration hydrique normale, soit même un régime de boissons abondantes (Kisch, Robin, Mathieu, Germain Sée, Vogel, Pfeiffer, Hirschfeld, etc., etc.).

Le côté physiologique et pathogénique de la question est loin d'être résolu. On a dit que sous l'influence de grandes quantités d'eau la destruction des matières albuminoïdes était augmentée, mais les expériences de Genth, de A. Robin, de Hawk, de Von Noorden, semblent par contre démontrer aussi que l'assimilation azotée est augmentée.

M. Debove admet, avec beaucoup de médecins, qu'elle n'a aucune influence, en dehors de l'heure de son administration.

M. Albert Robin pense qu'en prenant beaucoup d'eau, on accroît les oxydations sans augmenter la désintégration organique. Suivant lui, on peut, suivant la catégorie d'obèses auxquels on a affaire, ou donner de l'eau en abondance, ou, au contraire, rationner cette boisson. En effet, il y a des obèses par excès, et des obèses par défaut ; des obèses par assimilation augmentée, et des obèses par désassimilation diminuée. D'après l'élimination de l'urée, on divise les obèses en trois catégories. Si le taux de l'urée est stationnaire, on calcule le coefficient d'oxydation ; son élévation permet d'affirmer qu'on se trouve en présence d'un obèse par excès d'assimilation, et sa diminution, d'un obèse par défaut. Dans le premier cas, de même que s'il y a augmentation de l'urée, on restreint les liquides ; dans le second, de même que s'il y a hypoazoturie, on peut en laisser prendre à volonté.

A propos de l'influence de l'eau, il faut signaler les observations de Briquet (d'Armentières) sur les ouvriers « pareurs » de cette ville, qui encollent le fil dans les tissages de toile et travaillent plusieurs heures par jour dans un milieu surchauffé et saturé de vapeur d'eau. Ces sujets sont obèses dans la proportion de 51 pour 100 ; ils absorbent nécessairement des boissons abondantes, mais aussi de la vapeur d'eau, malgré leurs sudations.

Des divers systèmes diététiques que nous venons de passer très brièvement en revue, quelle conclusion doit-on tirer ? — C'est que, somme toute, il n'y a pas de traitement univoque de l'obésité, et que, lorsqu'on a à traiter un obèse, il faut examiner son cas particulier et ne pas s'inspirer d'une théorie exclusive pour lui appliquer une méthode unique, mais faire appel à toutes les méthodes, empruntant à chacune les éléments qui peuvent s'adapter le mieux à ce malade.

L'observation clinique démontre que les obèses réagissent de façon très différente, et cela se conçoit, à la réduction ou à l'augmentation des liquides.

Il est en particulier deux espèces cliniques dans lesquelles l'augmentation des liquides provoque presque fatalement l'engraissement ; ce sont : 1° les obèses boulimiques, chez lesquels l'aliment solide appelle la boisson et inversement ; la diminution nécessaire de la ration alimentaire ne s'obtiendra que par la réduction des liquides ; — 2° les obèses à perméabilité rénale défectueuse, à élimination chlorurée déficitaire, qui font si facilement de la rétention hydrique.

On en peut pour le moins conclure :

1° Que la restriction des boissons ne semble pas avoir l'importance capitale qu'on lui attribuait jadis dans la cure de l'obésité ; — qu'elle conserve cependant une grande valeur chez les obèses pléthoriques boulimiques (associée aux régimes hypochlorurés) et chez les obèses sujets à la rétention chlorurée ; — que, comme l'avait fort bien vu Œrtel, elle est fort recommandable chez les obèses à cœur gros, défaillant, et encore plus chez les obèses sujets aux œdèmes, aux stases, aux épanchements séreux ;

2° Que dans la pratique la réduction, non pas moyenne, mais considérable de la ration hydrique (inférieure à 3/4 de litre), est un des moyens d'amaigrissement les plus puissants dont nous disposions, parce qu'elle détermine presque fatalement la perte de l'appétit, un dégoût relatif des aliments solides, une diminution considérable de la ration alimentaire, une dénutrition rapide et profonde et qu'en conséquence, si la restriction de la ration hydrique n'est pas *en soi* un facteur d'amaigrissement, il le devient *secondairement,* mais effectivement, par les réactions glandulaires qu'il détermine ;

3° Mais que la réduction poussée à ce point, si elle est efficace, est aussi *dangereuse* et que l'on a noté à sa suite nombre d'accidents de gravité variable : coliques hépatiques, coliques néphrétiques, accès de goutte, asthénie générale, psychasthénie, etc., — qu'en conséquence cette réduction stricte, rigoureuse, ne doit être instituée que dans des conditions de surveillance médicale très étroite. Le taux des urines sera ici le guide le plus précieux : si la réduction des liquides provoque une oligurie marquée, on doit revenir de suite, sous peine d'accidents, aux boissons abondantes ; si au contraire, après la réduction, le taux des urines se maintient ou s'élève, la restriction hydrique peut et doit être maintenue.

Au surplus, il est une pratique diététique recommandable à tous les obèses, c'est la séparation des aliments solides et liquides : ne pas boire (ou boire très peu) en mangeant, ne pas manger en buvant ;

4° Si l'opportunité de la réduction de la ration hydrique chez les obèses a pu être discutée, si elle dépend en partie des espèces cliniques considérées, en revanche les observations sont à peu près unanimes sur la nocivité des boissons alcooliques, quelles qu'elles soient, qu'il y aura toujours intérêt à supprimer ou tout au moins à rationner très strictement. L'embonpoint des buveurs de vin et surtout des buveurs de bière est bien connu.

Dans l'établissement du régime nous devons indiquer avec

une précision rigoureuse le nombre et les heures des repas, le poids de chaque catégorie d'aliments permis à chaque repas, afin de ne rien abandonner au caprice ou à l'appétit variable de l'obèse. On évitera encore par ces indications précises le danger de l'inanition chez quelques emballés, désireux d'atteindre le but trop vite.

Voici d'autres types de régime.

RÉGIME DE G. SÉE[1]. — Le régime physiologique comprend 120 à 130 grammes de principes azotés, provenant de 250 à 300 grammes de chair musculaire ou d'albuminates, de 80 à 120 grammes de graisses neutres, plus 250 grammes d'hydrocarbones fournis par 400 à 500 grammes de fécule ou de sucre ; ces proportions doivent être modifiées de façon que les substances musculo-albumineuses ne dépassent pas sensiblement la ration normale, car la viande en excès, en se dédoublant, formerait elle-même la graisse ; les corps gras faciles à digérer peuvent sans inconvénient être utilisés à la dose de 60 ou 90 grammes ; les hydrocarbones seront réduits au minimum ; quant aux aliments herbacés, ils ne contiennent rien de nutritif.

« Les boissons, loin d'être supprimées, seront augmentées pour faciliter la digestion stomacale et activer la nutrition générale ; mais il faut supprimer les liquides alcooliques, la bière surtout, ainsi que les eaux minérales, comme usage habituel. Elles seront remplacées par des liquides caféiques, et surtout par les infusions (chaudes autant que possible) de thé.

RÉGIME DE SCHWENNINGER. — Sept heures du matin : une côtelette de mouton ou de veau ou un morceau de sole, grand comme la paume de la main, avec une même quantité de pain sans beurre.

Huit heures : une tasse de thé avec du sucre.

Dix heures et demie : un demi pain fourré de viande ou de saucisse.

Midi : pas de potages, ni de pommes de terre. Deux verres de vin blanc, légumes verts, viande, œufs, fromage, orange.

1. Du régime alimentaire, *Médecine clinique*, t. V, 1887.

Quatre heures du soir : thé avec sucre.

Sept heures : petit pain avec fromage.

Neuf heures : viande froide, œufs, salade, etc., *ad libitum* deux verres de vin et même plus.

RÉGIME DE DAPPER. — Pour obtenir une forte déperdition de graisse, sans déperdition d'albuminoïdes, DAPPER, opérant sur lui-même, a obtenu les résultats les plus satisfaisants avec un régime composé de 5oo grammes de viande, 84 grammes d'œufs, 1oo grammes de caviar, 45 grammes de gâteaux, 3o grammes de graisse, 2oo grammes de salade, 4oo grammes de bière en moyenne, 3oo grammes de café, et 7oo grammes d'eau.

RÉGIME DE DUJARDIN-BEAUMETZ. — « Pour les boissons, ou le malade boit à ses repas, ou il s'engage à ne prendre aucune boisson pendant ces mêmes repas. Dans le premier cas, je limite la quantité de liquide à un verre et demi, c'est-à-dire 3oo grammes. Cette boisson se compose de vin rouge ou blanc coupé avec une eau alcaline (eau de Vals, eau de Vichy). Dans le second cas, le malade peut boire plus abondamment, mais, comme le veut Schwenninger, deux heures après avoir mangé ; la boisson se compose alors de thé léger sans sucre. Je proscris absolument les vins liquoreux, les liqueurs, et les eaux-de-vie et la bière. J'autorise dans certains cas le malade à prendre un peu de café noir à la fin du déjeuner.

« Pour les aliments, je repousse les aliments trop aqueux, tels que la soupe ; j'autorise les œufs, le poisson ; les viandes, les légumes verts et les fruits, mais je réduis à leur minimum les féculents.

« Pour le pain, j'ordonne surtout un pain léger et dont la croûte forme la plus grande partie, de manière à avoir un pain volumineux sous un poids réel très léger, la forme de pain dont je veux parler constitue ce pain en flûte que l'on vend sous le nom de flûte de Peters : défense absolue de la pâtisserie.

« Premier déjeuner à 8 heures : 25 grammes de pain ;

5o grammes de viande froide (jambon ou autre) ; 2oo grammes de thé léger sans sucre. — Deuxième déjeuner, midi : 5o grammes de pain ; 1oo grammes de viande ou de ragoût ou deux œufs (l'œuf privé de sa coque pèse 45 ou 5o grammes) : 1oo grammes de légumes verts ; salade; 15 grammes de fromage ; fruits à discrétion. — Dîner, à sept heures ; pas de soupe; 5o grammes de pain ; 1oo grammes de viande ou de ragoût ; 1oo grammes de légumes verts ; salade ; 15 grammes de fromage ; fruits à discrétion. »

TRAITEMENT DE M. BOUCHARD. — M. Bouchard fait observer d'abord que c'est non pas dans l'étiologie qu'il faut chercher le fondement de la thérapeutique de l'obésité, mais dans la pathogénie. L'activité nutritive est perturbée : elle est ralentie chez la majorité des obèses, qui éliminent peu d'urée et ont une température centrale abaissée, mais quelques obèses sont azoturiques et compensent des déperditions excessives de matière azotée par une alimentation plus copieuse.

Dans l'obésité la graisse s'accumule parce qu'elle n'est pas brûlée surtout, et les causes de cette insuffisante combustion peuvent être le ralentissement nutritif, l'insuffisance d'oxygène, l'excès de sucre, le défaut d'alcalinité ; — elle s'accumule accessoirement parce qu'elle est introduite en excès par suite d'abus alimentaires, alors la graisse n'est pas dédoublée et elle est absorbée toute à l'état de graisse neutre aisément absorbable, mais lentement oxydable ; — elle s'accumule encore parce qu'elle est formée en excès par désassimilation exagérée de la substance azotée en présence d'une quantité d'oxygène insuffisante.

Donc il y a chez l'obèse trop ou trop peu de matière azotée détruite, et on peut trouver chez lui l'azoturie ou l'anazoturie. Dans le second cas on institue d'abord la cure de faim, puis l'alimentation riche de restauration sans négliger le vin.

Enfin, dans les deux cas, le régime d'entretien doit être en rapport strict avec l'urée excrétée en 24 heures, mais en maintenant le rapport physiologique de 1 partie d'azotés pour 5 d'hydrocarbonés ; il ne faut pas augmenter la viande, mais il faut diminuer la graisse pour qu'elle soit toute dédoublée, diminuer le sucre pour que la graisse ne soit pas épargnée, augmenter les acides végétaux en donnant les végétaux verts et les fruits ; ceux-ci rétablissent la masse alimentaire convenable et apportent la potasse destinée à activer les combustions qui se font mieux dans les milieux alcalins.

On a fait abus des acides dans le traitement de l'obésité ; l'emploi du vinaigre, si en honneur auprès de certaines femmes désireuses de maigrir, s'il est excessif, fait maigrir par destruction de la charpente minérale des cellules ; s'il est en moindre quantité, il engraisse en diminuant l'alcalinité. Mais les acides combinés à la potasse agissent tout autrement.

Surtout il ne faut pas fournir de combustibles circulants, il faut obliger l'organisme à brûler quand la matière circulante est épuisée ; il faut donc recommander l'exercice du matin à jeun. Les repas doivent être éloignés.

Il est en général excellent de commencer le traitement de l'obésité et de produire un mouvement rapide de dénutrition par une *cure de réduction,* par un régime alimentaire insuffisant comme quantité, mais qui représente les proportions normales d'azote, d'hydrocarbonés et de sels utiles à la bonne constitution des éléments anatomiques. Les deux types d'aliments complets, le *lait* et les *œufs,* répondent admirablement à ce desideratum, pourvu qu'ils ne soient pas pris en quantité suffisante pour représenter la ration d'entretien.

M. Bouchard arrive à un résultat excellent en prescrivant par jour 1250 grammes de lait et 5 œufs répartis en cinq repas, de manière à ne pas laisser trop longtemps l'estomac crier famine. Le patient ne doit prendre aucun autre aliment, aucune autre boisson pendant 20 jours.

Avant de lui indiquer ce régime, on cherche à lui en faire comprendre toute l'importance, on s'adresse à son énergie ; — car il en faut pour continuer ce régime 20 jours sans interruption. Cette alimentation a pour effet une constipation extrême, dont il est prudent d'avertir les patients : quelques laxatifs, un lavement évacuant quotidien y remédieront.

Les premiers jours, l'obèse, réduit à cette alimentation insuffisante, éprouve des sensations de vide dans l'estomac, de délabrement, des vertiges quelquefois, des faiblesses ; mais, s'il franchit cette première phase, il s'accoutume à ce nouveau mode d'alimentation et se trouve encouragé à persévérer parce qu'il se sent déjà débarrassé de certaines incommodités qu'il avait avant d'entreprendre ce traitement, telles qu'un catarrhe bronchique ou gastrique, un flux nasal ou leucorrhéique, une hyperhydrose ou une séborrhée, de la dyspnée.

La perte de poids est en moyenne de 300 à 350 grammes par jour, 6 à 7 kilogrammes en 20 jours. Elle est surtout rapide les premiers jours.

MÉTHODE ÉCLECTIQUE.

La cure de réduction de Bouchard peut servir d'introduction à la cure de beaucoup d'obèses ; elle a, parmi ses avantages, celui d'avoir accoutumé le patient à une alimentation monotone et fade, qui lui fera apprécier le plaisir d'une seconde période de cure où une plus grande variété le consolera de la restriction des quantités.

On s'adressera ensuite au régime de Dujardin-Beaumetz ou à une formule analogue constituée sur la base d'une insuffisance des calories nécessaire à l'entretien.

Après avoir laissé le patient à ce régime quelques semaines, on obtiendra une nouvelle cure ovo-lactée de 20 jours et ensuite on reviendra au régime mixte *pesé*.

CURE DE RÉDUCTION VÉGÉTARIENNE.

Pour les malades qui n'accepteraient pas la cure initiale de réduction par les œufs et le lait, on peut utiliser la cure de réduction végétarienne, d'après la formule ci-dessous de Grandmaison.

La liste des aliments, que nous allons donner, convient indifféremment à n'importe quel repas. On pourra même, pour varier le plus possible la nourriture, manger deux légumes frais au lieu d'un.

I. — *Légumes frais.*

Choisir . . . {	Carottes. .	A discrétion.
	Navets. .	—

	Céleri. .	A discrétion.
	Céleri-rave. .	—
	Betteraves. .	—
	Choux pommés. .	—
	Choux-fleurs. .	—
	Choux de Bruxelles. .	—
	Choux-raves. .	—
	Crosnes. .	—
Choisir un ou	Cardons. .	—
deux plats. . {	Salsifis. .	—
	Poirées. .	—
	Pommes de terre. .	—
	Tomates. .	—
	Oignons. .	—
	Asperges. .	—
	Artichauts. .	—
	Radis. .	—
	Aubergines. .	—

II. — *Légumes verts et herbacés.*

	Laitue. .	A discrétion.
	Escarole. .	—
Choisir . . . {	Chicorée. .	—
	Pissenlit. .	—
	Endives. .	—
	Haricots verts. .	—

III. — *Fruits.*

	Pommes. .	A discrétion.
	Poires. .	—
	Raisins. .	—
	Pêches. .	—
	Abricots. .	—
	Prunes. .	—
	Brugnons. .	—
Choisir . . {	Fraises. .	—
	Framboises. .	—
	Groseilles. .	—
	Groseilles à maquereau. .	—
	Cassis. .	—
	Oranges. .	—
	Bananes. .	—
	Grenades. .	—
	Figues fraîches. .	—

*
* *

On peut essayer d'apporter plus de rigueur encore dans l'application du régime des obèses. Tel l'exemple suivant que nous empruntons à MM. Oulmont et Ramond (*L'obésité*, p. 219).

Soit un obèse pléthorique pesant 110 kilogrammes pour 1ᵐ,65 de taille ; c'est un adulte, encore assez vigoureux pour fournir un travail moyen ; son poids dépasse de 40 à 50 kilogrammes celui de 65 à 70 kilogrammes que nous considérons comme le poids normal d'un adulte de cette taille. Calculé d'après son poids normal le régime normal correspondait (d'après les auteurs susnommés) à la ration alimentaire suivante :

Albumines.	$1,69 \times 65 = 109$ grammes.
Graisses.	$0,98 \times 65 = 64$ —
Hydrates de carbone.	$6,20 \times 65 = 403$ —
Fournissant environ.	2 730 calories.

Une fois constitué, ce régime d'entretien normal pour un régime modéré, doit à son tour subir une réduction variant du cinquième aux trois cinquièmes suivant le degré de l'obésité. Supposons qu'une réduction des 2/5 soit nécessaire. Le régime définitif correspond après réduction à :

$$2\ 730 \times \frac{3}{5} = 1\ 600 \text{ calories environ.}$$

Ces 1 600 calories seront fournies soit par le régime lacté exclusif, soit par une alimentation variée solide. Nous commençons parfois par une cure de lait ; les 1 630 calories correspondent à un peu plus de 2 litres de lait non écrémé, ou à 3 litres, 3 litres de lait écrémé. Puis au bout de 8 à 10 jours, le malade, dont les fonctions auront été régularisées par le régime lacté temporaire, est admis à suivre son régime définitif.

Étant azoturique normal ou hyperazoturique, il prendra sa ration ordinaire de viande, on pourra même augmenter celle-ci ; mais il réduira ses aliments ternaires. La graisse, étant de ceux-ci le plus défavorable, ne sera donnée qu'en très petite quantité, sous

forme de beurre par exemple et ainsi l'on arrivera à constituer le
régime théorique suivant qui correspond environ à 1 600 calories :

Albumines. . . . .   150 ou 160 grammes.
Graisses. . . . .   35 ou 40   —
Hydrates de carbone. . . . . . .   180 ou 125   —

Ces divers aliments seront fournis, avec l'aide des tables de régime, par nombre d'aliments que l'on pourra varier au gré du
malade. Voici 2 menus pris au hasard :

	ALBUMINES	GRAISSES	HYDRATES de CARBONE	CALORIES
No 1.				
700 gr. de viande fraîche. .	145	12	3	845
500 gr. de choux. . . .	9	1	25	154
250 gr. de pommes de terre.	4	0,7	50	227
500 gr. de fruits frais. . .	2		50	210
20 gr. de graisse pour assaisonnements.		20		180
	160	33gr,7	128gr	1 616
No 2.				
600 gr. de viande fraîche. .	125	10	2,5	725
500 gr. de choux. . . .	9	1	25	154
250 gr. de pommes de terre.	4	0,7	50	225
500 gr. de fruits frais. . .	2	»	50	210
20 gr. de beurre pour assaisonnements.		20		180
100 gr. de lait écrémé. . .	3,6	0,08	4,5	43
50 gr. de pain.	3,4	0,3	25	121
	150	32	182	1 658

Les repas pourront être combinés de plusieurs façons : en voici
une à titre de simple indication :

7 heures matin :

150 grammes de viande fraîche[1] semi-chaude ou froide et une pomme de
terre cuite à l'eau.

1. Le poids exprime celui de la viande fraîche non cuite.

Ou une tasse de café ou de thé avec 100 grammes de lait écrémé et 50 grammes de pain.

Midi:

300 grammes de viande fraîche grillée on rôtie ou cuite à la vapeur avec légumes choisis à cet effet.

500 grammes de choux ou autres légumes de valeur calorique équivalente.

250 grammes de fruits frais, pas de pain.

4 heures :

Une tasse de thé avec 2 ou 3 cuillerées à soupe de lait écrémé, une petite tranche de pain grillé, légèrement beurré.

7 heures :

250 grammes de viande fraîche, semi-chaude ou froide.

Une ou deux pommes de terre.

250 grammes de fruits frais.

Pas de pain.

Boissons aqueuses à volonté.

*
* *

Cet exemple *tout schématique* ne peut avoir que la valeur d'une *indication très générale.* L'institution d'un régime chez les obèses ou chez tout autre malade n'est pas à l'heure actuelle susceptible d'être établi avec une pareille rigueur : parce que *scientifiquement* nous sommes encore trop insuffisamment fixés sur la composition moyenne des aliments, sur leur utilisation moyenne chez un individu déterminé et sur les coefficients diététiques réputés normaux (voir *Régimes usuels,* p. 3), et parce que *pratiquement* une foule de contingences (repas au restaurant, dîners en ville, voyages, surveillance de la cuisine, etc.), ne permettent qu'une approximation toute relative.

Des exemples de ce genre n'en sont pas moins intéressants à établir et à soumettre aux patients, parce qu'ils évitent à tout le moins les grosses erreurs de posologie diététique. A ce point de vue nous ferions quelques réserves, dans le menu précédent sur le taux à notre avis excessif de la viande, 500 grammes nous paraissant constituer un maximum. Mais, tout en se guidant sur les règles générales et les exemples-ci-dessus indiqués, le régime des obèses devra être établi par observation individuelle d'après les

LE GENDRE ET MARTINET. — Maladies de la nutrition. 7

tendances, les habitudes, les réactions du malade sous le contrôle méthodique de la bascule et de l'examen général régulier (cœur, urines, etc.). Nous verrons à l'occasion des formes cliniques comment on peut *formuler* un régime efficace et pratiquement facile à suivre, même en voyage.

*
* *

Supposons un cas d'obésité moyenne, sans complications. Vous savez comment on calcule le degré d'obésité d'après les formules de A. Gautier et Maurel. Votre diagnostic étant posé, comment allez vous faire pour instituer un traitement ?

Vous commencerez par approfondir soigneusement le cas de votre client, et par le mettre lui-même en mesure d'apprécier la réalité de sa maladie, car ces malades ont une telle ingénuité qu'ils s'imaginent que chaque médecin a sa recette, qu'il suffira de la suivre pour guérir. Expliquez-lui qu'il n'y a pas de traitement univoque contre l'obésité et qu'il conviendra, tout d'abord, de le mettre en observation avant de lui prescrire un régime définitif. C'est l'écueil auquel on se heurte si souvent dans la pratique, les malades n'acceptant qu'une ordonnance et abandonnant le médecin quand ils devraient être suivis périodiquement.

Pour obtenir de l'obèse une soumission suffisante, M. Heckel, auteur d'un des meilleurs livres qui aient été écrits sur la question[1], a indiqué un très bon moyen. C'est de le faire photographier nu de dos, de face et de profil, afin de lui permettre de se rendre compte des déformations et des attitudes vicieuses qu'il a acquises du fait de son obésité. Celle-ci, en effet, ne frappe pas seulement le tissu adipeux. L'exagération d'adiposité cache toujours une insuffisance musculaire, entraînant fréquemment des déviations cyphotiques ou scoliotiques de la colonne vertébrale et des ptoses abdominales, notamment cette sorte de tablier constitué par un pannicule graisseux et des muscles flasques, qui retombe pres-

---

1. Dr Francis Heckel, *Grandes et petites obésités, cure radicale*. Masson et Cie.

que au-devant des cuisses. D'où l'indication d'adjoindre à la cure d'amaigrissement un exercice suffisant pour régénérer l'élément musculaire chez ces malades.

Et c'est à ce but que tend l'emploi des agents physiques.

*
* *

AGENTS PHYSIQUES

Il est bien évident que l'**exercice**, le travail musculaire, la gymnastique, la pratique continue des sports sont des adjuvants précieux de la cure, mais il faut bien savoir :

1°) que le travail musculaire *à lui seul* ne peut faire maigrir notablement ;

2°) que les exercices violents sans entraînement préalable et même l'entraînement intensif doivent être proscrits chez les obèses à cause des accidents cardiaques auxquels ils exposent ;

3°) qu'il sera bon d'établir une véritable posologie de l'exercice, basée sur l'observation du pouls, du cœur, des urines.

Les gens très obèses ne pourront pas faire d'exercice, parce que leur système musculaire est devenu insuffisant. Vous y remédierez par une *reéducation musculaire* ; mais, s'ils peuvent marcher, vous prescrirez d'abord la marche, à moins que votre obèse n'ait des troubles circulatoires importants s'opposant à tout exercice, ou qu'il ne soit très dyspnéique.

En pareil cas, on commencera par la *gymnastique suédoise*, sans appareil et sans poids, consistant en mouvements d'élévation et d'extension des bras, en faisant coïncider les mouvements respiratoires, la flexion avec l'expiration, l'extension avec l'inspiration. Ces mouvements devront être faits sous votre surveillance, de même que les massages, que le médecin aurait bien souvent avantage à pratiquer lui-même.

Ces *massages* porteront non seulement sur les masses graisseuses, mais aussi sur les muscles qu'il s'agit de rééduquer.

Suivant le genre de déformations et d'attitudes vicieuses présentées par les malades, vous verrez quels sont les groupes musculaires sur lesquels la rééducation doit particulièrement s'appliquer. Les photographies et l'examen des malades vous serviront de guide à cet égard.

Chez les obèses qui présentent des ptoses, — ce sont surtout les femmes, — la rééducation doit intéresser surtout les muscles de la paroi abdominale. En dehors des massages des parois abdominales, qui excitent directement et font contracter les muscles abdominaux, il y a certains exercices aboutissant au même résultat : ce sont, par exemple, ces exercices qu'on appelle les *mouvements de parquet,* que les malades exécutent sur une surface plane. Ces mouvements consistent soit dans le redressement du tronc sans le secours des mains, ce qui oblige les malades à contracter les muscles droits et les obliques de l'abdomen, soit à relever les cuisses et les jambes dans l'extension, ce qui fait contracter le psoas et les muscles abdominaux. Ces mouvements sont donc précieux pour rétablir les fonctions musculaires de la paroi abdominale.

Puis, vous utiliserez la *gymnastique avec les poids* (haltères ne dépassant pas 2 kilogrammes à 2 kgr. et demi). Vous ferez faire avec ces instruments les mêmes exercices que précédemment. Vous obtiendrez ainsi un effort progressivement croissant, que vous augmenterez en prenant des haltères d'un poids plus élevé, mais en procédant lentement et graduellement.

Il faut, en somme, changer les habitudes de ces malades, leur faire une véritable rééducation mentale et morale. — « On ne guérit un obèse qu'en en faisant un athlète », dit Heckel ; — c'est-à-dire qu'il faut les amener à prendre un genre d'existence tout différent de celui qu'ils avaient suivi jusqu'alors.

Ces premiers exercices leur paraîtront plus ou moins ennuyeux ; mais, aussitôt que possible, vous leur substituerez des exercices beaucoup plus intéressants et non moins utiles pour la cure de l'obésité : en tenant compte de l'âge des malades, de leurs goûts et de leur rang social ou de leurs occupations professionnelles, vous pourrez leur conseiller divers *sports,* tels que le cyclisme, le canotage, la boxe, le patinage, la natation, l'escrime.

La *mécanothérapie* sera souvent utile.

Les **soins de la peau** devront être minutieux. Les régions des plis cutanés, si facilement entamées chez les obèses, seront l'objet d'une attention particulière. Le tub matinal quotidien suivi d'une friction alcoolique est de rigueur. On pourra, pour ce faire, employer la friction suivante :

<pre>
Teinture de noix vomique. .   .   .   .   4 grammes.
B. de Fioravanti. .   .   .   .)
Alcoolat de lavande. .   .   .   .   .   . } ââ 6o   —
Alcoolat de romarin. .   .   .   .   .   .)
</pre>

Usage externe.

Pas plus que l'exercice, l'**hydrothérapie**, sous quelque forme qu'on la prescrive, n'est suffisante pour faire maigrir notablement ; mais il n'est pas douteux que, combinée au **massage** comme dans la cure d'Aix, elle ne contribue à accélérer le mouvement de dénutrition.

A ce point de vue il ne faut pas considérer une station de cure, quelle qu'elle soit, comme un lieu où même sans la bonne volonté du malade, et quel que soit le régime qu'il suive, l'amaigrissement désiré sera obtenu, mais comme un lieu de rééducation physique générale où la modification des habitudes vicieuses antérieures sera plus facilement obtenue.

La *douche* paraît être la modalité hydrothérapique de choix chez les obèses.

L'action des **bains de vapeur** est encore discutée. La plupart des auteurs la jugent nulle, quelques-uns dangereuse. Elle a paru utile à MM. Labbé et Furet qui estiment : 1° que les bains de vapeur font perdre du poids par déshydratation ; 2° qu'ils amènent par sudation une perte de chaleur qui force à la combustion des graisses. En fait le malade de leur observation perdait en moyenne 2ò0 grammes après chaque bain et maigrissait encore dans l'intervalle.

Les **bains de lumière** sont certainement utiles.

L'**électrothérapie** a été utilisée. On peut conseiller, combinées ou alternées avec le massage, la gymnastique suédoise, des séances de constractions musculaires des grands muscles rythmées au métronome dans les cas où par suite d'une complication quelconque l'obèse est confiné à la chambre.

La pratique de la fenêtre ouverte, la gymnastique respiratoire méthodique et progressive, le séjour au grand air, la mer, l'altitude quand elles sont bien supportées, le port de vêtements légers par les temps froids et pesants par les temps chauds sont évidemment recommandables.

Le **sommeil** ne devra pas dépasser 8 heures au maximum.

D'une façon générale, et quel que soit le régime et le traitement général institués, la cure devra être lente, progressive, prolongée ; on évitera les amaigrissements rapides, excessifs, dangereux presque toujours, et le plus souvent inefficaces ; car le sujet dans ces cas reprend les kilogrammes aussi facilement qu'il les a perdus. Mais répétons avec M. Marcel Labbé : « La véritable cure de « l'obésité est une cure d'éducation alimentaire et hygiénique. « Elle consiste à créer des habitudes organiques. »

AGENTS MÉDICAMENTEUX

Les **médicaments** le plus couramment employés chez les obèses sont : les *purgatifs,* les *alcalins,* l'*iode et ses dérivés,* les *extraits thyroïdien et ovarique,* les *toniques.* Nous dirons un mot de chacun d'eux.

Les *alcalins* (bicarbonate de soude, eau de Vichy) sont souvent et de multiples façons utiles aux obèses, surtout arthritiques ou goutteux. Ils sollicitent l'activité du foie, favorisent les oxydations, accélèrent la dénutrition, alcalinisent les humeurs. Prescrits par périodes intermittentes de 10 à 15 jours par mois, ils constituent chez les pléthoriques sanguins, congestifs, des adjuvants intéressants de la cure.

On pourra prescrire : Eau de Vichy (Grande-Grille).

Un verre à Bordeaux tiède 10 à 12 jours par mois le *matin* à jeun ou une heure avant le repas du midi.

Les *purgatifs* sont évidemment les remèdes empiriques les plus souvent employés dans la cure de l'obésité. Quelquefois nuisibles par les phénomènes dyspeptiques et entéritiques que leur emploi peut provoquer, ils sont souvent utiles chez les obèses pléthoriques, sanguins, à congestion abdominale permanente.

Les eaux purgatives salines (Châtel-Guyon, Brides, Kissingen, Hombourg, Carlsbad, Marienbad) agissent en somme dans ce sens en sollicitant l'activité du foie, régularisant la sécrétion biliaire, assurant le bon fonctionnement de l'intestin. Associées aux alcalins comme dans les eaux de Carlsbad, elles agissent triplement par stimulation hépatico-biliaire, évacuation intestinale, alcalinisation du sang, condition accélératrice de la dissolution interstitielle et de la combustion des graisses.

Nous prescrivons souvent dans ces cas :

Sel de Carlsbad.

Une à deux cuillerées à café à prendre le matin à jeun dans un verre à Bordeaux d'eau de Vichy (Grande Grille) chaude.

ou :

Sulfate de soude sec. . . . . ⎫
Citrate de soude sec. . . . . ⎬ āā 5o grammes.
Bicarbonate de soude sec. . . . . . ⎭

Une à 2 cuillers à café (suivant effet obtenu), le matin dans un verre d'eau tiède.

ou (chez les rhumatisants, les goutteux) :

Sulfate de soude. . . . . ⎫
Citrate de soude. . . . . ⎬ āā 5o grammes.
Bicarbonate de soude. . . . . . ⎭
Salicylate de soude.   25   —

Une à 2 cuillers à café le matin dans un verre d'eau tiède.

La plupart des remèdes (poudres, pilules, tisanes, etc.) réputés contre l'obésité sont purement et simplement des laxatifs ou des purgatifs minéraux ou végétaux. Nous donnons ci-dessous à titre documentaire la composition approximative de quelques spécialités les plus répandues.

Sel laxatif :

Sulfate de potasse desséché.	4	grammes.
Bicarbonate de soude desséché. . . .	20	—
Chlorure de sodium desséché.. . . .	80	—
Sulfate de soude desséché.	200	—

Une à deux cuillers à café *le matin* dans un verre d'eau chaude.

Sel laxatif effervescent :

Sulfate de potasse desséché. . . .		4	grammes.
Chlorure de sodium.		80	—
Sulfate de soude.		200	—
Bicarbonate de soude.		30	—
Acide tartrique..	}	ãã 10	—
Acide citrique.			

2 à 3 cuillers à café le *matin* dans un verre d'eau.

Poudre laxative :

Glycyrrhizine.		5	grammes.
Fenouil.	}	ãã 20	—
Crème de tartre.			
Badiane.		30	—
Follicules de séné.	}	ãã 60	—
Soufre sublimé..			
Sucre en poudre.		250	—

Une à deux cuillers à café dans un verre d'eau le soir en se couchant.

Thé laxatif nº 1 :

Feuilles de romarin.	2	grammes.
— d'hysope..	5	—
Chiendent.	8	—
Thé noir Souchong.	10	—
Feuilles de séné.	15	—
Vigne rouge.	60	—

2 à 4 cuillers à soupe par jour en infusion.

Thé nº 2 :

Pétales de bluet.		2 grammes.
Feuilles de menthe poivrée.. . . .	)	
— d'hysope..		
— anthyllis vulneraria. . . .	} ãã 5	—
— mélisse.		
— pariétaire.	)	
Follicules de séné..	} ãã 7^{gr},50.	
Feuilles de mauve.		
— de mercuriale..		10 grammes.
— de séné.		50 —

1 demi (laxative) à 6 demi (purgative) cuillers à soupe en infusion soit le *matin* à jeun, soit le *soir* au coucher.

Pour les amateurs de formules compliquées *polypharmaceutiques* voici une formule de *Tisane dépurative* célèbre dans les deux mondes.

Poudre de capsicum.	}	ââ 1 gramme.
Extrait de gentiane.		
— de coloquinte.		
Extrait de gaulthéric	}	ââ 2 —
— de podophylle.		
Extrait d'iris versicolor.		
— de juglans cinerea.	}	ââ 3 —
— de taraxacum dens leonis . .		
— de leptandra virginica . . .		
Extrait d'aloès.		
Poudre de sassafras.	}	ââ 5 —
Chlorure de sodium.		
Acide borique cristallisé.	}	ââ 20 —
Glycérine pure.		
Sirop simple.		Q. S. p. 1 litre.

F. s. a. ajouter acide chlorhydrique Q. S. pour obtenir une acidité agréable.

Une demi-cuiller à café à une cuiller à café dans un demi-verre d'eau au début ou à la fin des deux principaux repas.

Nous répéterons une fois de plus qu'aucune préparation — quelle qu'elle soit — ne suffit à *elle seule* à provoquer un amaigrissement durable, et que l'emploi habituel des préparations sus-formulés n'est pas sans danger.

Quant à nous, nous reconnaissons surtout, chez les obèses, trois *indications plus ou moins formelles à l'emploi systématique des laxatifs ou des purgatifs* :

1° la *pléthore*, la congestion hépatique et abdominale où nous employons les alcalins et les purgatifs salins (bicarbonate de soude et sulfate de soude).

2° la *fatigue cardiaque*, la tendance aux œdèmes, à l'asystolie où nous employons les drastiques (aloès, scammonée, eau-de-vie allemande).

3° l'*atonie gastro-intestinale*, la stase stercorale, la constipation où nous employons les purgatifs huileux ou mécaniques (huile de ricin, graine de lin et le séné).

L'*iode et les préparations iodées* peuvent être particulièrement utiles dans les cas d'obésité compliquée d'artério-sclérose, de syphilis, de rhumatisme chronique. D'une façon générale les iodiques exercent une action stimulatrice marquée sur les processus de désassimilation (V. Médicaments usuels, p. 91). L'oxydation plus facile et plus complète des albuminoïdes et des substances excrémentitielles auto-toxiques, la stimulation du tissu lymphoïde et l'action antitoxique microbienne, joints à l'hydrémie consécutive à l'action des iodures, déterminent un véritable drainage des tissus et de leurs éléments anatomiques, débarrassant ainsi les cellules des déchets de la nutrition.

On pourrait prescrire :

Teinture d'iode :

VI à XXX gouttes (0,01 à 0,05 d'iode), *le matin,* 15 jours par mois, dans du lait ou du café au lait.

ou mieux :

Iode métallique.	1 gramme.
Iodure de potassium.	2 —
Eau distillée.	1/2 litre.

Une cuiller à soupe à un demi-verre à Bordeaux le *matin* au moment du premier déjeuner, 10 jours par mois.

ou :

Globules glutineux d'iodure de potassium titrés à 0^{gr},25 :
1 à 2 *le matin,* 10 jours par mois.

La *médication thyroïdienne* est proscrite comme dangereuse par la plupart des auteurs ; elle demande en effet à être extrêmement surveillée, mais son action est certaine en bien des cas. Paul Carnot reconnaît que « le traitement thyroïdien, employé progressivement et avec circonspection, ne mérite pas le discrédit « dans lequel on a voulu le faire tomber ; l'amaigrissement est « souvent indéniable. »

Des accidents ont été signalés. Généralement « ils surviennent « lorsque les malades se soignent eux-mêmes sans discernement

« ou avec excès, lorsque le cœur est gros et dégénéré ou lorsqu'il
« y a des lésions valvulaires ou aortiques. »

On les évitera presque à coup sûr :

1° En ne permettant pas le traitement thyroïdien aux cardiaques,
aux aortiques ; aux patients dont le pouls dépasse 100 à la minute ;

2° En commençant la cure par des doses modérées, progressives et en l'interrompant en cas d'accélération marquée du pouls
(plus de 100 pulsations), de palpitations, d'insomnie, de tremble-
ment.

3° En ne dépassant pas 1 kilogramme par semaine, comme
maximum d'amaigrissement.

Sous ces réserves, en cas d'insuffisance thyroïdienne avérée
(myxœdème) ou soupçonnée, on prescrira :

Thyroïdine (glande thyroïde sèche) :

1 à 2 tablettes de 0,10 par jour (progressivement) correspondant à 0^{gr},30
à 0^{gr},60 de glande fraîche. On pourrait même commencer par 1/2 tablette.

La *médication ovarienne* pourra rendre des services dans les
obésités d'origine génitale par dysovarie (obésités de la puberté,
de la ménopause, de la lactation, de la castration, etc.), du
moins par la sédation des troubles connexes (bouffées de chaleur,
palpitations, irritabilité, etc.), car l'obésité même en est à l'ordinaire peu influencée.

Enfin chez les obèses *anémiés, asthéniés* on se contentera
d'employer symptomatiquement les toniques généraux habituels
(strychnine, fer, quinquina, glycéro-phosphates, etc.).

II. — TRAITEMENT DES FORMES CLINIQUES
DE L'OBÉSITÉ NON COMPLIQUÉE

Nous allons faire application des données thérapeutiques générales précédentes aux formes cliniques les plus fréquemment observées de l'obésité.

I. — OBÈSE MOYEN ADULTE

($1^m,70$ — 100 kilogrammes) pléthorique, sanguin. Sans tares organiques — fonctions digestives et circulation normales.

A. — RÉGIME ALIMENTAIRE :

Aliments permis :

Maigre de jambon, langue fumée, huîtres.
Viandes de boucherie rouges ou blanches braisées, ou rôties ou bouillies sans sauce.
Volaille (poulet, dinde, canard, pigeon), de même rôtie ou bouillie sans sauce.
Gibier — frais — en petite quantité et exceptionnellement (perdreau, caille, bécasse, faisan, chevreuil, etc.).
Poissons de mer et d'eau douce, de préférence les variétés maigres (sole, merlan, cabillaud, colin, carpe, truite, brochet, etc.).
Œufs en quantité modérée (1 ou 2 au maximum, par jour).
Légumes verts : asperges, haricots verts, petits pois, artichauts, les différentes variétés de chou (chou vert, chou rouge, chou frisé, chou-fleur, chou de Bruxelles, choucroute).
Poireaux, navets, carottes.
Radis, salsifis, cardon, céleri, épinards, tomates, aubergines, betteraves.
Salades crues, cuites, endives.
Fruits crus (sauf ceux qui sont très sucrés comme le raisin, les dattes, les figues, etc.).
Fruits cuits sans sucre ou avec très peu de sucre.
Boissons : Arriver progressivement à supprimer ou presque les boissons aux repas. Boire à volonté dans l'intervalle de l'eau pure, de la citronnade, du thé léger, des tisanes. Il paraît toutefois inutile de dépasser 2 litres comme ration quotidienne.

Aliments permis — exceptionnellement — ou en très petite quantité.

Pommes de terre (la valeur de 3 ou 4 par jour), surtout en guise de pain.
Fruits cuits comme il a été dit.
Pain (aussi peu que possible), arriver progressivement à le supprimer.

Aliments défendus :

Potages quelconques.
Charcuterie, viandes, volailles et poissons gras.
Graisses, sauces, beurre, crème.
Farineux (lentilles, pois, haricots, fèves, châtaignes, etc.), pâtes, riz.

Sucre, confiseries, pâtisseries, compotes, entremets.
Bière, liqueurs, alcools, vins de dessert.
Peu ou pas de vin.

Mastiquer longuement et avec soin — ne pas rester à table plus d'une demi-heure, — quitter la table avant le rassasiement.

La pratique du régime peut être schématisée comme suit :

Déjeuner du matin :

Une tasse ou deux de thé léger sans sucre, la moitié d'un croissant.

Déjeuner de midi :

Maigre de jambon ou langue fumée, 60 grammes.
Viande quelconque grillée ou rôtie, 160 grammes.
Légumes verts et salade à volonté.
Fruits crus ou cuits sans sucre à volonté (sauf raisin, dattes, etc.). [Ils remplaceront la boisson.]
Salade en guise de pain ; à la rigueur 2 pommes de terre cuites à l'eau ou 30 grammes de pain.

Collation de 4 heures :

Une tasse ou deux d'infusion (thé, tilleul, camomille, verveine, etc.),
ou un grand verre d'eau ou de citronnade de 250 centimètres cubes.

Dîner de 7 heures :

2 œufs ou une douzaine d'huîtres, ou un poisson (120 grammes), ou volaille (120 grammes), ou gibier (2 alouettes, 1/2 perdreau, une grive, une caille, etc.).
Légumes verts et salade à volonté.
Fruits cuits ou crus sans sucre à volonté.

Dans la soirée :

Une tasse ou deux d'infusion comme à midi.

En se couchant :

Un grand verre d'eau de 250 centimètres cubes.

N. B. — 100 grammes de beurre *au maximum* doivent être consacrés à la préparation des aliments.

B. — Hygiène générale.

a) Consacrer au sommeil 7 à 8 heures au maximum ;

b) S'entraîner à marcher progressivement au moins 2 à 3 heures par jour (9 à 11 kilomètres).

Pratiquer le billard, la bicyclette, etc.

Faire *matin* et *soir* 10 à 15 minutes de gymnastique de chambre avec ou sans appareil.

c) Chaque *matin* toilette soignée générale avec tub frais — suivi de frictions, de massage ou mieux d'auto-massage.

C. — TRAITEMENT MÉDICAMENTEUX :

3 fois par semaine (tous les 2 jours) prendre dans la matinée avec un verre
     à Bordeaux d'Eau de Vichy tiède,
soit : une ou deux cuillers à café de Sel de Carlsbad,
soit : une ou deux cuillers à café du sel suivant :

Sulfate de soude sec..	
Citrate de soude sec..	âā 40 grammes.
Bicarbonate de soude sec.	

D. — REMARQUES IMPORTANTES :

Si les urines deviennent rares, troubles, rougeâtres, épaisses, — augmenter le taux des boissons — faire analyser l'urine — consulter.

Si la tendance à l'essoufflement s'accroît, si la fréquence du pouls atteint et dépasse 100 après la marche — réduire l'exercice et consulter.

Tenir note exacte (2 fois par semaine) du poids et du tour de ceinture.

II. — OBÈSE MOYEN ADULTE

(*25 ans*) (*1ᵐ,60 — 90 kilogrammes*) *anémique, indolent. Sans tares organiques — fonctions digestives normales — circulation ralentie — élimination chlorurée défectueuse.*

A. — RÉGIME ALIMENTAIRE :

Même régime que I) en insistant sur les viandes rouges grillées ou rôties, les jaunes d'œuf, moelle de veau fraîche; épinards, cresson, salades tendres, etc.

En ce qui concerne les chlorures — pratiquer de façon intermittente (une semaine sur deux, ou deux jours par semaine) la restriction des chlorures — sous le contrôle du dosage de la chlorurie.

B. — HYGIÈNE GÉNÉRALE :

a) consacrer au sommeil 8 à 9 heures au maximum.
b) comme I.
c) chaque matin — toilette soignée — tub frais — massage, friction générale excitante avec :

> Teinture de noix vomique. . . . . . 10 grammes.
> Baume de Fioravanti. . . . . 120 —
> *Usage externe.*

C. — TRAITEMENT MÉDICAMENTEUX :

10 jours par mois : *médication hématogène :* ingestion d'une préparation hématogène :

Sérum hémopoïétique (sérum de sang de cheval en voie de rénovation sanguine).

10 jours : *médication névrosthénique :*

> Sulfate de strychnine. . . . . . . 2 centigrammes.
> Glycérophosphate de soude. . . . 5 grammes.
> Eau distillée stérilisée. . . . . . 20 cent. cubes.
> Injection quotidiennne de 2 centimètres cubes.

10 jours : *aucune médication.*

III. — OBÉSITÉ INFANTILE

L'obésité chez les enfants dépend de causes très différentes, dont la connaissance dans chaque cas sert de base à la thérapeutique.

Chez les *nourrissons* il y a souvent à tenir compte de la suralimentation ; ces enfants, que des parents mal avisés déclarent superbes, sont trop gavés de lait ou du moins proportionnellement à leur capacité personnelle.

Les descendants d'obèses apportent souvent une aptitude congénitale à engraisser si on ne les rationne pas ; telle quantité de lait, qui convient à un autre enfant de même âge et de la même taille, est excessive pour eux. Nous surveillerons donc la ration lactée chez les nourrissons dont les parents sont affectés d'obésité.

L'obésité des enfants suralimentés trouve souvent son correctif, mais un correctif fâcheux, dans les troubles digestifs qui apparaissent comme conséquence de la suralimentation et qui font perdre en peu de jours au nourrisson sa trop belle apparence.

Une nourrice alcoolique peut rendre son nourrisson obèse ; on sait que l'alcool passe dans le lait et, de même que l'usage de boissons spiritueuses fait par la nourrice explique l'agitation, l'insomnie ou les convulsions de certains nourrissons, de même on pourra trouver l'explication d'une tendance à l'obésité d'un enfant non suralimenté dans l'absorption d'un lait alcoolisé. L'obésité s'accompagne alors souvent de troubles digestifs, nerveux et cutanés (eczéma rebelle).

L'insuffisante oxygénation soit par défaut d'aération (enfants élevés dans quelque arrière-boutique sombre et confinée), soit par existence de végétations adénoïdes précoces, est une cause possible, à laquelle on pourra porter remède quand on l'aura dépistée. Ces causes se trouvent encore après le sevrage ainsi que les suivantes.

Le rachitisme, par les troubles digestifs, par le défaut de mouvements, est un facteur possible d'obésité et en dehors des enfants à gros ventre, mais à membres amaigris, on peut voir des rachitiques gras de tout le corps. L'air marin, les phosphates, l'alimentation bien conduite guériront les deux états morbides coexcitants.

Le myxœdème se reconnaît à l'aspect spécial de la peau, au

retard du développement intellectuel : l'usage du corps thyroïde est ici obligatoire.

Les enfants chez lesquels le système lymphatique a un développement insolite, avec stase facile dans les ganglions et les vaisseaux lymphatiques, et qui, en dehors même de la tuberculose, méritent encore, à ce qu'il nous semble, le nom de scrofuleux, ont une tendance à engraisser ; leur peau est souvent à la fois trop blanche et trop rose, leurs traits facilement bouffis. Ces obèses lymphatiques ont besoin d'iode, de préparations iodotanniques, d'air marin, d'insolation et d'exercices, de bains salés, de frictions.

Dans la *seconde enfance,* aux causes précédentes d'obésité s'ajoute une condition qui doit appeler notre attention, telle la communauté d'une mauvaise hygiène familiale. Dans les familles où la table est trop largement servie, où les parents aiment les bons et copieux repas, à partir de 7 ou 8 ans les enfants partagent, toute proportion gardée, les excès de table de leurs auteurs, et c'est un exemple bien contagieux qui, outre l'excès alimentaire, comporte des viandes, plats sucrés, pâtisseries, café, thé, parfois même alcool et liqueurs, donc l'usage prématuré d'aliments qui poussent à l'obésité. L'usage même trop précoce du vin en excès est à considérer.

Il nous appartient d'avertir les parents qui méconnaissent les dangers de ce mauvais régime.

A l'âge scolaire, le surmenage par les études, avec sédentarité et insuffisance d'exercices physiques, entraîne une anoxémie génératrice d'obésité, pour peu qu'il y ait quelque disposition héréditaire. Malgré les campagnes que nous avons entreprises en faveur de l'hygiène scolaire, ces dangers menacent encore certains enfants.

Il ne faudrait pas méconnaître l'excès contraire : dans certaines conditions l'abus d'exercices physiques chez quelques enfants doués d'un grand appétit et d'un médiocre tube digestif, issus de familles d'obèses gros mangeurs, on voit se développer une obésité précoce, malgré des exercices physiques intensifs par lesquels les parents croient combattre la tendance héréditaire, mais qui ne mettent en jeu que certains muscles (marche, tennis, bicyclette, danse), tout en activant l'appétit. Ces enfants, faisant beaucoup de mouvements, mangent beaucoup trop et font de la graisse au moins autant que du muscle, et les parents sont déconcertés par ce résultat imprévu et paradoxal. Il nous appartient de leur faire comprendre que l'excès en tout est un défaut et surtout qu'il faut savoir choisir les exercices qui mettent en jeu le plus grand nombre de muscles et accélèrent plus particulièrement les mouvements respiratoires, tels que le saut, la corde, le cerceau, la gymnastique méthodique, la course, le football et surtout des exercices variés et sagement mesurés.

Pour peu qu'il s'agisse de familles où existent l'arthritisme, la goutte héréditaire, la scrofule et la tuberculose, un nervosisme excessif, il faut faire organiser méthodiquement l'exercice chez les enfants. De 6 à 10 ans il faut que les exercices soient gradués et les sujets soumis à l'entraînement. S'ils sont déjà obèses, on commencera par des exercices de quelques minutes seulement, cinq par exemple ; puis on augmentera de deux minutes par jour seulement ; les séances d'exercice ne dépasseront pas 20 minutes. On ne les fera pas aussitôt après les repas, mais dans la matinée vers 11 heures et 1 heure après le goûter vers 6 heures.

Le travail devra être réglementé comme l'exercice chez les enfants qu'on veut guérir de leur obésité, ainsi que l'emploi des vacances. On est souvent obligé de lutter contre l'éloignement naturel ou héréditaire contre l'exercice physique ou le goût excessif des distractions sédentaires (lecture, musique).

On devra surveiller plus spécialement les adolescents des deux sexes *au moment de la puberté* qui est, comme toutes les phases critiques de la vie génitale, une occasion pour l'apparition de l'obésité. Chez les enfants qui n'y sont pas prédisposés on voit souvent à cette époque les formes devenir plus élancées et plus grêles, les saillies osseuses plus apparentes. Mais, chez les futurs obèses au contraire, c'est souvent à ce moment que les formes s'empâtent et qu'il faut commencer l'hygiène et le traitement convenables.

IV. — OBÉSITÉ FÉMININE

Le médecin est appelé à combattre l'obésité chez la femme soit dans l'adolescence, de la puberté au mariage, soit chez la jeune femme et après les couches et la lactation, soit à l'époque de la ménopause et dans la vieillesse. On le consultera encore à l'occasion de la stérilité qui coexiste si souvent avec l'obésité.

Nous devons signaler aux lecteurs désireux de renseignements très détaillés le livre de F. Heckel, que nous avons déjà cité et dont nous résumons ici un excellent chapitre.

Cet auteur distingue au point de vue génital deux types fonctionnels morbides : les femmes à fonctionnement ovarien diminué, règles absentes, rares et insuffisantes, avec petit appétit génital, le plus souvent stériles, qu'il nomme *hypo-utérines*, — les autres, ayant des règles abondantes ou des ménorrhagies, utérus gros et congestif avec exaltation génésique, *hyper-utérines*. Nous n'entrerons pas avec lui dans le détail des considérations relatives au petit utérus atrophique, au gros utérus congestif, à l'utérus hypersécrétant, au cancer, au fibrome et à l'ovaire scléro-kystique qui, accompagnant l'obésité féminine, peuvent fournir des indications locales à la thérapeutique générale.

On connaît l'obésité par castration. L'infécondité peut tenir chez la femme à une agénésie génitale, à une insuffisance ovarienne, à la dystrophie arthritique. L'obésité chez une femme inféconde n'est pas toujours la seule cause de cette infécondité, mais « la disparition de l'infécondité par la guérison de l'obésité est un fait tellement incontestable que le médecin ne doit pas laisser en état d'embonpoint une femme grasse et stérile. »

La coquetterie peut être un point d'appui pour le médecin, mais la mode régnante à une époque déterminée est tantôt un obstacle, tantôt un auxiliaire. Le plus souvent les jeunes filles ont redouté les clavicules saillantes, mais dans le moment présent le type en vogue est une élégante maigreur qui est indispensable pour s'accommoder des robes fourreaux et des jupes « entravées ». Il en sera sans doute tout autrement dans quelque temps par suite des fluctuations périodiques de la mode.

Quoi qu'il en soit, nous devons combattre l'obésité débutante **chez la jeune fille,** surtout dans certaines familles neuro-arthritiques où nous pouvons prévoir que le mariage et la maternité accroîtront la tendance adipeuse. Combattons la suralimentation, à laquelle poussent souvent les exemples et les conseils des parents, les dyspepsies latentes ou bruyantes, les névroses préexistantes.

Il faut réglementer les heures de repas, faire connaître les inconvénients de la tachyphagie, supprimer le goûter, conseiller la pratique des exercices surtout.

De nos jours le goût et la mode sont avec le médecin et les progrès du féminisme le font mieux écouter, quand il conseille de développer la musculature chez la jeune fille. A vrai dire, c'est surtout sous la forme d'exercices sportifs que le goût du mouvement est venu aux contemporaines et les exercices gymnastiques, la myothérapie en chambre méthodiquement faite, apparaissent plutôt avec un caractère ennuyeux à nos clientes.

Chez la femme mariée obèse, de 3o à 4o ans, il faudra faire le diagnostic entre les troubles génitaux produits par l'obésité et ceux qui l'ont causée.

L'insuffisance musculaire de l'abdomen et le processus ptosique nécessitent l'usage des ceintures orthopédiques, parallèlement à celui des exercices musculaires propres à fortifier les muscles abdominaux.

L'amaigrissement de la femme ne doit pas être trop rapide si on veut éviter la flaccidité des téguments, l'apparition des rides. Heckel insiste sur le fait que le massage ordinaire dans les régions qui risquent de devenir flaccides (joues, menton, cou, seins, partie inférieure et latérale de l'abdomen) est précisément le meilleur moyen de produire la flaccidité si redoutée. Les dyspeptiques auto-intoxiquées depuis longtemps, les asthéniques et ptosiques à graisse molle et jaunâtre sont les plus exposées à se flétrir et il faut chez elles redouter la cure exclusive ou prédominante par la réduction alimentaire. On doit se préoccuper d'abord de la réfection musculaire et du traitement de l'état dyspeptique : il faut réveiller la tonicité cutanée par les frictions, l'hydrothérapie mixte, chaude d'abord, puis écossaise, avec un très court jet froid, avant de faire maigrir la malade par le régime de réduction alimentaire.

« Le *pinçage* de la peau peut contribuer à éviter les rides en excitant les muscles peauciers et leur faire subir une véritable hypertrophie fasciculaire, qui applique plus étroitement la peau sur l'aponévrose. On le pratiquera à partir du moment où la peau sera suffisamment détendue par un léger degré d'amaigrissement. On saisit par exemple à la face, au cou, entre le pouce et l'index d'une main, la peau de la région où l'on veut éviter l'apparition des rides. On la tire en levant vers soi d'un centimètre à un centimètre et demi à peu près et on la relâche brusquement. Sous l'influence de cette excitation le peaucier réagit en se contractant. Et même on voit dans certaines circonstances se produire au point pincé le phénomène de contraction idio-musculaire. En répétant ce geste sur toute la surface que l'on veut améliorer et alternativement avec les deux mains, on obtient généralement un succès assez complet. »

MM. Jacquet et Le Roy (Académie de médecine, 1907) ont décrit un procédé de tapotage, pinçage et déclivage de la peau qui se rapproche du précédent et peut combattre la dystrophie cutanée après amaigrissement comme certaines dermatoses de la peau.

L'obésité abdominale combinée aux ptoses sera combattue par les exercices suivants : relèvement des membres inférieurs, la patiente étant couchée sur le sol et reposant sur le dos ; fléchissement du tronc vers les pieds pour en faire toucher la pointe avec les mains.

La femme se trouvant au début, par suite de son insuffisance musculaire, dans l'impossibilité matérielle de redresser le tronc et les membres quand elle est étendue à terre, on a le soin de faire engager l'extrémité des membres inférieurs sous un point d'appui représenté par un meuble ou la main d'une personne aidant pendant les exercices.

Il faut entremêler aux exercices des membres abdominaux ceux des membres supérieurs et des exercices respiratoires, de façon à laisser reposer la musculature de l'abdomen. Un entraînement très lent et très modéré est nécessaire pour éviter la courbature abdominale et des douleurs qui retentissent jusqu'au plexus solaire. Si le traitement myothérapique est bien dirigé, en un trimestre d'exercices appropriés et d'une durée quotidienne d'un quart d'heure, on peut arriver à refaire d'une façon complète la sangle antéro-latérale de l'abdomen.

Pendant la première partie de la cure il faut conseiller le port d'une **ceinture élastique** simple pour maintenir les organes en place et conserver les acquisitions musculaires jusqu'au moment où cette sangle artificielle pourra être remplacée par les muscles bien développés.

L'obésité de la région pectorale doit être combattue par des mouvements calculés de façon à obtenir l'amaigrissement des bourrelets graisseux qui joignent le sein à la région axillaire et à la région sous-mammaire, en laissant autant que possible intacte la glande elle-même, qui d'ailleurs maigrit surtout par la réduction alimentaire. D'un autre côté les exercices musculaires n'agissent surtout qu'en faisant maigrir la zone située autour du muscle qui se contracte. Pour conserver donc à peu près intacte la région du sein, il faut éviter tous les mouvements qui font travailler les muscles sous-jacents, c'est-à-dire les pectoraux. Les mouvements d'adduction des bras étendus en croix, les mouvements d'abaissement des bras levés au-dessus de la tête, comme le mouvement de ramener les bras pendants le long du corps vers la ligne médiane à hauteur des épaules doivent être *proscrits* si l'on veut conserver des formes esthétiques. Mais, pour obtenir l'amaigrissement de la région axillaire et de ces bourrelets de graisse qui unissent l'aisselle au sein, il faut utiliser les mouvements d'élévation et d'abaissement latéraux du bras et tous ceux qui sont susceptibles de faire contracter le grand dentelé en même temps que le grand dorsal. Le muscle pectoral doit peu travailler, surtout dans la partie de ses fibres obliques inférieures sur lesquelles est placé le sein. Mais les fibres supérieures, qui sont dirigées de l'extrémité interne de la clavicule vers l'aisselle, se mobilisent en général par tous les mouvements qui mettent en action le deltoïde antérieur et le deltoïde latéral, c'est-à-dire des mouvements d'élévation du bras en avant et en dedans, de même que des mouvements qui consistent, les bras étant en croix, à les ramener au-dessus de la tête, les dos des mains se rencontrant. Tous peuvent être conservés, car ils sont de par ailleurs très utiles pour amaigrir la région deltoïdo-pectorale supérieure. Toutefois, si l'on néglige d'une façon complète la contraction des muscles pectoraux, on n'obtient pas un bon dessous pour soutenir la mamelle. Il faut donc se tenir dans un juste mesure et avoir soin de faire contracter quelquefois le pectoral inférieur, mais en recommandant à la patiente de ne pas le faire dans la station verticale. Si l'on est obligé d'utiliser le saut sur place, la course sur place ou le saut à la corde, il est nécessaire au préalable d'immobiliser les deux seins par un bandage en double spica, de façon à éviter le ballottement des glandes qui seraient flétries par un véritable mécanisme de massage. Or le massage du sein, que certaines femmes emploient pour le conserver, va tout à fait à l'encontre du but qu'elles poursuivent et produit au contraire le ramollissement des tissus qui le constituent. Il faut proscrire aussi l'usage des sachets de camphre que certaines femmes établissent à demeure dans leur corset. Les meilleurs toniques des tissus de la région sont le pinçage de la peau, les frictions à la serviette rude alcoolisée et l'hydrothérapie froide.

Pour les **hanches** et la **taille**, la **racine des cuisses** et la **région fessière**, il faut organiser aussi des mouvements musculaires spéciaux, assez variés pour constituer des séries qui ne soient pas trop monotones.

Le **corset** doit être fabriqué suivant les règles de l'hygiène, privé de baleines dures, de très petites dimensions et jouant autant que possible le rôle de la ceinture abdominale orthopédique. Il sera remplacé, en dehors des heures de sortie ou de toilette, par une simple ceinture.

Au moment de la ménopause le médecin devra tenir compte dans son traitement de certaines méiopagies viscérales (rein, cœur, métrorrhagies), de la névrose neurasthéniforme, qui nécessitera beaucoup de doigté psychologique. Les exercices de rééducation musculaire ne pourront plus avoir la même efficacité que chez la femme jeune.

A fortiori **chez la femme** âgée les traitements précités ne sont applicables que si elle n'est ni cardiaque, ni emphysémateuse, ni albuminurique, ni artério-scléreuse, ni angineuse (ce qui est rare). Alors le régime seul est de mise, mais il rend encore d'énormes services, combiné aux médications qui combattent les troubles fonctionnels du cœur, du rein, du foie.

III. — TRAITEMENT DE L'OBÉSITÉ COMPLIQUÉE

OBÉSITÉ DES TUBERCULEUX

Si l'amaigrissement est une des conséquences de la tuberculose envahissante, il n'est pas exceptionnel que l'obésité se développe chez les tuberculeux soumis à un traitement dont les deux facteurs principaux sont la suralimentation et le repos.

Cette variété d'obésité survient le plus souvent chez des sujets qui appartiennent à la famille neuro-arthritique et au rameau qui conduit vers l'obésité.

Elle se rencontre encore chez des tuberculeux qui n'ont pas un bon foie et qui, sans avoir eu de troubles gastriques ou intestinaux, ont cependant subi les inconvénients d'une surcharge alimentaire.

L'intérêt qu'il y a à connaître l'existence de cette obésité acquise au cours du traitement de la tuberculose réside surtout en ce fait que cette surcharge graisseuse n'indique pas en général une tendance à une guérison définitive et totale, à une sclérose de bon aloi des lésions pulmonaires. Ces tuberculeux devenus obèses n'ont souvent qu'une amélioration apparente ou passagère; on en voit qui, tout en engraissant, ont des lésions stationnaires, sinon en évolution progressive, et pour eux il faut savoir diminuer à propos la ration alimentaire excessive.

Il y a aussi des tuberculeux réellement guéris et qui désirent se faire traiter pour leur obésité. Ici il faut agir avec prudence: tout en restreignant la ration totale, il ne faut pas diminuer la ration azotée, qui paraît toujours un bon moyen de tenir en échec le processus bacillaire ; il ne faut surtout pas déminéraliser le sujet.

Quant aux exercices, qui jouent un rôle si important dans les cures d'obésité, il ne faut les permettre que méthodiques et lentement progressifs ; il faut n'employer qu'avec circonspection ceux qui mettent en jeu d'une manière spéciale l'appareil respiratoire, afin de ne pas exposer le tuberberculeux pulmonaire à quelque poussée congestive hémoptoïsante ou à un pneumothorax.

OBÉSITÉ DES ALCOOLIQUES

Les alcooliques sont très souvent des obèses et il y a lieu de combattre à la fois les autres conséquences de l'intoxication et l'obésité. Toutefois la cure ne doit pas être entreprise sans ménagement. Tel alcoolique est en même temps un hépatique et un cardio-scléreux, avec des reins insuffisants, qui ne serait pas amélioré par une cure intensive d'obésité dont la conséquence serait la mise en liberté de déchets organiques.

Parmi les alcooliques quelques-uns sont restés gros mangeurs ; ce sont rarement les vrais intoxiqués, ceux-ci ont en général un appétit médiocre ou nul. Il faut d'abord obtenir la suppression des boissons à essences, des liqueurs sucrées ou non. C'est parmi les femmes obèses qu'on rencontre souvent des buveuses de vins sucrés, de liqueurs, de champagne. Chez ces personnes c'est moins la ration alimentaire totale qui est à réduire que l'usage des plats sucrés et des pâtisseries. La ration du vin ordinaire sera réduite progressivement, mais il faudra organiser avec méthode la rééducation du mouvement. L'exercice d'abord passif, massage et mouvements communiqués, servira de prélude à la mise en train de l'exercice actif.

Pour les hommes à la fois obèses et alcooliques, qui sont des piliers de café, de cabaret ou de cercle, le plus grand obstacle au traitement est l'existence des mauvaises habitudes contractées depuis longtemps et on obtient difficilement cette modification du genre de vie, qui est parfois professionnel (cafetier, caissière, commis voyageur).

Il est souvent indispensable à la réussite de la double cure que le malade subisse une période d'isolement dans une maison de régime, où le médecin directeur saura combiner la rééducation morale avec l'abstinence et l'utilisation des agents physiques.

OBÈSITÉ AVEC COMPLICATIONS CARDIAQUES

L'examen le plus minutieux du cœur s'impose au début de tout traitement de l'obésité, même si l'obèse n'accuse aucun trouble fonctionnel imputable à la circulation.

Mais beaucoup d'obèses se plaignent de leur cœur et viennent consulter tout d'abord à ce sujet. Non seulement la recherche des dimensions de l'organe par la percussion, la délimitation du choc de la pointe, l'auscultation des orifices, l'étude du rythme, l'enregistrement des pressions artérielles maxima et minima à l'oscillomètre sont indispensables; mais, quand on le pourra, la radioscopie sera utilisée. Il importe en effet de distinguer autant que nous le permettent les moyens d'exploration physique l'état organique du cœur chez un obèse des sensations dont il se plaint. M. Francis Heckel a fait une excellente analyse. On peut trouver chez eux :

Un cœur gras par simple surcharge graisseuse ou par infiltration dissociant les fibres musculaires ou par dégénérescence graisseuse de celles-ci.

Un cœur gros ou par dilatation du cœur droit résultant d'hypertension portale, congestion hépatique, troubles pulmonaires, — ou par hypertrophie du ventricule gauche liée à l'artério-sclérose, à la néphrite artérielle.

Un cœur aortique.

Un cœur nerveux par éréthisme héréditaire ou acquis (intoxications uricémique, tabagique, dyspeptique, alcoolique, caféique ou théique).

Un cœur émotif par neurasthénie ou psychasthénie ou une simple cardiophobie.

Un cœur ptosique et atonique, chez un obèse qui a maigri trop rapidement par suite d'un régime réduit et d'une cure thermale, ou de la thyroïdine, sans être soutenu par une cure d'exercices.

Un cœur arythmique, scléreux par myocardite, ou mitralisé et dilaté à la fois par la pléthore abdominale « par la résistance du champ capillaire qui se produit dans les régions où s'accumule la graisse. — Tout lobule graisseux nouveau s'entoure d'un capillaire de nutrition. Il faut se représenter l'épaisse couche graisseuse infiltrée dans l'organisme comme un tissu à mailles vasculaires denses » (F. Heckel).

Autant d'indications thérapeutiques distinctes.

Le cœur gras par simple surcharge dont les bruits sont un peu assourdis et comme lointains, mais dont les claquements valvulaires orificiels conservent leur valeur réciproque, dont le rythme est normal, avec des écarts physiologiques des tensions maxima et minima, s'améliore par la cure ordinaire de réduction alimentaire combinée avec les exercices méthodiques et l'entraînement à la marche en terrains inclinés.

Des ménagements plus grands doivent être observés au sujet de la gymnastique et des exercices sportifs chez les obèses dont on peut soupçonner par l'examen stéthoscopique et clinique une infiltration graisseuse interfibrillaire et surtout la stéatose. Chez ces derniers les cardiotoniques et surtout la digitale deviennent dangereux ; d'ailleurs leurs jours sont comptés et tout effort physique doit leur être interdit.

La tendance à la dilatation du cœur droit par suite de l'hypertension portale appelle la réduction des liquides, les émissions sanguines sur la région hépatique, les purgatifs assez fréquents et drastiques. Le gros cœur de Traube chez les artério-scléreux oblige au régime lacto-végétarien, à l'usage de la théobromine.

L'existence de l'aortisme (aortite athéromateuse, insuffisance aortique avec artério-sclérose, cardio-sclérose, néphrite interstitielle) impose des ménagements particuliers au point de vue des exercices, de la réglementation des boissons, de l'usage des diurétiques et du choix des aliments.

Aux obèses à cœur nerveux, qui sont souvent des descendants de goutteux, des goutteux frustes, on appliquera plus spécialement le régime carné restreint, les alcalins, les sudations par des exercices physiques appropriés.

L'éréthisme cardiaque peut dépendre de l'uricémie, d'une émotivité congénitale, de la dyspepsie, de l'intoxication par le tabac, par le thé, le café. On supprimera naturellement la cause soupçonnée de l'intoxication; on régularisera les éliminations cutanées et rénales par les frictions, les diurétiques ; on recommandera de manger lentement, d'éviter l'aérophagie en ne déglutissant pas inutilement et trop souvent pendant le travail digestif.

On combattra l'angoisse et l'anxiété qu'éprouvent les émotifs cardiophobes par des raisonnements appropriés, en leur expliquant la cause de leurs malaises, en leur affirmant fréquemment et avec autorité, après les avoir chaque fois auscultés, que leur cœur, leur aorte, ne présentent aucune lésion, que les douleurs précordiales, qui quelquefois expliquent leur cardiophobie, sont de cause névralgique et on usera de révulsifs légers (compresses chloroformées, sinapismes), on donnera des préparations de valériane, de bromure. S'il y a tachycardie, on appliquera des compresses froides sur la région précordiale.

Il peut arriver que l'angine de poitrine vraie se montre chez un obèse, mais combien cela est rare et combien sont fréquents au contraire les accès pseudo-angineux chez les obèses névropathes, surtout chez les femmes !

Chez les obèses neurasthéniques, psychasthéniques, l'hydrothérapie d'abord chaude, puis écosssaise, le régime, les exercices poussés jusqu'à la suée combattront les manifestations cardiaques.

Chez les obèses avec dyspepsie gastrique, ou intestinale, colopathie, les régimes, les alcalins, les laxatifs, les lavages intestinaux viendront à bout des troubles du cœur.

M. Heckel a insisté avec raison sur les désordres cardiaques qui sont provoqués par une thérapeutique maladroite, c'est-à-dire par un amaigrissement trop rapide, tel que peut en produire une cure thermale intensive combinée au massage, aux purgatifs drastiques, à la réduction alimentaire et à des marches trop prolongées, au traitement par la thyroïdine.

Ces accidents d'atonie cardiaque et de cœur ptosique s'observent chez des obèses qui ont perdu plus de 6 kilogrammes par mois (et on en voit qui perdent 15 à 20 kilogrammes en 6 semaines). Quand on constate après quelques semaines de traitement des bruits du cœur mal frappés, un pouls petit et hypotendu, une certaine pâleur, de l'essoufflement à l'effort avec des déplacements appréciables de la pointe, des sensations désagréables rétrosternales, il faut intercaler au cours du traitement des périodes de repos avec régime plus abondant : alimentation carnée et féculente par petits repas ; exercices respiratoires et des membres inférieurs *en position couchée,* mais pas de marches ; usage de la strychnine.

L'arythmie des cœurs obèses peut être sous la dépendance d'un bloquage du cœur par dissociation graisseuse du faisceau de His (c'est une rareté, cas de Bergé) ; le plus souvent il s'agit d'auto-intoxication, cédant au régime végétarien longtemps prolongé ou d'artério-sclérose mitralisée et les traitements classiques devront être dirigés contre les troubles cardiovasculaires dépendant soit de l'hypertension portohépatique (purgatifs drastiques, calomel à petites doses, émissions sanguines sur la région hépatique, restriction des liquides), soit du barrage rénal et des spasmes artério-capillaires périphériques (diurétiques, théobromine, régime lacto-végétarien).

OBÉSITÉ COMPLIQUÉE DE GOUTTE

Cette association morbide est des plus fréquentes. Elle doit nous faire éviter l'écueil qui consisterait à soumettre l'obèse à un de ces régimes systématiques usités par certains médecins, tels que la restriction excessive des liquides ou l'usage trop abondant des albuminoïdes.

Les goutteux obèses doivent avoir un régime surtout végétarien, hypopurinique et éviter plus particulièrement l'alcool, le café, le thé. Les boissons doivent être prises plutôt dans les intervalles des repas solides.

L'exercice sera combiné de telle façon qu'il ne diminue pas la quantité de leurs urines en produisant des sueurs trop abondantes. Le massage méthodique et la gymnastique médicale leur seront souvent plus utiles que des exercices violents.

On interdira plus particulièrement l'usage de la thyroïdine à ces malades dont les reins sont si souvent insuffisants.

On surveillera attentivement le régime alimentaire, le tube digestif devant fonctionner aussi bien que possible chez les goutteux.

On évitera de commencer la cure d'amaigrissement aussitôt après un accès de goutte. Il faut laisser passer six semaines au moins.

On n'entreprendra qu'avec les plus grands ménagements la cure d'obésité chez les goutteux à lésions rénales avancées ; car la mise en liberté et l'excrétion des déchets mis en circulation par le traitement intensif de l'obésité risquent de faire éclater des accidents urémiques.

OBÉSITÉ COMPLIQUÉE DE DIABÈTE

Les diabétiques obèses peuvent combiner les deux cures, puisque le sucre et l'amidon sont également générateurs d'hyperglycémie et de surcharge graisseuse.

On se gardera de restreindre chez eux les boissons, puisque les hyperglycémiques ont besoin d'une quantité déterminée d'eau pour débarrasser leur sang de l'excès de sucre.

L'obésité n'existant que chez les diabétiques florides, on peut leur conseiller les alcalins, les exercices d'entraînement.

Les soins de la peau seront particulièrement attentifs.

OBÉSITÉ COMPLIQUÉE DE LITHIASES

Les obèses peuvent avoir de la lithiase biliaire et de la lithiase rénale.

Dans la *lithiase biliaire* le régime alimentaire ne pourra pas comporter l'usage des cinq œufs par jour du régime Bouchard, ce sera le régime lacto-végétarien qui sera le plus utile, en évitant les acides, le vinaigre, l'oseille, les épinards, le café et le thé. On insistera sur les cures alcalines. On ne fera pas de massage abdominal et les exercices physiques seront prescrits avec des ménagements particuliers, en évitant ceux qui peuvent provoquer des retentissements sur la vésicule biliaire.

Dans la *lithiase rénale* on ne restreindra pas les boissons, on évitera le régime carné prédominant ; on interdira la thyroïdine. On organisera les exercices de façon que la sudation ne diminue pas la diurèse et on ne commencera pas l'entraînement sous le coup d'une crise néphrétique et surtout peu après une hématurie.

OBÉSITÉ COMPLIQUÉE DE NEURASTHÉNIE

Les obèses sont fréquemment neurasthéniques ou psychasthéniques, surtout dans le sexe féminin.

Leur aboulie rend chez eux plus difficile l'organisation d'un régime efficace ; car ils se découragent très rapidement.

Avec eux, il faut commencer par une étude attentive de l'état psychique individuel, et obtenir seulement peu à peu les modi fications du régime et du genre de vie, en soutenant à chaque instant la volonté défaillante.

On doit tenir compte de leurs multiples troubles fonctionnels, tantôt calmer des manifestations douloureuses, tantôt régulariser des troubles digestifs, combattre leurs appréhensions et consoler leurs désespoirs.

C'est dans les maisons de régime dirigées par un médecin bon psychothérapeute que ces malades complexes obtiennent le meilleur résultat.

CHAPITRE V

LES MAIGRES ET LES AMAIGRIS [1]

La question des *maigres* et des *amaigris* mérite autant d'attirer l'attention que celle des gras et des obèses. Le praticien est souvent consulté par des sujets qui ne se plaignent d'autre chose que d'une maigreur permanente ou d'un amaigrissement récent. Il faut savoir quelle est la signification exacte de cet état, qui n'est pas nécessairement pathologique ; mais, quand il est pathologique, il se rattache directement ou indirectement à un trouble de la nutrition et rentre dans notre sujet. Nous devons envisager successivement la *maigreur* et l'*amaigrissement*.

La *maigreur* peut se présenter dans des circonstances et sous des formes variées. On distingue : la *maigreur constitutionnelle* des sujets qui ont toujours été maigres depuis leur naissance ; la *maigreur ethnique* : il y a des peuples maigres, de même qu'il y a des peuples gras ; la *maigreur familiale*. En pareil cas, ce peut être une manifestation de race ou une conséquence du genre de vie et de régime, aussi bien que du tempérament.

L'*amaigrissement* est caractérisé non seulement par la perte de poids, mais par la diminution du tissu cellulo-adipeux. Il ne faut confondre avec l'amaigrissement ni la fonte des œdèmes, ni l'atrophie musculaire. L'*émaciation* est aussi un symptôme spécial, dans lequel la perte du tissu adipeux interfibrillaire produit la diminution de volume des muscles eux-mêmes.

1. Cette leçon faite à l'hôpital Lariboisière par M. Le Gendre et recueillie par M. le Dr Laporte a paru en partie dans le journal *La Clinique* (14 avril 1911).

Il y a une maigreur physiologique relative à certains âges. Ainsi, dans la première et la seconde enfance, il existe un certain *embonpoint,* puis progressivement le corps s'allonge et s'amincit. Aux formes arrondies de l'enfant succèdent les formes anguleuses et cette gracilité des membres caractérisant la fausse maigreur de l'adolescent. Puis, après la puberté, le sujet engraisse jusqu'à l'âge moyen.

Pour apprécier l'état de maigreur chez l'adulte, il faut se reporter à ce qu'on appelle l'*indice de corpulence.* Pour l'obtenir, on divise le poids du sujet (en kilogrammes) par sa taille (en décimètres) $\frac{P}{H}$. Exemple : un homme pesant 60 kilos, et mesurant 1^m,60, aura comme indice de corpulence : $\frac{60}{16} = 3,6$. Quételet avait indiqué les chiffres suivants : pour les hommes, 3,8 ; pour les femmes, 3,5.

Bouchard les modifie ainsi : hommes, 4,2 ; femmes, 3,9. Il admet, du reste, que cet indice peut osciller entre 3,5 et 4,2, d'une façon générale, sans sortir de la normale d'une corpulence moyenne. Ce n'est qu'au-dessous de 3,5 pour l'homme, et de 3,1 pour la femme, que l'on peut admettre une diminution de la corpulence.

Quand un sujet commence à maigrir, l'amaigrissement se produit d'abord en certaines régions et attire l'attention par divers phénomènes. Généralement, c'est au visage, aux joues, puis au cou, surtout à la région sous-mentonnière, que le tissu cellulo-adipeux commence à fondre. Ces changements frappent rapidement l'entourage souvent plus que les intéressés; mais les femmes qui, après avoir été un peu grasses, se mettent à maigrir, se montrent vite alarmées par l'aspect disgracieux de leur physionomie.

Puis vient l'amaigrissement de l'abdomen et des lombes. A l'abdomen, la peau forme une sorte de *tablier,* gênant et inesthétique.

Ensuite, ce sont les régions musculaires : chez l'homme, la région sous-claviculaire et pectorale. Les reliefs musculaires apparaissent d'abord plus nets ; mais il y a, plus tard, une fonte du tissu adipeux *interfibrillaire,* une véritable émaciation et même une atrophie des masses musculaires dans les cachexies tuberculeuse et cancéreuse.

Enfin, la graisse péritonéale des épiploons se résorbe, et il en résulte un flottement des organes abdominaux. C'est dans ces circonstances que se produisent si fréquemment les *ptoses abdominales* (intestin, estomac, reins, foie).

Une autre conséquence de l'amaigrissement et surtout des alternatives d'engraissement et d'amaigrissement est la production de *vergetures,* distinctes par leur pathogénie de certaines autres qui tiennent à un trouble *trophique,* par conséquent nerveux. Ce rôle du système nerveux est prouvé par certains cas de vergetures *unilatérales.* Il est prouvé aussi par ce fait que les vergetures ne sont pas la conséquence de tous les amaigrissements. Dans la *fièvre typhoïde,* il se produit des vergetures transversales (coude, genou, cuisse) tenant à l'allongement du squelette chez les malades adolescents. Ces vergetures permettent de faire le diagnostic rétrospectif de la maladie infectieuse.

Enfin, l'amaigrissement peut avoir pour conséquence non seulement des phénomènes mécaniques, mais des phénomènes nerveux, tels que perte de forces, inquiétude, etc.

Quelles sont les causes et le mécanisme qui produisent ou entretiennent la maigreur et l'amaigrissement ?

La première explication qui se présente à l'esprit, c'est qu'il y a dans ces cas-là une *insuffisance des apports* en *quantité* ou *qualité :* le sujet fait alors de l'*autophagie* et maigrit. La perte frappe d'abord le tissu adipeux, parce qu'il constitue la réserve naturelle de l'organisme.

Chez certains sujets, il y a une insuffisance de l'assimilation et de la fixation des graisses dans les cellules, ce qui peut tenir à leur émulsion défectueuse et au manque des ferments par insuffisance des glandes endocrines ou à des troubles du système nerveux, car celui-ci préside au conflit entre les ferments et les substances assimilables.

Mais, d'autre part, il peut y avoir apport suffisant, assimilation suffisante, mais excès de combustions organiques et de désassimilation.

En résumé, on peut diviser les cas d'amaigrissements en quatre catégories, qui sont :

Les amaigrissements *par mauvaise digestion*.

Les amaigrissements *par mauvaise assimilation*.

Les amaigrissements *par excès de dénutrition*, d'origine toxique ou infectieuse.

Les amaigrissements *névropathiques*.

D'après les recherches de G. Le Roy[1], il ne semble pas exister de véritable *maigreur essentielle congénitale*. De l'examen d'un grand nombre de nouveau-nés, il résulte en effet que la maigreur constatée dès la naissance s'accompagne toujours d'un état pathologique quelconque : maladie de la mère pendant la grossesse, maladie antérieure, syphilis ou alcoolisme des parents, syphilis de l'enfant. Il s'agit de variations de poids intéressant le squelette et le tissu musculaire. Il y a peu de différence au point de vue des réserves adipeuses entre les nouveau-nés sains. Le véritable amaigrissement par perte du tissu adipeux n'apparaît qu'après le sevrage. Alors peut se manifester la prédisposition héréditaire.

Au moment de l'adolescence, il faut aussi tenir compte de l'alimentation et de l'hygiène des écoles. Souvent on donne aux écoliers trop de viande, et pas assez de purées, de féculents, de pâtes, de pain et autres hydrates de carbone. Pour le pain, la question est assez complexe, parce que l'adolescent a souvent tendance à en manger trop. Le pain lui est utile à cause de sa richesse en phosphate de chaux, pour nourrir son squelette; mais il a un inconvénient. Le pain, surtout sa *mie,* à moins d'avoir été soumis à une température très élevée, c'est-à-dire d'avoir été grillé, se remet à fermenter dans le milieu chaud et humide de l'estomac, en produisant de l'acide acétique. D'où la dyspepsie des

---

1. G. Le Roy, Th. de Paris, 1899.

grands mangeurs de pain. Il faut leur donner plutôt des potages farineux et des pâtes alimentaires.

D'autres fois il faut invoquer, pour expliquer la maigreur, le manque de lumière, la vie dans les appartements obscurs, les usines, les milieux souterrains : les adolescents trop peu insolés s'allongent comme les plantes qui poussent dans une cave.

Les montagnards sont souvent des gens maigres, autant parce qu'ils prennent beaucoup d'exercice qu'à cause de l'altitude des régions où ils passent leur existence et de leur habituelle sobriété.

Au point de vue de l'influence du fonctionnement physiologique sur l'amaigrissement, il y a trois éléments fondamentaux à envisager. Ce sont : *l'activité musculaire*, *l'activité cérébrale* et *l'activité génésique.*

L'activité musculaire a pour résultat la combustion d'une grande quantité de glycogène aux dépens de la réserve adipeuse. Aussi, les gens ayant une existence surtout athlétique ou sportive sont-ils plutôt maigres et, s'ils ne le paraissent pas, c'est à cause du relief de leurs muscles.

En ce qui concerne l'activité cérébrale, il y a lieu de considérer non seulement l'excès de travail intellectuel, mais encore les actes psychiques, tourments, soucis, préoccupations morales, qui déterminent, par eux seuls, l'amaigrissement chez certains sujets.

Quant à l'activité génésique, elle n'agirait pas dans le même sens pour chaque sexe, si l'on en croit le proverbe : l'amour qui engraisse la femme fait maigrir l'homme. M. Bouchard a proposé plaisamment de conjurer ce destin en conseillant les mariages des hommes gras avec des femmes maigres.

Parmi les *causes pathologiques* de l'amaigrissement, il faut signaler les états fébriles, comme la fièvre typhoïde, dans laquelle un amaigrissement précoce est considéré comme de bon augure. Mais il ne faut pas confondre la perte de tissu adipeux avec les déperditions d'eau succédant aux grandes sudations, comme dans la suette miliaire et les états cholériformes. Dans la diphtérie, l'amaigrissement est d'ordre toxique, quelquefois accompagné d'une fièvre insignifiante.

L'engraissement peut succéder à l'amaigrissement, comme dans la syphilis et la fièvre typhoïde.

Les tuberculeux maigrissent d'une façon précoce par des causes multiples : anorexie, dyspepsie, intoxication, fièvre, anoxémie par diminution du champ respiratoire.

On voit l'amaigrissement au maximum dans le cancer.

L'amaigrissement peut tenir à des affections du tube digestif, qui gênent l'introduction des aliments ou seulement la mastication comme de simples maux de dents, de même que les stomatites ou angines et les laryngites déterminant de la dysphagie. Parmi les dyspepsies, celles à type hyperchlorhydrique sont les plus sujettes à l'amaigrissement ; ce symptôme aide à les diagnostiquer. La plupart des affections intestinales font maigrir, parce qu'elles gênent l'assimilation des graisses. Dans l'entéro-colite muco-membraneuse, il y a aussi un élément névropathique surajouté qui intervient pour produire l'amaigrissement des malades.

L'appendicite chronique est une de ces maladies auxquelles on ne pense pas toujours et qui peut se traduire par l'amaigrissement.

L'amaigrissement est très prononcé dans les pancréatites chroniques et les diabètes pancréatiques, à cause de la mauvaise élaboration des graisses aussi bien que de l'insuffisante glycolyse. Dans les maladies des capsules surrénales, il en est de même, par suite probablement d'une surproduction des ferments *lipolytiques*. Les hyperthyroïdiens, les Basedowiens ont parfois une maigreur squelettique.

L'anoxémie et l'anémie, la chlorose, sont des causes d'amaigrissement.

Les affections nerveuses, comme la neurasthénie, la psychasthénie, l'hystérie, amènent l'amaigrissement par divers mécanismes. Dans l'hystérie, c'est presque toujours par l'intermédiaire de l'anorexie. Chez les neurasthéniques et les psychasthéniques, l'amaigrissement tient à de mauvaises digestions, à l'inhibition nerveuse, portant sur les échanges interstitiels et sur le fonctionnement des glandes endocrines, et aux préoccupations morales des sujets.

Certains poisons font maigrir. Si l'alcool à dose modérée engraisse, à dose forte il fait maigrir, sans compter que les grands alcooliques sont rapidement dyspeptiques. L'arsenic, qu'on emploie en thérapeutique pour faire engraisser, peut faire maigrir en amenant la dyspepsie, la gastro-entérite et l'hépatite. La morphine, dans l'intoxication chronique, fait généralement maigrir.

Un aussi long exposé étiologique et pathogénique était nécessaire pour aboutir aux indications thérapeutiques, qu'il sera facile de préciser quand on aura établi la véritable cause de l'amaigrissement.

La double indication à remplir, pour empêcher un sujet de maigrir, ou pour le faire réengraisser, consiste : 1° à diminuer ses dépenses ; 2° à augmenter ses recettes.

Diminuer les dépenses de l'organisme est la première chose à faire, parce qu'on ne peut pas immédiatement augmenter ses recettes. Par exemple, s'il s'agit d'un dyspeptique, il faut, de toute nécessité, guérir sa dyspepsie ; d'abord ; on se bornera donc à remplir la première indication, en lui prescrivant le *repos*. Il y a de ces malades qui vous disent : mais pourquoi ne me faites-vous pas manger davantage ? Je mangerais volontiers, tandis qu'il m'est impossible de me reposer. Les uns refusent le repos à cause de leurs occupations professionnelles, les autres à cause de leurs plaisirs. Il faut leur imposer le repos comme une condition *sine qua non* de leur guérison.

Ces malades doivent être mis au *repos dans la position horizontale*, couchés sur le lit ou étendus sur la chaise longue. Dans certains cas il sera même nécessaire de placer auprès des malades, surtout des dames, une garde-malade chargée de les surveiller et de les empêcher de se promener sans cesse dans leur appartement comme elles ont tendance à le faire.

Puis il faut réveiller l'appétit. Dans les états dyspeptiques simples, on y arrive facilement par les amers, la strychnine, les eaux alcalines prises une demi-heure avant le repas.

Chez les anorexiques intoxiqués, comme les tuberculeux, l'*aération* presque continue est le meilleur apéritif. En pareil cas, on doit conseiller la campagne, de préférence les climats d'altitude. Les inhalations d'oxygène rendent service dans certains cas. Debove a montré l'utilité du gavage chez certains tuberculeux, mais l'expérience a obligé à y renoncer chez la plupart, ou du moins à n'en pas prolonger l'emploi, pour ne pas provoquer des troubles dyspeptiques.

Pour les hystériques, il est nécessaire de recourir à l'*isolement* dans une maison de régime, ou de les menacer du gavage par la sonde. Leur anorexie, quand elle n'est que mentale, cède d'habitude à ces moyens, les malades se remettent à manger et réengraissent. Si leur anorexie tient à une inhibition des sucs digestifs, la distraction, les voyages, l'altitude peuvent suffire à y remédier.

Quels sont les *aliments à conseiller* pour faire engraisser un sujet ?

D'abord, il ne faut pas s'imaginer qu'on va le faire engraisser en lui donnant à manger beaucoup de graisse. La graisse ne doit entrer dans l'alimentation que suivant une proportion déterminée, nécessaire pour l'équilibre alimentaire qu'il faut toujours respecter, si l'on veut maintenir le sujet en état de bonne santé générale. Cette proportion peut être ainsi réglée :

Graisse.	1 partie.
Albuminoïdes.	2 —
Hydrates de carbone.	7 —

On peut restreindre ou augmenter la proportion de tel ou tel de ces principes alimentaires, suivant la tolérance variable des différents sujets. Généralement les dyspeptiques hypopeptiques ou à insuffisance biliaire et pancréatique tolèrent mal les graisses, auxquelles on peut suppléer par une augmentation de la ration des féculents, amylacés, farines et pâtes, et surtout des matières sucrées, qui sont bien digérées et qui augmentent la graisse de l'économie. Le sucre est parmi les substances les plus utiles en pareil cas. Chez les hyperchlorhydriques, certains corps gras, la crème surtout, sont bien acceptés ; au contraire, les féculents sont mal tolérés ; le sucre est chez eux aussi une ressource.

Il est utile aussi de réduire les albuminoïdes en parcelles très fines et de faire usage de viande pulpée ou de poudre de viande. On peut tirer un bon parti des peptones et des albumoses solubles qui sont aujourd'hui bien préparées.

Les matières grasses seront données sous forme de corps gras saponifiés. Les huiles émulsionnées sont très utiles.

Le lait ne doit, la plupart du temps, être employé que comme aliment complémentaire, car il faudrait en ingérer comme aliment exclusif plusieurs litres par jour. Cependant, dans les cas de dyspepsie hyperchlorhydrique ou ulcéreuse, on obtient de meilleurs résultats par le régime lacté que par aucun autre régime. Chez certains névropathes à hyperesthésie gastrique il est aussi favorable.

Chez les entéritiques il y a lieu à des distinctions : dans les colites, dans la colopathie mucino-membraneuse le lait est contre-indiqué ; au contraire, les pâtes, les farines, le kéfir, le yohourth, avec une quantité modérée de sucre et d'albuminoïdes constitueront la base du régime ; dans les entérites du grêle, les entérites coloniales ou tuberculeuses, le lait, la pulpe de viande crue, puis les œufs donnent de meilleurs résultats. Tous ces régimes ne permettront la reprise du poids que s'ils sont parfaitement digérés.

On prépare aujourd'hui en pharmacie le *glycogène*, qui peut être donné en capsules ou pilules, en plus des autres aliments, au cours des cures de réalimentation.

Comme moyens adjuvants du régime, on peut employer *l'hydrothérapie* sous formes de *douches très courtes* et sans aller jusqu'à la fatigue et de *bains tièdes*, mais on se gardera de donner des bains chauds prolongés, parce qu'ils font maigrir.

Enfin, il y a des médicaments dont l'action, quoique secondaire, est incontestable pour lutter contre l'amaigrissement. Ce sont tout d'abord les *arsenicaux*. L'arsenic doit être considéré comme un véritable modificateur des échanges interstitiels et du fonctionnement glandulaire qui tient sous sa dépendance les phénomènes d'assimilation ou de réserve adipeuse. En pareil cas, il est avantageux d'employer la voie hypodermique : injections de cacodylate de soude, quotidiennes ou tous les deux jours, par séries de dix ou quinze, avec interruption de vingt jours en surveillant l'état général. Si l'estomac et l'intestin le permettent, on donnera des préparations arsenicales par la bouche et des eaux minérales comme la Bourboule, qui est très bonne pour certains tuberculeux.

La *valériane* est utile en diminuant les échanges nutritifs par son action sur le système nerveux. On peut donc l'employer chez les névropathes, les neurasthéniques et les psychasthéniques, en bols, pilules et lavements.

Les glycérophosphates et la strychnine constituent des médications indirectes. L'association de ces médicaments au cacodylate de soude est utile chez les neurasthéniques amaigris.

Dans certains cas, enfin, ce sera l'action psychothérapique, l'isolement du malade loin de son milieu ordinaire, — en le soustrayant aux fatigues ou aux plaisirs énervants qui l'ont déséquilibré, dans une maison de régime et dans un endroit riant, à une certaine altitude, — qui constituera l'élément le plus essentiel du traitement de l'amaigrissement.

CHAPITRE VI

DIABÈTES ET PSEUDO-DIABÈTES
DIABÈTE SUCRÉ

GÉNÉRALITÉS

Le *diabète sucré* est un *syndrome clinique* caractérisé par une *glycosurie permanente* ou tout au moins durable, *associée le plus souvent à la polyurie, à la polydypsie, à la polyphagie, à l'autophagie,* étant bien entendu qu'aucun de ces symptômes n'est indispensable à toutes les périodes et qu'en somme le symptôme essentiel caractéristique est la *glycosurie habituelle avec hyperglycémie.*

Nous disons le **diabète est un syndrome clinique et non une maladie,** parce que le diabète (glycosurie permanente) — de même d'ailleurs que les glycosuries accidentelles et temporaires, — ne reconnaît ni une cause unique, ni des lésions constantes.

La clinique et l'expérimentation enseignent en effet qu'il peut y avoir *glycosurie temporaire ou permanente (diabète)*

1° Par *hyperglycophagie* (glycosuries dites alimentaires), — par *hypoglycolyse musculaire* (insuffisance d'exercice).

2° Par *lésions de divers organes.*

a) Foie. — *Diabète hépatique* avec ses deux modalités (Gilbert et Carnot) : *hyperhépatie* (hypertrophie, congestions, etc.) ; *hypohépatie* (cirrhoses, oblitération de la veine porte, etc.).

b) Pancréas (insuffisance pancréatique). — *Diabète pancréatique* bien connu cliniquement et réalisé expérimentalement (Von Mehring et Minkowski).

c) Rein (insuffisance rénale). — *Diabète rénal* démontré expérimentalement par le diabète phloridzique.

d) Glandes surrénales (hyperépinéphrie). — *Diabète surrénal* démontré expérimentalement par le diabète adrénalique.

e) Thyroïde (hyperthyroïdie). — *Diabète thyroïdien* (hyperthyroïdie, maladie de Basedow).

3° *Par lésions du système nerveux* — mécanisme démontré expérimentalement par Cl. Bernard (1849) : glycosurie provoquée par lésion du bulbe.

a) Maladies organiques surtout bulbo-médullaires : tumeurs cérébrales, paralysie générale, sclérose en plaques, tabes, etc.

b) Névroses et psychoses : chorée, maladie de Basedow, etc.

c) Traumatismes.

4° Par *trouble nutritif général* :

a) Diabète neuro-arthritique, subordonné à une dystrophie générale chronique habituellement héréditaire, et associé ou combiné diversement aux diverses modalités pathologiques dites arthritiques : la goutte, l'obésité, la lithiase, etc.

b) Intoxications aiguës ou chroniques : les plus connues en clinique, d'ailleurs à l'ordinaire fugaces, sont provoquées par le chloroforme ou le chloral ; les plus importantes à connaître, parce que plus souvent méconnues, sont les glycosuries plus ou moins durables, provoquées par les intoxications si sournoises et si fréquentes dues au gaz d'éclairage et à l'oxyde de carbone.

*
* *

La simple classification étiologique précédente suffit à faire comprendre que toutes les **théories pathogéniques** du diabète proposées classiquement : théorie hépatique, théorie pancréatique, théorie nerveuse, théorie glycolytique, conviennent à certains cas particuliers, expliquent certaines modalités cliniques du diabète, mais sont insuffisamment compréhensives. Elles s'appliquent à quelques groupes, mais non à tous.

Actuellement, si l'on fait état de toutes les données cliniques et expérimentales, il faut ou bien se borner à l'étude particulière

des innombrables variétés du diabète ou, élargissant la conception
pathogénique, reconnaître que **le syndrome diabétique manifeste
la réponse organique à la lésion ou à la viciation fonctionnelle
d'un point quelconque du système nutritif glycotrophique.**

Ce système nutritif glycotrophique extrêmement complexe est
présidé, coordonné par le système nerveux cérébro-spinal organique qui assure la synergie fonctionnelle dudit système, d'où la
possibilité d'un *diabète d'origine nerveuse par incoordination
glycotrophique.*

Il est surtout représenté par une série d'appareils glandulaires
(foie, pancréas et à la vérité tout le tube digestif, capsules surrénales, thyroïde, etc.) chargés d'élaborer la matière sucrée, d'en
régir la conservation (glycogénie) et la destruction (glycolyse) et
dont l'hyperactivité ou au contraire l'insuffisance, réalisant la
glycodystrophie, provoquent le *diabète d'origine glandulaire.*

Mais cette propriété glycolytique, quoique plus spécialement
dévolue à certains organes, semble être un attribut fonctionnel des
noyaux cellulaires en général, en sorte que tout vice général de
la nutrition cellulaire, combiné d'ailleurs à l'ordinaire aux troubles
glandulaires susmentionnés, peut provoquer le diabète, *diabète
dystrophique d'origine arthritique ou toxique.*

Signalons en passant l'ingénieuse hypothèse relative au rôle
des glandes endocrines (thyroïde, surrénales, pancréas en partie);
elle suppose que la réaction nucléaire glycolytique ne peut s'effec-
tuer qu'en présence de réactifs catalysants, ou compléments, dé-
versés dans l'économie par les glandes endocrines : en l'absence
de ces ferments complémentaires indispensables, la réaction glycolytique ne pourrait avoir lieu et le diabète serait réalisé (Alba-
hary). A la vérité cette théorie, si elle a contre elle les faits de
diabète précisément provoqué par hyperépinéphrie et hyperthyroïdie, s'appuie au contraire sur les faits bien mis en évidence
par Minkowski et conduisant à admettre que le diabète peut être
provoqué par la suppression de la sécrétion interne du pancréas,
qui chez l'animal normal va exercer son action sur les autres organes glycotrophiques par l'intermédiaire de la circulation.

*
* *

Quoi qu'il en soit, l'exposé étiologique et pathogénique succinct que nous venons de faire met bien en évidence la notion du *diabète syndrome,* relevant de causes diverses et dont la thérapeutique pathogénique — la seule rationnelle — devrait être adaptée à chaque espèce clinique.

Quelque imparfaites que soient encore nos connaissances à ce point de vue, il n'en est pas moins indispensable d'étudier chaque cas avec méthode et de s'efforcer de remonter à la cause initiale de la dystrophie.

« Avant d'entreprendre de soigner un diabétique, il faut l'étudier avec soin non seulement au point de vue de la recherche des symptômes existants, mais dans ses habitudes et son caractère. Le résultat qu'on obtiendra dépend en effet d'une foule de circonstances, la nature même du diabète étant mise à part : la profession, les goûts, l'esprit de l'entourage sont souvent autant d'obstacles à la réussite des conseils que nous donnons[1] » (Le Gendre).

Cette enquête préalable minutieuse permettra parfois de faire disparaître le plus simplement du monde le diabète au début. « J'ai été consulté, il y a quelques années, écrit M. Lépine, par un industriel d'une cinquantaine d'années exempt de tares héréditaires. Il menait une vie normale et n'avait pas de soucis ; son diabète s'était manifesté depuis 2 ans.

« Après un long interrogatoire, je finis par apprendre que depuis 3 ans il avait apporté à ses habitudes une modification qu'il jugeait à tort insignifiante : il était venu habiter son usine, tandis qu'auparavant il faisait quotidiennement, pour s'y rendre 2 fois par jour et en revenir, une marche de huit kilomètres. En possession de ce renseignement, je lui prescrivis de se promener deux heures par jour. Je réglai en même temps son régime. La glycosurie disparut. »

---

1. Diabète, *in Traité de Médecine,* t. I, Masson et Cie.

Les cas aussi faciles sont l'exception. On en rencontre cependant un certain nombre dans la pratique. L'exemple ci-dessus montre combien l'enquête pré-thérapeutique doit être avisée et minutieuse.

*
* *

De toutes façons une **classification anatomo-clinique des diabètes**, pour imparfaite qu'elle soit encore à l'heure actuelle, rendra de grands services en précisant les grandes lignes générales de la thérapeutique antidiabétique.

Nous accepterons, faute de mieux, la moins mauvaise, la plus ancienne, la plus pratique.

Le *diabète gras sans dénutrition* — c'est le plus souvent un diabète neuro-arthritique, ou hépatique par hyperhépatie, c'est le diabète des goutteux florides à foie gros et congestionné, à intestin paresseux, à exercice réduit. Lesdits diabétiques sont à l'ordinaire florissants, gras, colorés, résistants ; gros mangeurs, grands buveurs, bons vivants.

Dans ces cas le poids est nettement supérieur à la normale, il en est de même du taux quotidien de l'urée supérieur à o gr. 40 par kilogramme ; le taux de la glycosurie est moyen, o à 6o grammes. Si l'on recueille l'urine méthodiquement à des intervalles assez réguliers après et dans l'intervalle des repas, on constate que la glycosurie est intermittente ou, si elle est continue, qu'il y a une recrudescence marquée post-prandiale.

Ce sont les cas les plus fréquents, ce sont aussi les meilleurs au point de vue thérapeutique et auxquels suffit à l'ordinaire une hygiène générale et alimentaire correcte, bien étudiée. L'influence de la restriction alimentaire globale, de la réduction spéciale du taux des hydrates de carbone, de l'entraînement musculaire méthodique est considérable.

Le *diabète maigre, diabète avec dénutrition* — c'est le diabète des sujets jeunes, des lésions graves du pancréas, de certaines lésions du foie.

C'est un diabète avec amaigrissement rapide, asthénie progressive, tendance à la cachexie. L'aspect est misérable, la résistance à la fatigue minime.

Le poids est nettement inférieur à la normale ; la polyurie et la glycosurie sont très élevées (plus de 3 litres, plus de 100 grammes). Le taux du sucre excrété peut être supérieur à celui des hydrates de carbone ingérés. Si l'on recueille l'urine à intervalles réguliers, on constate que la glycosurie est continue et que l'influence des repas, pour réelle qu'elle soit, est beaucoup moins marquée que dans les cas précédents.

Ce sont les cas les plus mauvais au point de vue thérapeutique. Il est souvent impossible d'enrayer la dénutrition et d'empêcher la cachexie. Le pronostic est des plus sombres.

Le diabète nerveux — il renferme à la vérité des espèces fort disparates ; mais, si on en écarte les cas manifestement liés à une lésion évidente du système nerveux et dans lesquels il convient de ne considérer la glycosurie que comme un symptôme bulbaire de la maladie organique, il subsiste un type clinique assez bien caractérisé — diabète des citadins, des gens d'affaires surmenés par des travaux intellectuels, soumis à des émotions, à des préoccupations professionnelles incessantes. La dominante clinique est le nervosisme, l'irritabilité. Les signes urologiques sont de même très instables, la polyurie et la glycosurie oscillent d'une semaine à l'autre, d'un jour à l'autre dans des proportions considérables sans parallélisme aucun avec le régime suivi — et souvent on pourra établir une relation évidente et directe entre le surmenage, les préoccupations — la glycosurie et l'état général. L'oxalurie et la phosphaturie sont fréquentes.

Il est bien évident qu'ici l'hygiène générale, le repos intellectuel s'il est possible, la campagne, la régularisation de la vie et la médication nervine seront les indications dominantes.

Ces espèces cataloguées, il reste un certain nombre de *cas indéterminés*, d'étiologie et de symptomatologie variables ; *diabètes post-infectieux, diabètes toxiques, diabètes traumatiques*, etc., de pathogénie complexe et qui ne rentrent pas précisément dans les cadres schématiques précédents. C'est précisément dans ces cas

que l'investigation clinique devra être la plus rigoureuse et la plus
sagace, parce que de la découverte de la cause efficiente du
diabète pourra découler une thérapeutique pathogénique rationnelle et parfois efficace.

Nous reconnaissons avec MM. Richardière et Sicard que les
cadres précédents sont factices et ne peuvent s'appuyer rigoureu
sement ni sur la clinique, ni sur l'anatomie pathologique; ils
n'en sont pas moins jusqu'à nouvel ordre utiles à conserver au
point de vue thérapeutique.

*
* *

Ces généralités essentielles rappelées, nous aborderons le problème thérapeutique — et étudierons successivement :

I. — *Les indications générales du traitement du diabète.*

II. — *Les indications spéciales aux formes cliniques du diabète.*

III. — *Les indications spéciales aux complications du diabète.*

I. — DIABÈTE SIMPLE NON COMPLIQUÉ

Dans le diabète, maladie de la nutrition, — comme dans la
goutte, comme dans l'obésité, — la diététique, l'hygiène générale,
la physiothérapie et plus spécialement la kinésithérapie, constituent le fondement de la thérapeutique. La pharmacothérapie
ne constitue à l'ordinaire qu'un auxiliaire, quelquefois puissant —
souvent négligeable.

DIÉTÉTIQUE.

Régime des diabétiques.

Quelle que soit la cause initiale du diabète considéré, quelles
qu'en soient les manifestations cliniques, la présence du sucre

en excès dans le sang, l'hyperglycémie est la cause principale des troubles fonctionnels et des altérations anatomiques ; une des indications primordiales du traitement consiste donc à en régler l'introduction et la formation dans l'organisme.

Cette indication sera surtout remplie par le régime alimentaire, — la base du traitement des diabétiques.

Avant d'entrer dans le détail, dans le « menu » du régime des diabétiques, il est quelques notions préalables, quelques principes diététiques plus ou moins fortement établis qu'il convient de rappeler, car ils constituent précisément la base rationnelle et expérimentale dudit régime.

Généralités relatives au régime des diabétiques.

I. — *Les hydrates de carbone chez les diabétiques.*

La question des hydrates de carbone est le point central du régime des diabétiques. Elle a singulièrement évolué depuis Bouchardat. On peut dire qu'elle a traversé trois phases : dans une première, que l'on pourrait dénommer *période classique,* on admet que chez le diabétique il faut supprimer ou réduire au strict minimum dans le régime toutes les substances hydro-carbonées ; dans une deuxième, que l'on pourrait dénommer *période critique,* la proposition précédente est l'objet de nombreux amendements, mais elle est, somme toute, conservée et acceptée sous bénéfice d'inventaire dans chaque cas particulier ; dans une troisième enfin, que l'on pourrait baptiser *période révolutionnaire —* c'est la période actuelle — on voit l'emploi diététique de certaines substances hydro-carbonées recommandé au nom de la clinique, non plus comme tolérance possible, mais comme méthode de cure du diabète.

La division, comme toute division didactique, est quelque peu schématique : elle résume assez fidèlement l'évolution de la question.

*
* *

Période classique. — Le plus illustre représentant en France
de la *période classique* a été Bouchardat. La base de son régime
est la suppression ou la restriction considérable des matières sucrées et amylacées. Ses détails en sont trop familiers à tous les
médecins pour que nous insistions. Il est à l'heure actuelle encore accepté comme type schématique de la diététique diabétique.

Cette proposition classique a été traduite en clinique avec une
outrancière rigueur par la diète carnée et adipeuse de Cantani qui
consiste à faire prendre aux malades à tous les repas des viandes
et des graisses à l'exclusion de tout autre aliment. Les dangers
en sont réels, il est à peu près universellement abandonné.

*
* *

Période critique. — La période critique a commencé avec
Bouchardat lui-même, trop excellent clinicien pour méconnaître:
1° les inconvénients, les dangers du régime albumino-graisseux
strict ; 2° la tolérance remarquable de certains diabétiques à l'endroit des hydrates de carbone ; et il l'a exprimé en termes for-
mels : « C'est une suppression très grave que celle des féculents
dans l'alimentation de l'homme ; nous ne les remplaçons que par
des moyens artificiels qu'il faut rendre le moins exclusifs possible.
En forçant la quantité des viandes saignantes, on oublie trop les
deux grands principes de l'hygiène : 1° l'alimentation n'est ré-
paratrice que lorsqu'elle est complète ; 2° l'excès d'un principe immédiat alibile par rapport aux autres qui sont nécessaires pour
réparer les pertes est plutôt nuisible qu'utile » et ailleurs : « Chaque
glycosurique a son coefficient qu'il est indispensable de connaître
par l'essai fréquent des urines et de régler. »

Les acquisitions cliniques de cette période critique peuvent se résumer en ces deux propositions que nous ne formulons telles qu'à seules fins mnémotechniques :

1º Il n'y a pas de diabète, il n'y a que des diabétiques ;

2º Il n'y a pas de sucre, il n'y a que des sucres.

1º IL N'Y A PAS DE DIABÈTE, IL N'Y A QUE DES DIABÉTIQUES.

C'est ce qu'exprimait Bouchardat quand il parlait de l' « équation personnelle d'utilisation du sucre », c'est ce qu'expriment les auteurs contemporains de façon plus concise, mais peut-être moins complète en parlant d'un pouvoir, d'une énergie glycolytique variable. Chaque diabétique, en effet, possède à l'endroit des hydrates de carbone une tolérance qui lui est propre et qui est très variable d'un individu à l'autre. Évaluer cette limite de la tolérance de l'organisme considéré à l'endroit des hydrates de carbone est une nécessité non seulement thérapeutique, mais pronostique ; on y arrivera approximativement d'une façon relativement simple en instituant pendant une période de deux ou trois jours un régime renfermant une quantité déterminée d'hydrates de carbone et en dosant la quantité de sucre éliminée pendant le même temps : la comparaison du poids des hydrates ingérés au poids du sucre éliminé donnera cette limite de tolérance. Supposons que cette tolérance soit de 100 grammes : on pourra, en diététique, accepter la règle de von Noorden et permettre 70 grammes d'hydrates de carbone (deux tiers de la tolérance) si le sujet a moins de trente-cinq ans, 100 grammes (100 pour 100 de la tolérance) si le sujet a plus de quarante-cinq ans. Il faudra répéter de temps à autre cette expérience, car la tolérance peut varier beaucoup d'un moment à un autre.

Si au contraire la quantité de sucre éliminée est supérieure à celle des amylacés ingérés, on sera en présence d'un de ces cas, habituellement très graves, dans lesquels le diabétique fabrique du sucre même avec l'albumine ingérée (expérience de Cantani, observations de von Noorden, Naunyn, etc.) ; on pourra être amené ainsi à des régimes très rigoureux, à la vérité exceptionnels, dans lesquels les albuminoïdes eux-mêmes devront être momentanément proscrits, en se rappelant que 100 grammes d'albumine peuvent donner 40 grammes de sucre.

Il est enfin un cas dans lequel cette tolérance doit faire place à une administration libérale, systématique, thérapeutique, des hydrates de carbone : c'est l'acétonémie, cette épée de Damoclès des régimes trop exclusifs.

Voilà un premier et important amendement à la règle diététique classique sus-énoncée.

2° IL N'Y A PAS DE SUCRE, IL N'Y A QUE DES SUCRES.

Par cette proposition d'apparence énigmatique qui n'a d'autre valeur que celle d'un schéma mnémotechnique, nous voulons rappeler cette vérité chimique et clinique que les différentes matières sucrées et amylacées sont très inégalement nuisibles aux diabétiques, qu'elles sont en particulier très inégalement productrices de glycosurie, que certaines d'entre elles, les pentoses, la lévulose, par exemple, ne passent pas sensiblement dans les urines, que certaines substances amylacées, inuline ou inosite, sont impropres à se changer en glucose et partant inoffensives.

Ce deuxième et non moins important amendement n'avait pas non plus échappé à la sagacité de Bouchardat, puisqu'il autorisait le topinambour qui ne contient que de l'inuline transformable en lévulose. La même tolérance doit s'étendre et pour des raisons identiques aux artichauts, aux crosnes, aux salsifis, aux scorsonères, aux haricots verts, aux salades, aux poireaux et à la plupart des champignons.

En vertu du même principe, certains auteurs, Lépine, par exemple, autorisent l'usage de petites quantités de miel, parce que cet aliment renferme à peu près la moitié de son poids de lévulose ou même de saccharose, qui en se dédoublant fournit de même la moitié de son poids de lévulose. En fait, Piorry avait depuis longtemps constaté que certains diabétiques se trouvent très bien de l'usage de petites quantités de sucre ordinaire. Lépine a confirmé le fait. Nous verrons que certains expérimentateurs contemporains vont plus loin encore. On sait enfin que le lait

qui renferme environ 4o grammes par litre de sucre de lait ou
lactose est admirablement toléré en bien des cas.

*
* *

Période révolutionnaire. — Dans la période actuelle, période
que nous avons qualifiée de *révolutionnaire,* certains hydrates de
carbone, amylacés ou sucres, sont non plus *tolérés* chez certains
diabétiques, mais *ordonnés* comme moyens antidiabétiques.

La *question des pommes de terre* a été rénovée par le P‍ʳ Mossé
(p. 177), de Toulouse. Dans la période critique la plupart des
thérapeutes (Bouchardat, G. Sée, Dujardin-Beaumetz, Bouchard,
Lépine, Lancereaux, Lecorché, A. Robin, etc.) étaient arrivés à
autoriser, à « tolérer » sous bénéfice d'inventaire de petites quantités (100 à 300 grammes) de pommes de terre en guise de pain.
Le Pʳ Mossé, après nombreuses expériences cliniques, a émis les
propositions révolutionnaires suivantes :

« Dans le diabète, la pomme de terre est non seulement un
aliment permis, mais bien un aliment utile, susceptible d'être
avantageusement substitué au pain dans des proportions suffisantes
pour maintenir l'équivalence de la ration alimentaire, c'est-à-dire
deux et demi à trois de parmentières pesées à l'état cru pour un
de pain.

« Cette substitution a été fort bien supportée. La dose quotidienne de pommes de terre s'est élevée d'ordinaire environ à 1 kilogramme, 1ᵏᵍʳ,5oo par jour.

« Ce changement de régime a été suivi d'une diminution rapide
presque immédiate de la soif, de la glycosurie et d'une amélioration
du syndrome urologique coïncidant avec un mieux-être général.

« Ces modifications favorables ont été constatées aussi bien dans
les diabètes des arthritiques, de forme légère, moyenne, sérieuse,
que dans les diabètes maigres à forme grave et dans un cas de
diabète nerveux ou de forme indéterminée. »

Mossé explique ces effets curatifs remarquables de la « cure parmentière » par la richesse de ce tubercule en sels alcalins qui ferait

de la « cure de pomme de terre » une véritable « cure alcaline ».

La question a soulevé d'ardentes controverses ; elle n'est pas définivement jugée — tout récemment Marcel Labbé, Rathéry ont contesté que la pomme de terre soit un aliment amylacé supérieur aux autres (*Soc. des Hôp.*, 1911); elle n'en est pas moins fort suggestive et fort intéressante.

Presque en même temps, von Noorden, dont la compétence en matière de diabète est indiscutable, préconisait chez les diabétiques *l'emploi systématique de la farine d'avoine* et démontrait que l'ingestion de quantités relativement élevées de farine d'avoine, sous forme de bouillie, de purée ou de galettes, non seulement n'augmente pas la glycosurie, mais souvent même la diminue.

Le fait a été vérifié par maints cliniciens, Orlowski, Moor et Luthje, entre autres. Il a été tout récemment contesté en Allemagne comme en France.

On a expliqué cette action de différentes manières: pour les uns, les bouillies d'avoine riches en hydrates de carbone modifieraient favorablement les fermentations intestinales (cette hypothèse semble controuvée par les expériences de Lopetz) ; pour les autres, la farine d'avoine renfermerait un ferment amylolytique spécial, mais la preuve n'en est pas faite ; pour les derniers enfin (Lopetz, Luthje), les résultats de la cure d'avoine de von Noorden seraient plus apparents que réels : la plus grande partie de ladite farine étant éliminée par les garde-robes sans avoir été dirigée et absorbée, ils se basent sur ce fait que l'examen batériologique quantitatif des fèces pratiqué suivant la méthode de Strassburger montre un élévation considérable des bactéries pendant la cure d'avoine.

La suggestion n'en est pas moins à retenir.

Les mêmes considérations s'appliquent à la *cure de riz* de von Dühring et à la *cure de lait* de Winternitz.

Enfin le *sucre ordinaire, la saccharose, le glucose* même seraient, d'après des travaux tout récents, parfaitement indiqués en certains cas. Nous avons déjà rappelé plus haut que l'expérience clinique indiquait parfois une tolérance remarquable de certains diabétiques à l'endroit du sucre.

Dans un cas de diabète grave avec forte acétonurie Arnheim fit l'observation suivante[1] : il administra plusieurs fois à son patient par la voie rectale une solution de dextrose à 3o pour 1oo. La solution fut bien absorbée et Arnheim constata que l'excrétion de sucre n'était en rien modifiée, mais qu'en revanche l'acétone et l'acide acétique disparaissaient de l'urine. Orlowski[2], à la clinique de von Noorden, constata de même que l'administration rectale d'une solution de dextrose ne modifiait en rien l'excrétion de glycose, quoique 5o pour 1oo de la solution fût absorbée, mais il ne nota aucune action sur l'acétonurie. Bingel fit la même constatation.

Defale enfin aurait remarqué que certains diabétiques voient leur glycosurie diminuer sous l'influence du sucre alimentaire à condition toutefois que le sucre, administré à la dose de 35 à 1oo grammes par jour sous forme d'eau sucrée ou de café sucré, soit absorbé par doses fractionnées, en dehors de l'alimentation et avant d'accomplir un travail physique ; dans 95 pour 1oo des cas, il aurait constaté un relèvement des forces et un abaissement du taux du glucose.

Mentionnons, pour finir, l'action antidiabétique extrêmement remarquable du *glycogène* ou amidon animal à très petites doses — 2 grammes au maximum — si nettement mise en évidence par Laumonier[3]. Il semble ici que le glycogène agisse comme un excitant de la cellule hépatique, soit qu'il modère, soit qu'il augmente son activité ; mais ce qui est certain, c'est que, dans les cas publiés, l'amélioration a été rapide et manifeste et que tous les grands symptômes ont été nettement amendés.

N'avions-nous pas raison de qualifier cette phase diététique de révolutionnaire ?

*
* *

A l'heure actuelle il nous paraît sage de nous en tenir aux en-

1. *Ztschr. f. phys. u. diät. Ther.*, Bd. 8, H. 2.
2. *Ztschr. f. phys. u. diät. Ther.*, Bd 8, H. 9.
3. Soc. de thérapeutique, 23 déc. 1903.

seignements de la période critique, en tenant compte toutefois des suggestions relatives à la possibilité de faire entrer dans le régime, sous certaines conditions, les pommes de terre, la farine d'avoine, le riz ou le lait, voire le sucre.

En ce qui concerne les cures systématiques (pommes de terre, farines d'avoine, riz), on peut dès aujourd'hui affirmer que dans l'ensemble les résultats ne sont ni aussi brillants, ni aussi constants que les travaux des novateurs l'avaient fait espérer.

Toutefois la pratique systématique de ces cures amène à constater qu'en général un diabétique excrète moins de sucre, s'il absorbe des quantités glyco-équivalentes de pommes de terre seules, ou de riz seul, ou de farine d'avoine ou de pain, que s'il absorbe un mélange desdites substances, en sorte qu'il paraît préférable d'autoriser lesdits aliments séparément pendant des périodes successives plutôt que simultanément.

. Au surplus tout régime, qu'il s'agisse du diabète ou de tuberculose, tout régime théoriquement établi ne doit être formulé que sous bénéfice d'inventaire et c'est ce que nous avons voulu exprimer en écrivant : « Il n'y a pas de diabète, il n'y a que des diabétiques. » Cet examen direct et méthodique du sujet considéré est la condition essentielle de l'établissement d'un régime, quel qu'il soit, aucune considération théorique ne peut prévaloir contre ce principe.

L'institution du régime dans le diabète doit être individuelle, basée sur ce que Bouchardat appelait « l'équation personnelle d'utilisation du sucre », sur ce qu'on appelle aujourd'hui de façon plus concise « l'énergie glycolytique ».

On pourra arriver par tâtonnement à la constitution du régime individuel de glycosurie minima ; mais il sera plus rationnel, quand la chose sera pratiquement possible, de procéder de la façon suivante : soumettre pendant trois jours le malade à son régime habituel, y compris les aliments glycogéniques (pain, bière, lait, etc.), la quantité d'hydrates de carbone y contenus étant simplement évaluée aussi exactement que possible ; — doser la quantité totale de sucre éliminée pendant le même temps. La comparaison des deux chiffres ainsi obtenus indiquera *la limite de la tolérance de l'organisme aux hydrates de carbone* ou, en d'autres termes, la quantité maxima d'hydrates de carbone que l'organisme étudié peut supporter sans éliminer de sucre ; au-dessus de 45 ans on pourra autoriser cette quantité dans le régime alimentaire ; au-dessous, il sera sage de n'en autoriser que les 2/3.

Si au contraire la quantité de sucre éliminée est supérieure à celle des amylacés ingérés, on sera en présence d'un de ces cas, habituellement très graves, dans lesquels le diabétique fabrique du sucre même avec l'albumine ingérée (expérience de Cantani, observations de von Noorden, Naunyn, etc.) ; on pourra être amené ainsi à des régimes très rigoureux, à la vérité exceptionnels, dans lesquels les albuminoïdes eux-mêmes devront être momentanément extrêmement réduits, en se rappelant que 100 grammes d'albumine peuvent donner 40 grammes de sucre.

Enfin, il existe à l'égard de certains aliments, les plus usuels, lait, bière, fruits, etc., des *idiosyncrasies très marquées*, des intolérances ou au contraire des tolérances tout à fait remarquables au point de vue glycosurique ; il faudra les rechercher avec soin et souvent l'auto-observation des malades sera des plus utiles à consulter à cet égard.

**
* **

II. — *L'alcool et les graisses dans la diététique des diabétiques.*

Le coma diabétique étant jusqu'ici à peu près incurable, sa prophylaxie est beaucoup plus intéressante pour nous que son traitement ; les acétones jouant un rôle indubitable dans la genèse de cet accident, *la diète des diabétiques devra, entre autres choses, viser à restreindre au minimum la formation des acétones.*

Des trois grands groupes de substances alimentaires, les hydrates de carbone ne jouent aucun rôle dans la genèse des acétones dont ils diminueraient plutôt la formation. Les albuminoïdes au contraire étaient considérés jusqu'ici comme la principale source des acétones dans l'organisme, d'où le conseil classique dans les diabètes graves de constituer le régime avec des doses modérées de viande et des doses élevées (150 à 200 grammes) de graisses.

Les travaux les plus récents de Galmugden, Schwarz et Waldfogel semblent bien démontrer que les graisses constituent la source la plus importante des acétones et ceci n'est pas fait pour simplifier la diététique des diabètes graves, chez lesquels, comme nous venons de le rappeler, les graisses étaient précisément considérées comme les aliments les meilleurs et les plus inoffensifs. Il était intéressant de vérifier ces faits par l'emploi d'autres méthodes et c'est ce qu'ont fait à la Clinique médicale de Buda-Pesth Benedikt et Török[1], particulièrement qualifiés pour cette étude par leurs travaux antérieurs.

*
* *

Les auteurs précités conduisirent leurs expériences de la façon suivante : chez des individus normaux rendus acétonuriques par un régime exempt d'hydrates de carbone et très riche en graisses, ils remplacèrent une certaine quantité de graisse par une quantité isodynamique d'alcool. Le résultat fut que la substitution de l'alcool abaissa en moyenne de 15 pour 100 l'excrétion quotidienne d'acétone. La même expérience substitutive fut instituée chez des diabétiques acétonuriques (4 séries d'expériences) et fut beaucoup plus démonstrative encore, puisqu'elle fit constater un abaissement de 31 pour 100 du taux des acétones et un abaissement de 11 pour 100 du taux des ammoniaques excrétées.

Des résultats inattendus furent constatés relativement à l'assimilation du sucre et au métabolisme des albuminoïdes : dans les 4 séries d'expériences la glycosurie fut abaissée dans des proportions de 13 à 36 pour 100 ; il en fut de même de l'excrétion azotée, abaissée de 8,2 à 14 pour 100. A vrai dire l'action de l'alcool sur la glycosurie avait déjà été signalée par maints auteurs.

1. Budapesti Orvosi, Ujsag, 1905, n° 38.

Quoi qu'il en soit, ces expériences cliniques confirment ces trois notions :

1° Que les graisses jouent un rôle important et peut-être prépondérant dans la production intra-organique des acétones ;

2° Qu'au point de vue de l'action favorable exercée tant sur l'utilisation intra-organique des sucres que des substances azotées l'alcool s'est montré chez les diabétiques très supérieur aux graisses ;

3° Qu'au point de vue calorigénique enfin les calories-alcool sont, chez les diabétiques, beaucoup mieux utilisées que les calories-graisses, une grande partie de ces dernières étant perdues par suite de la transformation acétonique, en sorte que pour les organismes diabétiques 1 gramme de graisse est loin d'équivaloir à 9^c,3.

Dans les organismes sains les aliments non azotés peuvent se ranger dans l'ordre diététique suivant : les hydrates de carbone, les graisses viennent ensuite et en dernier lieu l'alcool ; pour les organismes diabétiques, l'ordre doit être renversé : l'alcool vient en premier lieu, les graisses ensuite, et enfin les hydrates de carbone.

*
* *

Les conclusions pratiques de ces recherches sont les suivantes :

1° *L'augmentation de la ration des graisses chez les diabétiques n'est pas indifférente, puisqu'elle favorise la formation des acétones ; en sorte que, si dans les diabètes graves un régime à prédominance graisseuse est prescrit, il devra être soigneusement contrôlé par des analyses fréquentes d'urine et ledit régime sera amendé par la substitution d'hydrates de carbone facilement assimilables, aussitôt que l'urine contient des traces d'acétone.*

Toutefois, dans les diabètes légers et moyens, dans tous les cas où il n'y a aucune menace d'acétonémie, les graisses conservent, il faut bien le savoir, une inappréciable valeur, ce sont les substitutifs naturels et obligatoires des hydrates de carbone chez les diabétiques ;

2° L'alcool est pour les diabétiques un aliment encore meilleur que les constatations antérieures le faisaient supposer. En effet il diminue, dans des proportions considérables, la formation des acétones, améliore l'assimilation du sucre et favorise encore plus que les graisses le métabolisme des aliments azotés. En conséquence, il sera rationnel dans les diabètes graves de remplacer dans le régime une partie des graisses par de l'alcool. 5o à 8o grammes d'alcool (35o à 56o calories) semblent constituer la ration quotidienne optima des diabètes graves.

Ajoutons qu'en vertu d'une observation diététique bien connue l'addition de vin au régime facilite singulièrement la digestion des graisses.

Les diabétiques supportent à l'ordinaire très bien l'alcool : on devra cependant veiller à ce que l'usage ne dégénère pas en abus. Dans les diabètes légers on devra réduire sensiblement la ration ci-dessus. On ne devra pas perdre de vue non plus les contre-indications habituelles : artériosclérose, albuminurie, néphrites, cirrhoses, névrites, etc. ; il conviendra aussi d'être particulièrement attentif dans le diabète des enfants.

On sait que certains auteurs ont préconisé l'emploi de l'alcool à hautes doses dans le traitement du coma diabétique, on voit par les expériences ci-dessus rappelées, que cette méthode n'est pas tout à fait irrationnelle.

*
* *

III. — *Les aliments albuminoïdes chez les diabétiques.*

En ce qui concerne les *aliments albumineux,* les viandes en particulier qui constituent nécessairement avec les graisses la base de l'alimentation des diabétiques, leur emploi diététique comporte les observations suivantes relatives aux dangers que leur abus peut provoquer.

1° Il est d'observation courante que l'excès de l'alimentation carnée chez les diabétiques peut diminuer leur tolérance à l'endroit des hydrates de carbone et que l'on peut voir sous cette influence un diabète léger se transformer en un diabète grave. C'est déjà une raison pour amender le régime par l'introduction d'aliments hydrocarbonés au fur et à mesure que la tolérance du malade le permet.

2° L'excès d'alimentation carnée favorise chez les diabétiques le développement d'auto-intoxication de 3 façons :

a) Au cours des processus cataboliques des albuminoïdes le soufre et le phosphore sont oxydés et transformés en acide sulfurique et en acide phosphorique.

b) Parmi les produits de désassimilation des substances albuminoïdes se rencontrent de nombreuses substances azotées à fonctions acides, qui normalement sont complètement oxydées et transformées en urée et substances similaires, mais qui chez le diabétique subsistent incomburées. Parmi les produits de dégradation incomplète de ces substances intermédiaires figurent précisément l'acide oxybutyrique, l'acide diacétique, l'acétone, qui jouent, comme on sait, un rôle encore mal défini mais certain dans la genèse du coma diabétique. Nous avons rappelé plus haut le rôle que les graisses pouvaient jouer dans cette genèse.

c) La suralimentation carnée augmente enfin de façon considérable les putréfactions intestinales.

Au surplus, chez un individu normal, la suppression radicale des hydrates de carbone provoque généralement au bout de quelques jours l'acétonurie.

Ces considérations confirment toutes les suggestions précédentes relatives à l'utilité des hydrates de carbone dans le régime des diabétiques ; car les hydrates de carbone exercent manifestement une action empêchante sur la formation de l'acétone et des acides diacétique et oxybutyrique, ainsi que sur les putréfactions intestinales.

On ne peut que se rallier aux propositions si judicieuses formulées par MM. Linossier et Lemoine[1].

---

1. La ration albuminoïde dans le régime des diabétiques, *Soc. méd. des hôp.*, Paris, 10 avril 1908.

I. Le régime d'un diabétique doit être étudié non seulement au point de vue de sa ration hydrocarbonée, mais de sa ration globale. L'étude de la ration albuminoïde présente une importance toute spéciale.

II. Les substances albuminoïdes peuvent aggraver la glycosurie par le sucre qu'elles fournissent dans leur dédoublement intra-organique, mais ce mécanisme n'est invocable que dans les glycosuries de nutrition (par vice de nutrition) et non dans les glycosuries d'alimentation (par excès d'hydrates de carbone).

III. Dans toutes les formes de diabète elles peuvent aggraver la glycosurie, en exerçant par elles-mêmes une action défavorable sur le trouble de nutrition mal défini dont la glycosurie est la conséquence.

IV. Enfin elles peuvent aggraver le diabète, même dans les cas où elles n'accentuent pas la glycosurie.

Von Noorden (loco citato) — et MM. Linossier et Lemoine paraissent se rallier à cette formule — admet comme une bonne formule de régime, chez tous les diabétiques dont la restriction de l'alimentation hydrocarbonée ne suffit pas à faire disparaître le sucre, l'abaissement pendant 14 jours de la ration albuminoïde normale entre 60 et 70 grammes, alternant avec une ration normale de 100 à 210 grammes pendant 14 autres jours. Il est utile de retenir ce schéma.

*
* *

IV. — *La ration globale des diabétiques.*

Le régime institué devra être assez nourrissant pour maintenir en équilibre les échanges organiques, c'est-à-dire pour éviter les deux écueils de l'hyponutrition, du dépérissement et de l'hypernutrition avec réveil de la glycosurie, hyperazoturie, etc. A ce point de vue trois éléments pourront servir de guides : l'*examen méthodique hebdomadaire du poids, l'examen urologique systématique* (quantité, densité), enfin les *considérations calorimétriques* suivantes.

Il est bien évident que dans le calcul de la ration du diabétique il faut tenir compte de la quantité de sucre éliminée par l'urine et par conséquent « perdue » pour la nutrition. Par exemple :

1ᵉʳ diabétique : nourriture.	250 gr. hydrates de carbones	= 1 000 calories.
urine. . .	25 gr.	—	= 100 —
utilisée par nutrition = 225 gr.	—	= 900 —

2ᵉ diabétique : nourriture.	250 gr. hydrates de carbones	= 1 000 calories.
urine. . .	100 gr.	—	= 400 —
utilisée. 150 gr.	—	= 600 —

Le même calcul s'appliquerait bien entendu à la ration complète ; en sorte que chez le diabétique le calcul théorique calorimétrique de la ration d'entretien doit être opéré en ajoutant à la ration d'un individu normal de même poids le nombre de calories équivalent à la quantité de sucre éliminée par l'urine dans les 24 heures.

Nous avons vu qu'on admet assez généralement qu'un individu dépense par kilogramme 30 à 35 calories, à l'état de repos ; d'autre part, la combustion d'un gramme de sucre donne *grosso modo* 4 calories ; soit P le poids du malade, *p* le poids de sucre éliminé dans les vingt-quatre heures, le nombre de calories nécessaire à cet organisme sera

$$C = 35\,P + 4\,p.$$

Soit un homme de 78 kilogrammes éliminant 100 grammes de sucre, son régime alimentaire devra lui fournir *approximativement*

$$35 \times 75 + 4 \times 100 = 3\,025 \text{ calories.}$$

Toutefois il semble résulter des recherches des divers cliniciens que contrairement à la tradition on peut, on doit même admettre que le diabétique gras, le diabétique arthritique a des besoins alimentaires inférieurs à ceux des sujets sains. Linossier et Lemoine (*loco citato*) ont pu abaisser sans dommage la ration à 20 calories, 5 par kilogramme, chez un de leurs malades. Au surplus on ne saurait assez le répéter, rien ne vaut l'étude directe du sujet.

On instituera son régime en conséquence en se rappelant les chiffres suivants : 1 gramme de graisse donne 9 calories ; 1 gramme d'alcool, 7 calories ; 1 gramme de sucre ou d'hydrate de carbone ou d'albumine, 4 calories.

D'autre part le *régime devra être subordonné à l'état des fonctions digestives du malade*; mais on peut dire qu'en général l'estomac du diabétique fonctionne normalement ; on pourra même le plus souvent compter sur un pouvoir digestif et absorbant considérables, extraordinaires, étant exceptés les cas de lésions graves du pancréas.

*
* *

V

Il est une recherche urologique indispensable avant toute prescription diététique, c'est celle de la *réaction dite de Gehrardt:* chez un sujet qui n'a pris ni produits salicylés ni antipyrine, *les urines qui se colorent en rouge* Porto ou vieux Bourgogne *par addition d'une goutte de perchlorure de fer renferment de l'acide diacétique,* produit intermédiaire autre l'acide β oxybutyrique et l'acétone, pouvant dériver de l'un et de l'autre. Ces corps semblent jouer un rôle prédominant dans la genèse du coma diabétique, ce sont en tous cas des corps témoins des plus précieux pour le pronostic. Les diabétiques chez lesquels cette réaction sera constatée devront être étiquetés : *diabètes avec acidose, acétonémiques,* et particulièrement surveillés. Leur régime, nous le verrons, devra être spécialement amendé.

L'examen de l'urine à jeun, recueillie de 8 heures à midi — *après évacuation préalable de la vessie* — *comparé à celui de l'urine recueillie de midi à 4 heures* fournit aussi des renseignements pronostiques précieux.

Si l'urine de jeûne (8 heures-midi) ne renferme pas de sucre, le régime antidiabétique donnera à peu près sûrement de bons résultats.

Si l'urine de jeûne renferme du sucre, quoique moins que l'urine post-alimentaire, le régime devra être institué, mais les résultats en seront douteux.

Si l'urine de jeûne renferme plus de sucre que l'urine alimentaire, le régime strict sera plus nuisible qu'utile.

*
* *

Si nous essayons de résumer en une brève formule clinique l'ensemble des observations précédentes, il semble qu'on puisse dire :

Chez les diabétiques il est rationnel de réduire les aliments albuminoïdes à un taux modéré correspondant dans la pratique à 70 à 120 grammes d'albumine, de réduire la ration des hydrates de carbone conformément aux résultats de l'expérience clinique, de compléter la ration par des graisses. Contrairement à une opinion très répandue, les besoins organiques des diabétiques arthritiques correctement traités, c'est-à-dire recevant un régime adéquat à leur état, ne sont pas supérieurs à ceux de l'homme normal ; ils peuvent osciller autour de 3o calories par kilogramme.

VI. — *Régime pour diabète non compliqué.*

La connaissance des éléments susmentionnés : quantité d'hydrates de carbone tolérée par l'organisme, — idiosyncrasie à l'égard des aliments usuels, — coefficient calorimétrique approximatif, — capacité digestive, — examen urologique, — permettra la constitution d'un régime rationnel, qu'il conviendra de modifier ultérieurement suivant les indications supplémentaires recueillies par l'observation clinique méthodique.

Il sera bon en particulier d'examiner fréquemment l'urine, afin de s'assurer si la tolérance du malade ne s'est pas modifiée ; cette tolérance s'accroît généralement sous l'influence d'un bon régime.

Dans la pratique urbaine il est quelquefois difficile de mesurer aussi exactement que dans une clinique la tolérance du malade à l'endroit des hydrates de carbone. Dans ce cas on formulera le régime conformément aux principes traditionnels, en l'adaptant aux particularités individuelles du patient (poids, état du tube digestif, du cœur, des reins, etc.).

Si le régime institué convient ou non, et s'il doit être modifié et en quel sens, on s'en rendra compte assez facilement :

1° En notant la diminution ou l'augmentation du sucre des 24 heures, en tenant compte, bien entendu, de la quantité quotidienne totale d'urine ;

2° En recueillant le « sentiment » de mieux ou de pire éprouvé par le patient ;

3° En examinant l'état général et l'augmentation ou la diminution des symptômes diabétiques (polydypsie, polyphagie, asthénie, prurit, furonculose, etc., etc.).

*
* *

En se basant sur les notions, principes et observations précédentes, on peut établir comme suit les éléments constitutifs du **régime antidiabétique.**

Toutes les *viandes* pourront être autorisées et de préférence les viandes grasses, si elles sont bien digérées ; à ce point de vue (richesse en corps gras) on peut les ranger de la façon suivante : saucisse, cervelas (40 pour 100), porc gras (38 pour 100), mouton gras (36 pour 100), bœuf gras (26 pour 100).

A ce même point de vue les huiles (100 pour 100), le beurre (83 pour 100), les fromages gras comme le Gervais (45 pour 100), les crèmes (30 pour 100) pourront être très utiles.

Les *poissons,* les crustacés, les coquillages, les huîtres pourront entrer régulièrement dans tout régime alimentaire de diabétique.

Les *œufs* sont précieux à plus d'un titre : ils fournissent en moyenne 75 calories, ils sont habituellement facilement digérés ;

ils contiennent de la lécithine, mais bien des auteurs (Schmitz, Lorand) conseillent de s'en tenir à la dose moyenne de deux à quatre œufs, surtout s'il y a albuminurie.

Les *légumes verts* sont particulièrement recommandables : cresson, concombres, choux blancs, salade verte, radis, épinards, choucroute, choux de Bruxelles, endives, laitue, asperges, jets de houblon, haricots verts, artichauts. Il y aura avantage à les prescrire préparés avec des corps gras, huile ou beurre. Lorand aurait remarqué une diminution appréciable de la soif chez des diabétiques absorbant une suffisante quantité de verdures crues, Mossé a fait la même remarque à l'occasion des pommes de terre. Ceci n'a rien de surprenant, étant donnée la teneur en eau desdits aliments (75 à 93 pour 100).

Les *pommes de terre* tiennent, en effet, une place à part dans les féculents, si sévèrement proscrits du régime antidiabétique. Presque tous les auteurs les autorisent en petite quantité comme succédané du pain, en se basant sur l'expérience qui montre qu'elles sont en général bien tolérées, et sur cette considération qu'elles sont relativement peu riches en hydrates de carbone (16 pour 100) et qu'elles sont très aqueuses (75 à 80 pour 100). Mossé va jusqu'à préconiser une « cure parmentière » dans certaines formes de la glycosurie ; il donne 1 000 à 1 500 grammes de pommes de terre dans les 24 heures en remplacement du pain et aurait ainsi obtenu dix-neuf fois sur vingt une diminution notable de la glycosurie, de la polyurie, de la polydipsie. Ces résultats n'ont pas, dans leur ensemble, été confirmés. Peut-être la richesse relative des pommes de terre en sels de potasse joue-t-elle un rôle dans cette action ? C'est tout au moins une indication à en faire état dans le régime des diabétiques, dans les limites de la tolérance individuelle dûment établie par une investigation méthodique. Elles constituent d'ailleurs un excellent véhicule à la graisse et on pourra les conseiller en guise de pain (pommes de terre dites en « robe de chambre », pommes de terre cuites au four, etc.) ou à titre de légumes (pommes de terre frites, etc.). Dans le même ordre d'idées, Bouchardat permettait une certaine quantité de topinambours, riches surtout en inuline qui se transforme en lévulose, bien plus inoffensive que la glucose. Les recherches plus récentes de Külz et d'Abelman ont confirmé cette manière de voir ; cependant la question soulève encore aujourd'hui de sérieuses controverses [1].

Chez les diabétiques, dans les régimes sévères, les fruits sont défendus à cause de leur teneur en sucre ; mais, aussitôt que les hydrates de carbone sont tolérés en quantité modérée, les fruits peuvent et doivent être autorisés, avec ménagements, car rien ne facilite autant au diabétique l'observance de son régime.

On tiendra compte dans cette prescription des facteurs suivants :

1° *Certains fruits renferment une quantité inférieure à 5 pour 100 de sucre et d'hydrates de carbone (oranges, airelles, groseilles, framboises)*, en sorte que 100 grammes d'oranges pelées par exemple, soit à peu près la valeur d'une belle « Valence », renferment moins d'éléments glycogéniques que 10 grammes de pain et encore supposons-nous l'orange bien mûre.

2° *Souvent plus de la moitié des sucres des fruits sont constitués par de la lévulose*, de sorte qu'en règle générale les fruits sont beaucoup mieux supportés que les quantités équivalentes de pain ou de céréales ; c'est ce qui explique que, dans les tables de Von Noorden par exemple, le taux permis des fruits soit supérieur aux quantités glyco-équivalentes de pain et de céréales.

3° Tous les fruits, les *fruits* à noyaux en particulier, *contiennent moins d'hydrates de carbone quelques jours avant la maturité.*

4° Par cuisson dans l'eau les fruits perdent une grande partie de leurs sucres et de leurs hydrates de carbone ; les diabétiques pourraient donc être être autorisés à manger des *compotes de fruits* très *peu mûrs*, fabriquées au besoin avec addition de lévulose (5 à 10 grammes), de saccharine, de krystalline à la dose juste suffisante pour relever la fadeur du fruit cuit; ils mangeront seulement les fruits et rejetteront le jus qui renferme le plus de sucre.

1. V. *Presse médicale*, 21 mars 1903, p. 251.

On pourrait encore, comme il a déjà été dit pour les légumes, jeter l'eau de première cuisson et en faire subir une seconde. D'après Von Noorden, 100 grammes de pêches renferment 9^{gr},5 d'hydrates de carbone. Soumises à cette préparation, elles perdent 7^{gr},7, il n'en reste que 1^{gr},8. Mais à vrai dire le mets est alors tellement fade que le malade, malgré l'addition de vanille, de cannelle, de girofle, de jus de citron, de vanilline, ne le prend pas volontiers et l'on perd l'avantage précité.

5° On doit déconseiller en temps ordinaire l'usage des *fruits conservés* à cause de leur richesse en sucre ; mais, dans les cas légers, et hors saison, on peut en autoriser l'usage modéré dans les conditions suivantes : on lavera les fruits à fond pendant 10 heures, puis on les cuira, on obtiendra une compote savoureuse, pauvre en sucre. Une cuiller à soupe de pruneaux ou de pommes ainsi préparés renferme 1^{gr},5 d'hydrates de carbone.

6° Quant aux *confitures*, voici des conseils pratiques à leur sujet : cuire les fruits naturellement sans addition de sucre et les conserver dans des vases de verre petits, suffisants à la consommation de 2 ou 3 jours, car les confitures non sucrées se conservent mal plus longtemps ; on les relèvera au besoin par addition de saccharine. Certains fruits donnent ainsi d'excellentes compotes et conserves d'une teneur très faible en hydrates de carbone (rhubarbe, 0,33 pour 100, groseilles à maquereau 2 à 3 pour 100, airelles 2 à 5 pour 100, etc.).

Les fruits huileux, amandes, noisettes, noix, sont permis en saison.

Le *lait* est d'un emploi délicat, — il est des plus précieux dans certaines formes de diabète, en particulier dans certaines glycosuries compliquées d'albuminurie, mais il faut savoir qu'il est parfois mal toléré et que tels diabétiques, qui supportent à merveille des quantités modérées de pain ou de parmentières, voient leur glycosurie s'accroître ou reparaître sous l'influence de 200 grammes de lait ; le fait n'a rien de surprenant si l'on a présente à l'esprit la teneur moyenne du lait en sucre : lactose 4 pour 100. Dans ces cas, on pourrait essayer des laits gras ramenés artificiellement au taux de 1 pour 100 de lactose et 6 pour 100 de graisse. Dans le même ordre d'idées, les crèmes, fromages gras, Gervais, Neufchâtel, Hollande, Gruyère bien frais sont des plus recommandables.

L'*alcool*, le *vin* en particulier, sont en général fort bien supportés par les diabétiques ; pour bien des auteurs, von Noorden, Hirschfeld, Lorand, ils seraient même particulièrement recommandables. Nous avons vu que l'expérimentation est favorable à cette manière de voir.

En fait, il fournit 7 calories par gramme, il facilite la digestion des graisses ; *enfin et surtout* il amène en certains cas un abaissement de la glycosurie. Lorand rapporte à ce sujet le cas d'un neurasthénique qui présentait de la glycosurie après l'ingestion d'une assiette de riz, et qui pouvait en absorber deux sans éliminer de sucre s'il arrosait son repas d'un demi-litre de vin blanc d'Autriche ; un autre de ses malades, âgé de cinquante-huit ans, ayant 1 pour 100 de sucre, ne se tenait à aucun régime alimentaire et mangeait même abondamment des fécules, sans présenter trace de glycosurie, quand il buvait un à deux litres de vin blanc par jour. En fait, sauf complications hépatiques ou rénales, les vins peuvent être autorisés à doses modérées, un demi à un litre, bordeaux, bourgognes rouges ou blancs, vins du Rhin, de la Moselle, de l'Autriche-Hongrie, mais il nous paraît dangereux de suivre certains thérapeutes qui autorisent des boissons très riches en alcool, telles le whisky ou le cognac (50 à 60 pour 100 d'alcool).

La bière, en revanche, doit être sévèrement proscrite, parce qu'elle renferme 6 pour 100 de sucre, en particulier de maltose facilement résorbée, et que, d'après Léo, les produits de la fermentation par la levure ont une action spécialement nocive dans le diabète.

Inutile de dire que le cidre, le vin doux et les vins liquoreux doivent être absolument défendus.

On pourra encore conseiller comme boisson l'eau pure additionnée de jus de citron, ou de thé ou de café.

Le *pain* enfin doit être autant que faire se peut supprimé et remplacé par des pommes de terre, nous avons dit plus haut pourquoi ; mais il est prudent, en tenant compte de la tolérance individuelle, d'en permettre de petites quantités (5o à 100 grammes), même et peut-être surtout dans les cas les plus graves.

Le *pain ordinaire*, le pain blanc, pain de froment, renferme 5o à 6o pour 100 d'hydrates de carbone ; le pain de seigle, 4o à 5o pour 100 ; le pain de Graham, sorte de pain de son lourd et peu poreux, 4o pour 100. Lépine prescrit de préférence la mie de pain, plus aqueuse, moins riche en hydrates de carbone et mieux supportée par les gencives. Les avis à ce sujet sont partagés, mais l'état des genvices et des dents est évidemment à prendre en considération.

On a proposé divers succédanés du pain à l'usage des diabétiques : les biscuits et *pains de gluten* préparés avec du gluten de froment ; leur composition est très variable, mais ils renferment toujours une proportion appréciable d'hydrates de carbone (albumine 55-75 pour 100, hydrates de carbone 10-3o pour 100). — Le pain de Liebig, espèce de pain de gluten débarrassé de ses hydrates de carbone, est tellement insipide que peu de malades l'acceptent. — On en peut dire autant du *pain d'amandes* de Pavy et du pain préparé avec les *fèves de Soja,* recommandé par Dujardin-Beaumetz. — On peut encore employer du pain sans mie, dit pain de Seidl, qui ne renferme guère que 3o pour 100 d'amidon. — Chez les diabétiques amaigris, débilités, on pourrait conseiller l'usage des pains d'Ebstein, fabriqués avec de l'aleurone ou de l'ergon (substances albumineuses) et dont la teneur en hydrates de carbone est faible, inférieure à 3o pour 100.

Enfin, comme *édulcorant,* on emploiera, suivant le cas ou le goût du malade, certains composés de la série aromatique qui ne sont pas des hydrates de carbone, et dont le pouvoir sucrant est pourtant intense : saccharine (benzolsulfinide), — dulcine (paraphénétolcarbamide), — glucine, — qui sont sans influence sur l'élimination du sucre.

La glycérine est doublement recommandable dans ce but. Mais

il faut compter avec la répugnance que détermine fréquemment chez les malades l'usage prolongé de ces substances.

*
* *

Pain et Gâteaux pour diabétiques.

Les 3 desiderata à remplir dans la constitution de pain ou de gâteau pour diabétiques sont :

1° Un desideratum chimique primordial : la teneur faible ou nulle de la pâte en amidon.

2° Un desideratum gastronomique : la constitution d'un aliment d'un goût agréable.

3° Un desideratum culinaire, « boulanger » : la constitution d'une pâte, d'un bloc, d'un aliment de consistance élastique, « masticatoire », homogène, bien agglutiné, comme le pain ou la brioche.

Les deux premiers desiderata sont faciles à remplir : il suffit de choisir des substances grasses ou albumineuses parfaitement exemptes d'amylacés ; à ce point de vue, la crème et les œufs fournissent des matériaux dont le mélange en proportions convenables, additionné d'un peu de sel, répond parfaitement aux 2 premières conditions, savoir d'être un aliment albumino-graisseux strict fort agréable au goût.

Mais il lui manque entièrement, quelles qu'en soient les proportions respectives et la cuisson, la consistance ferme et élastique tout à la fois si caractéristique du pain et de la pâtisserie, de plus le mélange susdit est véritablement « surgras » et lourd surtout en l'absence de sucre. Pour remplir la condition « boulangère » il faut de toute nécessité additionner le mélange précédent de substances possédant précisément cette propriété agglutinante qui a valu son nom au gluten.

L'addition de blanc d'œuf seul à la pâte précédente donne après cuisson une masse plus ou moins ferme, plus ou moins compacte, mais qui n'a aucune « tenue », aucune élasticité, bref c'est une crème qui n'a rien à voir avec le gâteau ou le pain.

L'addition de gluten ou de farine de son ne renfermant plus que des traces d'amidon ou d'un mélange en proportions variables de gluten et de son donne au contraire les résultats les plus satisfaisants tant au point de vue du goût que de la consistance et de la conservation. On parvient ainsi à fabriquer avec un travail spécial de la pâte de véritables gâteaux qui remplissent entièrement les 3 conditions sus-énumérées et qui peuvent entrer en toutes proportions dans l'alimentation des diabétiques.

L'addition de bicarbonate de soude au mélange susdit de crème, d'œuf, de sel, de farine de son et de gluten présente de multiples avantages: la pâte y gagne en légèreté, le goût en est amélioré, l'aliment enfin devient un véhicule alcalin, un mode de réalisation savoureux de la médication alcaline si précieuse chez les diabétiques.

*
* *

Un boulanger expérimenté travaillant sous notre direction et employant strictement les substances énumérées est arrivé ainsi à nous fabriquer une série de gâteaux fort savoureux dont la composition centésimale varie suivant les espèces dans les limites suivantes :

Hydrates de carbone.	2 à 4 pour 100
Albumines.	12 à 30 — 100
Graisses.	20 à 25 — 100
Sel marin..	2 à 4 — 100
Bicarbonate de soude.	2 à 5 — 100

Si nous rappelons que 10 grammes de pain blanc renferment environ 5^{gr},5 d'amidon, on voit qu'il faut 200 grammes d'un des gâteaux précédents renfermant environ 2,8 pour 100 d'hydrates de carbone pour représenter une quantité équivalente d'amidon.

Ces préparations peuvent, on le voit, rendre les plus grands services dans la diététique parfois si épineuse des diabétiques.

Régime schématique pour diabète non compliqué.
Aliments solides.

I. *Autorisés absolument* :

D'origine animale : Viande de toute espèce (gibier en quantité modérée), volaille, chair musculaire, viscères, abats, jus de viande.

Viande fumée (jambon, langue), saucisses, saucisson, pâté de foie gras (en laissant la croûte).

Poissons de toute espèce d'eau douce ou d'eau de mer, frais fumés ou conservés à l'huile.

Grenouilles.

Coquillages (huîtres, moules, crabes, homards, langoustes). Escargots.

Œufs, sous toutes formes, sauf avec farine ou sucre, caviard.

Crème, beurre, fromage, saindoux, lard, moelle de bœuf, rillettes.

D'origine végétale (cuits à grande eau et égouttés) : épinards, laitues, romaines, mâche, endives, chicorée, céleri, salades cuites, salades crues, choux de Bruxelles, pickles, cornichons, asperges, cresson. — Noix, noisettes, amandes, olives, pistaches, arachides.

II. *Autorisés relativement* :

C'est-à-dire en quantités modérées et sous surveillance médicale : choux, choux-fleurs, choucroute, navets, raves, radis, pommes de terre.

Haricots verts, topinambours, artichauts, champignons, bolets, morilles, salsifis, scorsonères, crosnes, cardons, tomates.

Airelles, oranges, groseilles, fraises, framboises.

Pain en petite quantité (4o à 8o grammes) réglée par ordonnance.

III. *Absolument défendus* :

Sauf indication spéciale :

Tous les aliments faits avec de la farine ou du sucre.

Riz, tapioca, sagou, arrow-root.

Gruau d'avoine, farines, grains, seigle, maïs, froment, pâtes.

Petits pois, lentilles, haricots, fèves, châtaignes.

Betteraves, carottes, oignons.

Pâtes, pâtisserie, sucre, mets sucrés, confiserie, puddings.

Fruits sucrés : raisins, dattes, figues, cerises, prunes, surtout les Reine Claude, pêches, bananes, melon, confitures.

Défendus aussi : viandes conservées, marinées, gibiers faisandés.

Le tableau ci-dessous est assez pratique pour l'établissement du régime antidiabétique :

Les 100 grammes de légumes et fruits *frais* ci-dessous contiennent	HYDRATES de CARBONE		Les 100 grammes d'aliments féculents ci-dessous contiennent
Melon.	6,58	12,50	Flageolets cuits.
Navet.	7,53	15,51	Artichaut.
Fraises.	8,99	15,57	Petits pois.
Betterave rouge cuite. . .	9,51	17,86	Crosnes du Japon.
Citron.	9,91	17,65	Topinambour.
Carotte.	10,34	21,26	Pommes de terre bouillies.
Mandarine et orange.. . .	10 à 11,00	25,55	Haricots frais.
Mûres.	11,06	44,63	Pommes de terre frites.
Groseilles et groseilles à ma-		47,10	Pain bis.
quereau.	12 à 13,00	51,36	Pain blanc moyen.
Framboises..	12,77	56,96	Fèves sèches.
Noisettes sèches.	13,00	59,18	Lentilles sèches.
Amandes fraîches sans coques.	13,46	59,49	Pois secs.

ALIMENTS LIQUIDES.

A. *Autorisés absolument* :

Eau, eau alcaline, thé, café.

Bordeaux, rouge ou blanc, Bourgogne (sauf chez les pléthoriques), vin du Rhin, de Moselle, d'Autriche, de Hongrie.

Bouillon de viande avec addition à volonté de jus de viande, de légumes verts, d'œufs, d'asperges, de fromage.

II. *Autorisés relativement* :

Lait, lait d'amandes non sucré, limonade sans sucre.

III. *Défendus absolument* :

Champagne, bière, cidre, poiré, vins sucrés, doux ou mousseux (Saumur, Vouvray, Malaga, Banyuls, Alicante, « Grenache et « vins de fruits », sirops, limonade sucrée, liqueurs, glaces, sorbets, chocolat, apéritifs.

Remarques culinaires : Les aliments susénumérés pourront suivant les cas être bouillis, rôtis, cuits, frits dans l'eau, le vin, le beurre, les graisses ou l'huile ; — assaisonnés de sel, de poivre, d'épices, de moutarde, de pickles, de persil, d'estragon, de cerfeuil, de girofle, de câpres, de laurier, etc., — accompagnés de sauces diverses, de beurre, de mayonnaise, dans lesquelles aucune farine ne devra entrer.

Les entremets pourront être préparés avec des œufs, de la crème, des amandes, de la gélatine, du citron. Le sucre sera remplacé par de la saccharine.

La farine et le sucre devront être absolument bannis de la cuisine.

TYPE DE MENU ET DE RÉPARTITION DES REPAS.

8 heures.

    a) œufs à la coque.
    b) 1/2 pain (20 grammes) avec beurre (30 grammes).
    c) café (150 grammes) avec lait (100 grammes) et crème (50 grammes), glycérine ou saccharine comme édulcorant.

12 heures.

    a) une assiette de bouillon avec un œuf.
    b) côtes de mouton grillées (150 grammes) ou équivalent en viande ou poisson.
    c) purée de céleris ou de légumes verts.
    d) noix, amandes, noisettes.

e) 1/2 pain (20 grammes) et beurre (15 grammes).
f) 250 centimètres cubes vin de Bordeaux rouge et eau alcaline 250 centimètres cubes.

7 heures.

a) 12 huîtres ou jambon ou langue fumée (60 grammes).
b) 2 œufs en omelette avec beurre (15 grammes).
c) purée de pommes de terre (200 grammes).
d) petit suisse ou autre fromage.
e) 1/2 pain (20 grammes).
f) 250 centimètres cubes vin de Bordeaux rouge et eau alcaline 250 centimètres cubes.

*
* *

Les diabétiques sont généralement des gourmets appréciant particulièrement les plaisirs de la table. Ils seront toujours reconnaissants au médecin d'entrer dans le « menu » de leur régime et de le rendre le plus varié et le plus agréable possible. A ce point de vue il nous a paru intéressant de donner un type de menu hebdomadaire montrant la variété et l'agrément que peut comporter ledit régime.

Le *petit déjeuner* sera constitué uniformément par un œuf ou un peu de maigre de jambon ou de viande froide, ou un fruit peu sucré (orange, une demi-pomme, etc.) et une tasse de thé ou de café léger sans sucre.

Le pain et la boisson seront prescrits conformément à l'observation individuelle.

TYPE DE MENU HEBDOMADAIRE

pour diabète moyen non compliqué avec élimination rénale normale.

LUNDI.

Déjeuner.

Une sardine à l'huile.
Filet de bœuf rôti (100 grammes).
Choux de Bruxelles au beurre (150 grammes).
Orange (la moitié).

Pain (x grammes) ou pommes de terre cuites au four ou à l'eau (150
grammes) en guise de pain.
200 centimètres cubes Bordeaux rouge, 300 centimètres cubes eau.

Dîner.

Pot au feu avec un œuf poché (300 centimètres cubes).
Canard braisé (100 grammes).
Salade à discrétion.
Camembert (60 grammes).
Comme au déjeuner pain ou pommes de terre en guise de pain.
                —   vin et eau.

MARDI.

Déjeuner.

Olives.
Bœuf bouilli au gros sel (100 grammes).
Haricots verts au beurre (150 grammes).
Fraises (une cuiller à dessert).
Boisson et pommes de terre comme Lundi.

Dîner.

Potage à la Soubise sans farine (300 centimètres cubes).
Sole ou merlan, au beurre et au citron.
Épinards aux œufs (150 grammes).
Hollande (60 grammes).

MERCREDI.

Déjeuner.

Pâté de foie gras (60 grammes).
Gigot d'agneau rôti (100 grammes).
Endives au jus (150 grammes).
Pomme (une).

Dîner.

Potage gras avec quenelles de volaille (300 centimètres cubes).
2 œufs en omelette (aux pointes d'asperges, aux champignons, etc.).
Cardons à la moelle (120 grammes).
Gruyère (60 grammes).

JEUDI.

Déjeuner.

Rillettes de Tours (60 grammes).
Entrecôte grillée (100 grammes).

Cresson et mâche à discrétion avec 2 rondelles de betterave.
Framboises (une cuiller à dessert).

Dîner.

Huîtres (12).
Poulet rôti (120 grammes).
Céleris braisés au jus (150 grammes).
Amandes fraîches à discrétion.

Vendredi.

Déjeuner.

Thon à l'huile (60 grammes).
Truites à la meunière (100 grammes).
Haricots verts au beurre (150 grammes).
Groseilles (une cuiller à dessert).

Dîner.

Moules marinières (une vingtaine).
2 œufs brouillés fines herbes.
Scarole à discrétion.
Mandarine (une).

Samedi.

Déjeuner.

Maigre de jambon (60 grammes).
Côtelette de mouton (120 grammes).
Artichauts à la Barigoule.
Mendiants (moins les figues et les raisins secs).

Dîner.

Bouillon de bœuf avec un œuf poché.
Bœuf bouilli au gros sel (100 grammes).
Purée de navets (120 grammes).
Portsalut (60 grammes).

Dimanche.

Déjeuner.

Escargots en coquilles (12).
Entrecôte bordelaise (120 grammes).
Pommes de terre soufflées (100 grammes).
Orange (une).

Dîner.

Huîtres Marennes (12).

Volaille (120 grammes).

Morilles ou tomates farcies.

Œufs à la neige, sucrés à la saccharine (4 cuillers à soupe).

*
* *

Il convient enfin de mentionner un certain nombre de RÉGIMES SYSTÉMATIQUES, auxquels nous avons d'ailleurs fait allusion dans nos généralités diététiques, qui ont été conseillés dans la cure du diabète et qui peuvent en effet être recommandables dans quelques cas particuliers.

Tels sont les :

Régimes lactés, préconisés surtout en Angleterre par Dongkin qui, considérant que le diabète résulte d'une assimilation défectueuse, a proposé de le combattre exclusivement à l'aide d'une substance de facile assimilation, le lait *écrémé.* Dans une première période, le malade doit prendre jusqu'à 6 litres de lait écrémé par jour, chaud ou frais, mais jamais bouilli ; plus tard on diminue la ration de lait, pour y substituer quelques repas de viande et de légumes verts, en évitant les graisses (contrairement aux idées généralement admises par les médecins) ; enfin la convalescence permet l'usage du vin et du pain mixte de gluten et de son. Ce traitement paraît avoir joui d'une certaine vogue en Angleterre.

La plupart des auteurs français, Lecorché, Le Gendre, M. Labbé n'en ont pas obtenu de résultats encourageants.

La diète lactée temporaire paraît devoir être réservée aux cas de diabète avec albuminurie, autoxémie, intoxication, ictère, etc.

Maurel a repris récemment ce régime lacté anti-diabétique, mais en réduisant la ration quotidienne à 1 litre trois quarts et en en fixant la durée à 4 jours. Dans un second stade le lait est réduit à 1 litre un quart avec addition de 2 œufs et de 50 grammes de pain ; dans une troisième période enfin, il revient au régime mixte réduit, calculé au taux d'albumine de 1 gramme et d'hydrates de carbone de 4 grammes par kilogramme. Cette réduction globale considérable de la ration ne peut être que favorable à la cure, du moins au début.

Les *cures systématiques hydrocarbonés de pomme de terre* (Mossé) et *de farine d'avoine* (von Noorden) sont peut-être utiles dans les diabètes graves en imminence de coma ; d'après Von Noorden même elles sont inférieures au régime ordinaire dans des diabètes bénins et moyens.

L'avantage et même l'innocuité de la pomme de terre pour les diabétiques, dont M. Mossé s'était fait le défenseur, ont été récemment constestés par M. Rathery et M. Faucher. Ces derniers pensent que la pomme de terre doit être toujours considérée comme un aliment comparable à n'importe quel autre hydrocarboné. M. Rathery croit que la divergence des opinions à ce sujet peut tenir à la différence du coefficient d'utilisation chez les différents malades observés. Il admet que certains diabétiques supportent mieux la pomme de terre que d'autres féculents. Il existe un coefficient quantitatif d'assimilation chez les diabétiques pour tout aliment féculent ; il existe aussi un coefficient qualitatif pour la pomme de terre, comme pour les lentilles, haricots, le pain, le lait. La pomme de terre a un taux variable en hydrates de carbone ; en été 16 à 18 pour 100, en hiver 20 à 22 pour 100 d'après von Noorden ; la pomme de terre nouvelle est donc moins riche en H. de C. et il y a aussi des différences entre les espèces de pomme de terre. M. Faucher croit que c'est surtout cette teneur différente en amidon qui explique les différences des résultats observés. La pomme de terre nouvelle serait presque un légume vert, les grains de fécule n'y sont pas encore développés et M. Faucher en permet l'usage discret aux diabétiques sans inconvénient. Il en est tout autrement quand la pomme de terre est devenue farineuse, au moment de sa maturité complète.

Von Noorden prescrit la farine d'avoine à la dose quotidienne de 200 à 250 grammes et la fait prendre sous forme de bouillies (4 à 5 par jour) préparées avec 40 à 50 grammes de farine, 20 à 40 grammes de beurre, un ou deux œufs. Concurremment est autorisé un peu de café ou de vin non sucré. La durée de la cure est de 1 à 2 semaines, après lesquelles on substitue graduellement aux bouillies des aliments ordinaires du régime antidiabétique.

Les régimes dits gras, régime des graisses systématisés par Cantani, Maignon et F. Arloing, accordent aux graisses une importance prépondérante dans le régime des diabétiques. Les aliments hydrocarbonés sont rigoureusement supprimés; les légumes verts, les œufs, le fromage, la viande autorisés et les corps gras administrés sous toutes les formes alimentaires ordinaires (beurre, huile, etc.) et en plus sous forme de corps gras saponifiés comme dans la formule suivante proposée par M. Labbé :

Teinture de cannelle.	XXX gouttes.
Huile d'olives. . . . . }	āā 100 grammes.
Eau. . . . . }	
Gomme arabique.	6 —
— adragante..	2 —
Jaunes d'œuf.	N° 2.
Rhum..	15 grammes.

Agiter longuement pour bien émulsionner.
Par *cuiller à soupe.*

Ce régime, qui peut convenir à certains cas de diabète avec dénutrition, ne peut être donné comme un régime général type; car, comme le régime adipo-carné de Cantani, il expose à l'auto-intoxication. De plus, l'absorption des graisses étant presque toujours viciée par insuffisance pancréatique dans les diabètes graves, cette cure adipeuse est souvent illusoire, ainsi que l'atteste la diarrhée graisseuse qu'elle provoque parfois. Enfin elle est écœurante à la longue et difficilement acceptée.

Suivant la très juste remarque de M. Labbé, « le régime de Bouchardat (que nous avons exposé comme type) reste encore le meilleur et donne les résultats les plus constants, les régimes plus ou moins anormaux et paradoxaux précisés par d'autres auteurs donnent des résultats incertains ».

Mentionnons encore la *cure de Guelpa* qu'on peut ainsi formuler : *diète hydrique absolue,* Eau d'Evian ou tisane ou thé, etc., *et purgation quotidienne* (une bouteille d'eau d'Hunyadi-Janos ou 5o grammes d'huile de ricin) *pendant 2 à 4 jours*. Il est incontestable que cette technique, pour rigoureuse qu'elle soit, fait disparaître rapidement, « brutalement », le sucre de l'urine et atténue les autres symptômes diabétiques. Elle est, il faut le reconnaître, très difficilement acceptée des patients — elle sera légitime dans les cas de grand diabète avec menace d'intoxication.

Nous préférons quant à nous instituer systématiquement, *un ou deux jours par semaine suivant les cas, le régime extrêmement réduit, de presque jeûne* où le patient, autorisé à boire à volonté de l'eau, du thé léger, du café étendu d'eau, de la tisane sans sucre, s'alimente exclusivement avec 2 ou 3 œufs à la coque, 5 ou 6 pommes de terre cuites au four et, suivant la saison, 2 oranges ou 2 pommes. Cette cure de jeûne est combinée ou non suivant les cas à une purgation saline.

*
* *

HYGIÈNE GÉNÉRALE. PHYSIOTHÉRAPIE

L'HYGIÈNE GÉNÉRALE devra être réglée avec autant de soin que l'alimentation.

D'une façon générale le diabétique devra éviter les excès de toute nature, de travail et de plaisir aussi bien que de repos et de sommeil. C'est surtout au diabétique, que le vieil adage : in medio stat virtus — est rigoureusement applicable.

En général 8 heures de *sommeil* seront suffisants ; le diabétique se couchera relativement tôt (10 heures) et se lèvera de bonne heure (6 heures).

Sa toilette sera soignée et complète : il y consacrera un minimum de une demi-heure à trois quarts d'heure. Il se frictionnera *lui-même*, chaque matin, de la tête aux pieds, soit à sec, soit à l'eau de Cologne, soit avec une mixture alcoolo-aromatique du type suivant :

```
B. de Fioravanti. .  .  .  .  .  .  . )
Alcoolat de lavande. .  .  .  .  .  . } âã 60 grammes.
—  de romarin. .  .  .  .  .  . )
```
Usage externe.

L'hygiène de la bouche et des dents est d'autant plus indispensable qu'on connaît la fréquence des stomatites et des gingivites diabétiques. La toilette de la bouche et des dents sera donc pratiquée à fond chaque matin au moyen d'une poudre ou d'une pâte dentifrice du type suivant :

```
Poudre de gaïac. .  .  .  .  .  .  .        1gr,50
Chlorate de potasse. .  .  .  .  .  .       2 grammes.
Acide borique.. .  .  .  .  .  .  .         2gr,50
Craie préparée.. .  .  .  .  .  .  . )
Carbonate de magnésie. .  .  .  .  . } âã 4 grammes.
Essence de menthe. .  .  .  .  .  .  . Q. S. p. aromatiser.
```
Usage externe.

et d'une eau dentifrice antiseptique aromatique :

```
Essence de menthe. .  .  .  .  .  . XV gouttes.
Acide thymique.. .  .  .  .  .  .  . V  —
—  benzoïque. .  .  .  .  .  .  . 3 grammes.
Tre Eucalyptus. .  .  .  .  .  .  . 15  —
Alcool. .  .  .  .  .  .  .  .  .  . 100 cent. cubes.
```
Usage externe.

20 à 50 gouttes dans un 1/2 verre d'eau bouillie pour lavage de bouche et gargarisme.

A la moindre menace de gingivite il sera prudent de faire toucher le bord des gencives avec :

```
Teinture d'iode. .  .  .  .  .  .  . )
—  de cochléaria. .  .  .  .  . } âã 10 grammes.
```
Usage externe.

et surtout d'user largement de l'eau oxygénée.

Après chaque repas le diabétique procédera à un rinçage soigné de la bouche, à des gargarismes prolongés. Les dents seront l'objet d'une surveillance continue et attentive. Toute menace de carie sera traitée, tout foyer suppuratif éteint.

Les diabétides génitales (balanoposthite, orchite, prurit vulvaire, érythèmes, etc.) si fréquentes aussi, doivent faire attirer l'attention du diabétique sur la nécessité d'une *toilette minutieuse quotidienne des régions génitales*. A la moindre plaie, à la moindre excoriation on conseillera les lavages à l'eau oxygénée, les poudrages à la poudre de talc ou à l'ektogan. On se gardera de l'application de topiques irritants provocateurs d'escarres et d'ulcérations — et surtout des vésicatoires, dont les méfaits ne sont plus à compter chez les diabétiques.

L'hydrothérapie est recommandable sous toutes ses formes, tub ou douche en pluie ou en jet le matin ; bains tièdes ou chauds, alcalins ou sulfureux bi ou trihebdomadaires, douches froides ou chaudes en série, combinées ou non au massage. On conçoit que ces modalités hydrothérapiques devront être adaptées aux modalités cliniques.

Les diabétiques neuro-arthritiques gras et vigoureux bénéficieront du tub froid quotidien suivi d'une friction excitante, des massages sous la douche (type Aix), des bains alcalins frais ou tièdes de 20 minutes bihebdomadaires.

Les diabétiques maigres seront justiciables des lotions fraîches, des bains tièdes et courts.

Les diabétiques nerveux relèveront de la douche en pluie tiède, des bains tièdes prolongés, etc.

Cette hydrothérapie, ces soins de la peau devront se proposer un triple but : 1° maintenir la peau en un état de propreté parfaite et en assurer ainsi le parfait fonctionnement glandulaire et circulatoire.

2° prévenir les dermatoses, les auto-inoculations microbiennes, auxquelles les diabétiques sont comme on sait très exposés.

3° influencer favorablement les échanges nutritifs par l'intermédiaire du système nerveux impressionné dans ses expansions périphériques.

L'exercice physique quotidien devra enfin être réglé avec beaucoup de méthode et de précision : *il devra être suffisant* pour assurer la glycolyse musculaire, activer la respiration, l'oxygénation, les oxydations intra-organiques ; — *il ne devra pas être excessif,* pour ne pas encombrer l'organisme de produits de désassimilation insuffisamment oxydés, et aggraver ainsi l'auto-intoxication (on a vu le coma survenir promptement après un surmenage physique chez les diabétiques) ; pour ne pas asthénier le patient par épuisement nerveux ; pour ne pas, enfin, exposer le patient aux sueurs et aux refroidissements générateurs des affections respiratoires si funestes aux diabétiques.

On conseillera surtout la promenade, la marche et, suivant l'âge et la condition du malade, suivant la résistance qu'il paraît avoir, les jeux de plein air (boule, paume, tennis), la chasse. Trousseau notait qu'à l'époque des chasses les glycosuriques de sa clientèle « cessaient de boire et d'uriner avec autant d'abondance, retrouvaient leurs forces, leur appétit, récupéraient, malgré les fatigues, leurs facultés viriles perdues dès le début de la maladie ». Recommandons de même l'équitation, la bicyclette, le billard, le jardinage, le canotage, à condition d'éviter l'abus et les refroidissements.

Pour les femmes on conseillera avec Bouchardat les travaux actifs du ménage (à l'exclusion des travaux sédentaires à l'aiguille), la machine à coudre, la promenade, le tennis, la danse, voire le patinage.

On se guidera, pour régler la posologie de ces exercices — sur la courbe du poids comparée à la taille (le diabétique comme le tuberculeux doit se peser régulièrement tous les 8 à 10 jours), — sur la courbe de la glycosurie, — sur la présence ou l'absence de la réaction acétonique.

Au besoin on instituera une kinésithérapie plus méthodique encore avec le concours de la gymnastique dite suédoise, des appareils du type Zander (mécanothérapie), des exerciseurs divers d'appartement du type Sandow, etc.

A côté de la kinésithérapie il convient de mentionner l'*électrothérapie* qu'on a employée sous toutes ses formes dans le traitement du diabète comme agent excitant de la glycolyse. Les courants continus, les courants continus rythmiquement interrompus, la faradisation peuvent donner des résultats comparables à ceux qu'on obtient par la posologie de l'exercice musculaire. Les courants de haute fréquence, l'électricité statique n'ont donné que des résultats médiocres ou même défavorables : de Renzi et Reale, opérant chez des diabétiques dont la glycosurie avait disparu, ont vu le sucre réapparaître dans l'urine après l'emploi de courants de haute fréquence. Widal et Chalamelle dans 20 observations très rigoureusement prises ont constaté l'absence d'action des courants de haute fréquence sur la glycosurie.

Une mention spéciale doit être faite de l'*action de la température extérieure sur le diabète*. Elle vient de faire l'objet de recherches expérimentales précises de Lüthje et Liefmann, qui sont d'ailleurs venues confirmer les observations cliniques anciennes. Lüthje remarqua que chez les chiens rendus diabétiques par extirpation du pancréas la glycosurie et la glycémie sont plus élevées si la température extérieure est basse que si elle est élevée.

Lüthje et Liefmann démontrèrent ultérieurement que même chez l'animal sain la teneur du sang en sucre est subordonnée à la température extérieure, plus élevée si l'ambiance est froide, plus basse si l'ambiance est chaude. Ils en conclurent que dans une ambiance froide l'organisme consomme relativement plus de glucose que d'autres molécules organiques, de façon à régulariser sa température intérieure par une combustion plus active ; ils comparèrent l'organisme à un thermostat dans lequel l'abaissement de la température détermine un appel plus élevé de gaz combustible ; ici le gaz est remplacé par le sucre qui chez le diabétique, contrairement à l'individu normal, ne peut être entièrement et utilement comburé et s'élimine par l'urine.

On en peut retenir pour la pratique cette notion, d'ailleurs cliniquement reconnue, de l'action diabétogénique du froid et de l'action diabéto-frénatrice de la chaleur.

En conséquence *le diabétique évitera avec soin les refroidissements, le séjour dans les climats froids, l'hydrothérapie froide prolongée ; il sera vêtu chaudement et recherchera plutôt les climats chauds.* L'hiver, Biarritz, la Côte d'Azur, l'Italie, l'Égypte pourront être conseillés — ou à tout le moins un appartement au midi, et convenablement chauffé.

*
* *

TRAITEMENT MÉDICAMENTEUX

Dans le traitement du diabète sucré, l'hygiène générale et la diététique occupent, nous l'avons dit, la première place, — la thérapeutique médicamenteuse ne vient qu'en seconde ligne et n'est en définitive qu'accessoire.

La fréquence de la maladie, sa chronicité habituelle, la crédulité publique ont — en ce terrain comme en beaucoup d'autres — fait pousser d'innombrables médicaments tant connus que secrets, revendiquant la guérison infaillible du diabète. La vérité clinique est que jusqu'ici — en dehors de l'hygiène et de la diététique — aucune drogue ne fait disparaître de façon durable le sucre de l'urine, aucun médicament ne s'est révélé comme spécifique du diabète.

Le bicarbonate de soude, l'opium, l'antipyrine sont encore de toutes les drogues préconisées celles qui se sont révélées relativement le plus actives dans certains cas déterminés.

Des préparations plus récemment préconisées, telles le jambul (Syzygium jambolanum), la graine de lin, le sérum de Trunececk, l'extrait de chinaphilla umbellata, il y a peu de chose à retenir sinon que les résultats obtenus par leur emploi sont des plus douteux.

On peut en dire autant de la diabétésérine (combinaison des éléments constitutifs du sérum de Trunececk avec l'atropine et la physostigmine) et jusqu'ici des préparations dérivées des levures.

L'organothérapie hépatique et pancréatique, basée cependant sur des données physiologiques précises, rigoureuses, n'a en somme donné pour les extraits de pancréas que des résultats pratiquement nuls et pour les préparations hépatiques que des résultats incertains. En revanche — et beaucoup plus sûrement que l'action curative hépatique et pancréatique — l'action « glycogénique » des extraits surrénal et thyroïdien a été incontestablement démontrée.

Il convient d'ailleurs de distinguer les médications que nous venons d'examiner, dirigées plus spécialement contre la glyco-dystrophie et celles qui peuvent correspondre à telle indication particulière (asthénie générale, infections secondaires, etc.), médications symptomatiques n'ayant absolument rien de spécifique.

*
* *

Nous allons passer rapidement en revue les médicaments les plus couramment employés dans le traitement du diabète ce sont : les *alcalins*, les *nervins* (antipyrine, bromure, opium, belladone, strychnine, valériane), les *évacuants* (purgatifs), *les modificateurs de la nutrition* (salicylate de soude, iode, arsenic, glycérine), les *levures*, les *oxydants* (sels de manganèse) et les *produits glandulaires* (extraits hépatique et pancréatique).

L'introduction des ALCALINS dans la thérapeutique du diabète repose sur un fait faux et un principe vrai : le fait faux est le défaut d'alcalinité du sang des diabétiques ; le principe vrai, c'est cette loi de Chevreul que les alcalins favorisent singulièrement l'oxydation des substances organiques. Les alcalins sont aussi favorables à la cure du diabète tant par action stimulante sur les fonctions digestives que par leur action excitante de la nutrition générale. On sait combien la cure de Vichy bien conduite rend de services dans certaines formes et à certaines périodes du diabète.

Les alcalins paraissent indiqués surtout chez les malades récemment atteints, d'âge moyen, encore robustes, gras plutôt que maigres, pléthoriques plutôt qu'anémiques, chez les diabétiques goutteux dont l'urine est riche en acide urique. Dans le coma diabétique l'usage du bicarbonate de soude à très haute dose est, comme nous verrons, formellement indiqué.

Sous l'influence des alcalins, et surtout de la cure de Vichy, l'urine devient moins acide, moins dense, la polyurie nocturne

disparaît, le sucre baisse, et tombe parfois à o. L'albumine diminue ainsi que l'acide urique.

Avec Richardière et Sicard nous reconnaîtrons à l'emploi des
alcalins et en particulier à la cure de Vichy 3 contre-indications :
le diabète pancréatique, la tuberculose pulmonaire, la période
consomptive du diabète.

On prescrira le *bicarbonate de soude* aux doses quotidiennes
de 3 à 10 grammes, en 2 ou 3 prises, dans un verre d'eau tiède,
une demi-heure à une heure avant les repas. (Une bouteille d'eau
de Vichy renferme en moyenne 3 grammes de bicarbonate de
soude.)

On peut aussi utiliser les citrate, tartrate, malate de soude.

Les *sels de potasse* sont moins usités et moins faciles à manier,
étant généralement moins bien supportés par le tube digestif,
étant d'ailleurs plus toxiques à doses égales que les sels de soude.

Les sels de *lithine* méritent aussi d'être employés, surtout
quand il existe de la gravelle urique, de l'uricémie goutteuse.

Nous associons souvent plusieurs sels alcalins : par exemple :

Bicarbonate de soude.	1^{gr},50 à 3 grammes.
Benzoate de soude.	o 25 à o^{gr},50
— de lithine.	o 25 à o 30

pour un paquet à prendre 2 ou 3 fois par 24 heures.

Ou bien :

Tartrate neutre de soude.	1 à 2 grammes.
Citrate de soude.	1 à 2 —
Phosphate de soude.	1 à 2 —

pour un paquet à prendre 2 fois par jour.

On peut associer utilement les sels de soude et de potasse.

Ainsi on prescrit le *tartrate de potasse et de soude* (sel de
Seignette) sous la forme d'une solution de 30 à 60 grammes
pour un litre d'eau dont on prend un verre à Bordeaux le matin
(utile chez les diabétiques constipés)

Et un vin composé :

Phosphate de soude. . . . . } àà 20 grammes.
—   de potasse.. . . . . . }
Vin de quinquina au Bordeaux. . . Q. S. pour 1 litre.

Un verre à Bordeaux à la fin des deux repas principaux chez des diabétiques affaiblis.

Des MÉDICAMENTS NERVINS *l'opium* est de beaucoup le plus anciennement employé. Il calme la soif, diminue la voracité de l'appétit, restreint la glycosurie ; il est parfaitement toléré des diabétiques, même à hautes doses, et jouit d'une utile action diaphorétique. D'après Von Mering et Minkowski l'opium jouirait de la propriété particulièrement précieuse d'empêcher la glycogénie qui se fait aux dépens des matières protéïques.

On peut l'administrer sous forme d'extrait thébaïque (o gr. 02 à o gr. 10), de morphine (o gr. 01 à o gr. 02), de poudre de Dower (o gr. 20 à o gr. 40), de pantopon (o gr. 03 à o gr. 06). La codéine (o gr. 05 à o gr. 10) recommandée par Pavy, par M. Bouchard, par Senator est utile dans le diabète avec azoturie.

On peut associer, suivant indications, l'opium à la strychnine et à la belladone.

La *belladone* par son action inhibitrice glandulaire (salivaire et pancréatique en particulier) paraît peu recommandable en général dans le diabète ; elle peut être nuisible. On devra particulièrement s'en abstenir, ainsi que de l'opium d'ailleurs, en cas de réaction acétonique de l'urine.

L'*antipyrine*, introduite empiriquement dans la thérapeutique du diabète, est incontestablement avec l'opium une des drogues dont l'action anti-glycosurique est le plus manifeste. Ajoutée au sang in vitro l'antipyrine retarde la glycolyse. D'après Lépine et Porteret, son action dans le diabète consiste à mettre obstacle à la glycogénie directement par action sur la cellule hépatique et indirectement par l'intermédiaire du système nerveux. Elle est utilisable surtout dans le diabète nerveux.

Grâce à son emploi, Panas (1889) a pu, grâce à son action efficace et prompte sur la glycosurie, opérer avec succès des cataractes diabétiques à une époque où, l'asepsie étant moins bien pratiquée, on craignait beaucoup plus qu'aujourd'hui d'opérer les diabétiques.

Elle est contre-indiquée chez les glycosuriques, amaigris, cachectisés ou phtisiques.

On la prescrira à la dose quotidienne de 1 gr. 50 à 3 grammes, associée de préférence aux alcalins.

<pre>
Antipyrine.   .   .   .   .   .   . }
Bicarbonate de soude. .   .   . } āā 0gr,50 à 1 gramme.
                                          pour un paquet.
2 à 3 par jour en dehors des repas.

ou
Antipyrine. .   .   .   . 3 grammes.
                                          par paquet.
</pre>

A dissoudre dans une bouteille d'eau de Vichy.
A prendre en 4 fois dans les 24 heures.

Le *pyramidon,* que rejette Albert Robin, est au contraire conseillé par Lépine à la dose quotidienne de 0 gr. 75 à 1 gramme en 3 prises.

Le *sulfate de quinine* ou mieux le *chlorhydrate* et le *valérianate de quinine* peuvent rendre de réels services à la dose quotidienne de 0 gr. 20 à 0 gr. 60 par périodes espacées. Lépine a constaté que, si l'on additionne d'un sel de quinine le sang circulant à travers le foie, ce dernier conserve mieux son glycogène.

La *strychnine* est plus particulièrement recommandable chez les sujets débilités, languissants, qui ont de l'affaiblissement visuel, de l'atonie des fonctions digestive ou génitale, la suppression des réflexes patellaires.

On la prescrira en solution ou en pilules à doses quotidiennes, graduellement croissantes et fractionnées, de 0,003 milligrammes à 0 gr. 03.

On pourra l'associer à la quinine et à l'ergot de seigle, comme dans la formule suivante :

<pre>
Sulfate de strychnine.. .   .   .   .   1 milligramme.
Ergot de seigle frais.. .   .   .   . }
Valérianate de quinine. .   .   .   . } āā 5 centigrammes.
       3 à 12 par jour progressivement.
</pre>

On pourrait aussi l'associer à l'arsenic, aux glycérophosphates, au quinquina, comme dans la formule suivante :

Sulfate de strychnine. . . .	3 à 10 centigrammes.
Arséniate de soude.	10 centigrammes.
Glycérophosphate de soude. . .	10 grammes.
Extrait de quinquina. . . .	20 —
Cognac vieux..	40 —
Glycérine *neutre*..	Q. S. p. 150 cent. cubes.

3 à 6 cuillers à café par jour, progressivement, dans un peu d'eau, de vin ou de café.

La *valériane*, sédatif nerveux, sera surtout utile dans les formes nerveuses ; elle est active contre la polyurie, la polydipsie, l'hyperazoturie.

On pourra l'associer à l'opium et à la quinine :

Extrait de valériane.	$0^{gr},10$
— de thébaïque.	0 02
Chlorhydrate de quinine.	0 05

pour une pilule n° 12, 3 à 5 par jour.

Mentionnons encore les *bromures*, vantés un moment avec excès, mais qui peuvent rendre passagèrement service dans certains états douloureux des diabétiques ou contribuer à modérer des glycosuries d'origine nerveuse.

Les ÉVACUANTS, laxatifs ou purgatifs, constituent évidemment un des éléments des cures de Carlsbad et de Brides, dans lesquelles le sulfate de soude est associé au carbonate de soude et au chlorure de sodium. Ces cures, ainsi que l'administration systématique de sulfate de soude à la maison, seront surtout indiquées chez les diabétiques obèses ou congestifs, les pléthoriques abdominaux à congestion hépatique et rénale, avec stase veineuse, profonde, constipation, hémorroïdes, etc.

A domicile on pourra les combiner à la cure alcaline, par exemple, sous la forme suivante :

Une heure avant le repas de midi et du soir, un verre d'*Eau de Vichy* (Grande Grille) tiède additionné d'une ou deux cuillerées à café de sel de Carlsbad.

On pourrait aussi prescrire :

Bicarbonate de soude.. . . . . . . ⎞
Citrate de soude. . . . . ⎬ áá 20 grammes.
Sulfate de soude. . . . . ⎠
Salicylate de soude. . . . . . . 10 —

Une cuiller à café *le matin* dans un verre d'eau tiède.

Quant aux MODIFICATEURS DE LA NUTRITION, les *salicylates et leurs dérivés* agissent probablement comme antiglycogéniques ; ils ont été recommandés par Ebstein, Senator, Haig chez les diabétiques goutteux. On prescrira le salicylate concurremment à la médication alcaline.

Salicylate de soude.. . . . . 6 grammes.
(dissoudre dans une bouteille d'eau de Vichy.)
A prendre en 2 jours, en 3 prises quotidiennes.

L'*iode* fut doté par Ricord, l'un des premiers, d'une action antidiabétique. Bérenger-Féraud, à son exemple, l'a prescrit surtout quand dans le cours d'un traitement quelconque survient une brusque rechute : 5 à 20 gouttes de teinture d'iode aux repas. Bouchardat donnait l'iodure de fer à titre de tonique.

Mentionnons, à côté de l'iode, le *mercure,* utilement prescrit aux diabétiques syphilitiques, soit qu'il existe réellement un diabète syphilitique, comme le croyait Lécorché, soit qu'il y ait glycosurie symptomatique de syphilis cérébrale ou hépatique.

L'usage de l'*arsenic* dans le diabète est fort discuté ; cependant des recherches expérimentales de Quinquaud résulte ce fait constant : l'arsenic a toujours diminué la glycosurie, la glycémie, la glycogénie. Lécorché considère l'arsenic comme un antidiabétique complet et dit qu'il agit dans le même sens que le bicarbonate de soude et l'opium. Labadie-Lagrave lui trouve les mêmes qualités à condition qu'il soit associé au bicarbonate de soude. On sait que la Bourboule et Royat, stations alcalino-arsenicale et arsenico-lithinée, revendiquent les diabétiques avec dénutrition par destruction des tissus albumineux et graisseux à l'exclusion des graveleux, des goutteux, des congestifs viscéraux. « Certaines indications spéciales s'imposent encore en faveur du traitement du diabète à la Bourboule ; elles tiennent à ses complications si fréquentes : les accidents du côté de la peau ou des muqueuses, les complications du côté de l'appareil bronchopulmonaire (asthme, tuberculose), l'anémie enfin. »

Bref la dénutrition, l'anémie, les complications bronchopulmonaires nous paraissent constituer les indications particulières de la médication arsenicale, qu'on pourra combiner au glycérophosphate, au quinquina, à la strychnine, comme nous avons vu précédemment.

Les *levures* et leurs *extraits* (zymases, oxydases) sont expérimentalement glycolytiques et leur emploi rationnel. Cliniquement leur action est faible, ordinairement inappréciable.

Une action glycolytique dépendant de l'oxydation serait peut-être mieux réalisée par les *sels de manganèse*. On sait que le protoxyde de ce métal en absorbant de l'oxygène se transforme en bioxyde, qui cède facilement une partie de son oxygène aux tissus, le récupère ensuite — puis le cède de nouveau — en sorte qu'il est susceptible de remplir le rôle de *convoyeur d'oxygène*.

On pourrait prescrire des cachets :

> Bioxyde de manganèse. . . . . $0^{gr},25$
> pour un cachet, un à chaque repas.

On peut y associer un ferrugineux.

Une spécialité antidiabétique, dont essayent plus ou moins tous les diabétiques, a pour formule approximative :

> Arséniate de soude. . . . . $0^{gr},25$ centig.
> Permanganate de soude.. . . . . . 5 grammes.
> Eau distillée, bouillie et filtrée. . . 100 cent. cubes.

20 gouttes dans un peu de vin ou d'eau au commencement des 2 principaux repas.

Opothérapie. — Le *traitement pancréatique* du diabète est à priori particulièrement rationnel et séduisant, et la thérapeutique expérimentale permettait d'en attendre les résultats les meilleurs. Le rôle de l'insuffisance pancréatique dans la genèse de certaines formes du diabète, le diabète pancréatique expérimental, l'influence marquée exercée sur ledit diabète par la greffe sous-cutanée et surtout intra-splénique du pancréas, l'action incontestable exercée sur le diabète expérimental d'origine adrénalique par les injections préalables ou contemporaines de suc pancréatique (Zulzer, Frugoni, Glaessner et Pick) permettaient d'espérer que les extraits pancréatiques exerceraient une action anti-diabétique réelle, au moins sur certaines formes du diabète. En fait, cliniquement et pratiquement (et c'est le seul point de vue qui nous intéresse ici), le traitement pancréatique du diabète, quelle qu'en ait été la modalité (pancréas en nature en ingestion ou en lavement, pancréatine, extraits pancréatiques divers en injection sous-cutanée) n'a pas donné jusqu'ici de résultats appréciables. Les recherches de Zulzer auxquelles nous faisions allusion plus haut (hormone pancréatique) obligent toutefois à penser que cette voie ne doit pas être complètement abandonnée.

Le *traitement hépatique* du diabète a été surtout étudié par M. Gilbert, Carnot et Lereboullet, qui distinguent à ce point de vue un *diabète par anhépatie* (par insuffisance hépatique, cirrhose, hépatite graisseuse, inhibition nerveuse) caractérisé surtout par une glycosurie minime, inférieure à 5o grammes, paraissant ou prédominant 3 heures après le repas, une polyurie modérée, un faible taux d'urée — et un *diabète par hyperhépatie* (cirrhoses pigmentaires, cirrhoses hypertrophiques, diabètes nerveux, pancréatique et traumatique) caractérisé surtout par une glycosurie intense, supérieure à 1oo grammes, permanente et prédominant 4 à 6 heures après le repas, par une polyurie et une polydypsie intense et une marche rapide.

Les préparations hépatiques seraient utiles dans les diabètes anhépatiques où elles réduiraient ou supprimeraient la glycosurie, relèveraient le taux de l'urée et l'état général ; elles seraient nuisibles dans les diabètes hyperhépatiques dont elles exaspéreraient les symptômes.

« Mais en clinique, écrit Carnot, ces phénomènes ne se passent pas toujours avec la simplicité d'un schéma didactique ; parfois,

par exemple, pour un même diabète l'opothérapie hépatique
amènera d'abord la disparition du sucre et donnera plus tard un
résultat opposé. » En pratique on se guidera pour l'administration
sur les résultats obtenus.

On administrera les *préparations hépatiques* : — soit *en nature* :
en ingestion, aux doses quotidiennes de 100 grammes de foie râpé
ou pulpé dans du bouillon tiède ; *en lavement,* macération de 100
à 150 grammes de foie de porc dans 200 à 250 centimètres
cubes d'eau tiède (durée de la macération, au moins 3 heures) — soit sous forme d'*extraits, extrait glycériné, extrait
total (hépatéine)* une cuiller à café représente 50 grammes de
foie frais, on en prescrira 2 à 3 cuillerées à café par jour, — soit
sous forme de *glycogène,* administré en pilules ou en gra-
nulés aux doses quotidiennes de 1 gramme à 1^{gr},50. Laumonier
a obtenu et publié des résultats encourageants dans le diabète
arthritique au début, le diabète hépatico-nerveux, le diabète
compliqué d'albuminurie ou d'infection.

TRAITEMENT THERMAL, CLIMATOTHÉRAPIE

Il y a *contre-indication* à l'essai de toute cure thermale
chez les diabétiques tuberculeux, chez ceux qui sont porteurs
de lésions cardiaques, mal compensées, ayant donné lieu à de
l'arythmie, à des œdèmes, chez les fébricitants pour une cause
quelconque, chez les acétonuriques, et chez les enfants, qui sont
presque toujours atteints de diabète grave et à marche rapide.

La majorité des diabétiques peut utiliser les eaux alcalines
chaudes.

On pourra donc les envoyer à Vichy, quand il s'agira d'un
diabète avec conservation d'un bon état général. L'indication est
particulièrement formelle s'il existe un état dyspeptique ou
hépatique. Si les urines sont très acides, on utilise la source
de l'Hôpital, d'abord, puis de la Grande-Grille, avec quelque
précaution.

Quand il y a un certain degré d'anémie, on se sert des sources ferrugineuses Mesdames et Lardy.

Chez les diabétiques très florides, gros mangeurs, hémorroïdaires et goutteux, Carlsbad, eau bi-carbonatée et sulfatée sodique, rend de réels services.

On peut d'ailleurs à Vichy additionner l'eau de sulfate de soude.

Carlsbad est contre-indiqué chez les diabétiques amaigris, présentant de l'albumine, des œdèmes, un cœur fatigué.

Comme eau alcaline froide Vals (source Dominique), légèrement arsenicale, peut trouver son indication.

Mais, quand un diabétique commence à s'affaiblir, présente des bronchites fréquentes ou est suspect de tuberculose, la Bourboule (arsenicale chlorurée sodique) est fort utile. Il faut se garder au contraire d'y envoyer les diabétiques pléthoriques, congestifs, avec dyspepsie hépatique ou gastro-intestinale.

La gamme des eaux bicarbonatées sodiques ou calciques faibles (Royat, Pougues, Ems, Neuenahr, Marienbad) convient aux diabétiques déjà un peu déprimés, dyspeptiques ou dont le cœur a besoin d'être ménagé.

Ceux qui ont une anémie caractérisée et auxquels on ne voudrait pas prescrire l'arsenic, iront aux eaux ferrugineuses de Forges ou de Spa.

Aux dyspeptiques inappétents, aux obèses, conviennent Pougues, Kissingen, Hombourg.

Les diabétiques chez lesquels existent des troubles nerveux, des névrites, des myalgies, des arthralgies, les anciens syphilitiques feront des cures à Lamalou.

On pourra envoyer aux eaux chlorurées sodiques fortes de Salins, Biarritz, Bourbon l'Archambault, Bourbonne les diabétiques affaiblis, hypoazoturiques, rhumatisants.

Les diabétiques, présentant de la gravelle, les goutteux iront aux eaux lixiviantes et diurétiques de Vittel, Contrexéville, Martigny, Capvern ; à la Preste (Pyrénées-Orientales), s'ils ont quelque infection des voies urinaires. Les diabétiques phosphaturiques ou obèses seront dirigés sur Brides.

Il n'y a aucune eau thermale à essayer chez les diabétiques albuminuriques arrivés à la phase de cachexie (présentant une pâleur blafarde, de l'anasarque ou des œdèmes localisés avec bruit de galop permanent ou de l'hyposystolie).

A l'albuminurie par excès d'alimentation azotée ou par fatigue du rein convient la cure de Vichy.

A l'albuminurie phosphaturique conviennent Brides, Royat, Saint-Nectaire, si les malades ne sont pas trop excitables ; Néris ou Plombières, dans le cas contraire, et, s'ils sont très déprimés, les eaux salines (Salies, Salins-Biarritz).

Les diabétiques albuminuriques dyspeptiques, ainsi que les albuminuriques avec déminéralisation, seront envoyés à Saint-Nectaire, à Royat ou à la Bourboule ; à moins qu'ils n'aient un estomac intolérant, auquel cas Pougues, Évian ou Vittel peuvent être utilisés. On peut utiliser Vichy, en variant les doses et les choix de sources, suivant la modalité hypo ou hyperpeptique de la dyspepsie.

Quand l'albuminurie est assez abondante et d'étiologie discutable, si la glycosurie est considérable, on choisit Vichy ; si elle est modérée, ou si le malade est déjà affaibli, on préfèrera Saint-Nectaire. Les diabétiques déjà âgés iront à Royat, Ems, Neuenahr, Bilin (Bohême) qu'on a appelé le Vichy froid.

Le séjour dans les CLIMATS marins de l'Océan, de la mer du Nord ou de la Manche, convient dans la belle saison à tous les diabétiques florides ou un peu affaiblis ; il n'est pas à conseiller aux excitables nerveux ou congestifs. Les bains de mer ne devront être permis qu'avec beaucoup de surveillance.

Pendant l'hiver la Riviera française ou italienne peut recevoir les diabétiques dont les troubles ont besoin de ménagement ou bien on les enverra à Pau ou à Alger.

Comme station d'été on peut utiliser la montagne avec altitude de 600 à 1 200 mètres, ou bien les stations paisibles de Montreux, Vevey, Clarens, Innspruk, Igls, Ischl.

II. — TRAITEMENT DU DIABÈTE NON COMPLIQUÉ SUIVANT LES FORMES CLINIQUES

Les généralités thérapeutiques précédemment exposées vont nous permettre d'établir une série d'ordonnances schématiques types adaptées aux différentes modalités cliniques les plus fréquentes du diabète non compliqué.

I. — DIABÈTE GRAS BANAL

NEURO-ARTHRITIQUE — AVEC GLYCOSURIE MOYENNE (20 A 60 GRAMMES) SANS ACÉTONÉMIE — CHEZ UN ADULTE (40 ANS) — D'UN POIDS LÉGÈREMENT SUPÉRIEUR A LA NORMALE.

A. — *Diététique.*

Régime type général du diabète avec restriction des hydrates de carbone (V. page 171) ; adapter ce régime au cas particulier après détermination directe du coefficient de tolérance individuelle.

B. — *Hygiène générale.*

Autant que possible vie au grand air, éviter la sédentarité ; climats tempérés en général et chauds en hiver.

a) Exercices physiques variés : marche, bicyclette, billard, équitation, gymnastique, etc., sans surmenage.

b) Toilette générale et spéciale — soignée — et particulièrement de la bouche, des dents, des parties génitales.

c) Hydrothérapie quotidienne tiède (tub, douche, enveloppement) suivie d'une friction générale au gant de crin ou avec une flanelle imbibée d'eau de Cologne ou d'un liniment alcoolo-aromatique.

C. — *Traitement médicamenteux.*

Seulement si le régime et la posologie de l'exercice ne suffisent pas à faire disparaître la glycosurie et les autres symptômes diabétiques :

Première semaine :

a) Eau de Vichy (G^de Grille), un grand verre tiède une demi-heure avant le repas du matin, de midi et du soir (3 prises).

b) Le soir en se couchant — dans une boisson chaude non sucrée ou sucrée avec de la saccharine — un des cachets suivants :

> Benzoate de lithine. 0gr,3o
>
> pour un cachet n° 8.

Deuxième semaine :

> Valérianate de quinine. 0gr,20
>
> pour un cachet n° 14.

Un cachet à midi et le soir au moment des repas.

Troisième semaine :

> Phosphate de soude. . . . .)
> Bicarbonate de soude. . . . . } āā 0gr,4o
> Pancréatine. . . . .)
>
> pour un cachet n° 14.

Un cachet à midi et le soir une demi-heure avant le repas.

II. — DIABÈTE GRAS AVEC PLÉTHORE

Neuro-arthritique, avec glycosurie moyenne, sans acétonémie, chez un adulte, — avec congestion hépatique, pléthore, hémorroïdes, poids très supérieur a la normale.

A. — *Diététique.*

a) Commencer le régime par 2 ou 3 jours de quasi-diète : Eau de Vichy, thé léger non sucré à volonté, 2 œufs, 100 grammes de pommes de terre cuites à l'eau et une purgation : une demi-bouteille de Janos.

b) Instituer ensuite le régime type général du diabète (V. page 170) — en s'appliquant surtout à réduire la ration globale (ration approximative de 25 calories par kilogramme de poids normal) — en se basant sur l'observation continue du poids (pesée 2 fois par semaine) : *Le diabétique arthritique gras peut et doit maigrir.*

B. — *Hygiène générale.*

Comme I. — Mais en y ajoutant

d) *Massage sous la douche* (général, mais surtout abdominal) type Aix.

e) *Mécanothérapie* méthodique : Sandow, Exerciser, appareils de Zander, etc.

C. — *Traitement médicamenteux.*

1° Bicarbonate de soude.	
Citrate de soude.	ǟ 20 grammes.
Sulfate de soude.	
Salicylate de soude.	10 —

1 à 2 cuillers à café *le matin* dans un verre de 200 centimètres cubes *d'eau de Vichy* (Hôpital) *tiède.* On se règlera sur les selles obtenues : il convient d'obtenir une ou deux selles bilieuses abondantes.

ou Sel de Carlsbad.

1 à 2 cuillers à café *le matin* dans un verre de 200 centimètres cubes eau de Vichy (tiède).

III. — DIABÈTE NERVEUX

1. **Avec surmenage, éréthisme nerveux,** HYPEREXCITABILITÉ, SYMPTOMES DIABÉTIQUES IRRÉGULIERS, NUTRITION GÉNÉRALE SATISFAISANTE.

A. — *Diététique.*

Régime général relativement libéral quant aux hydrates de carbone : assez rapidement, suivant tolérance, autoriser 50 à 80 grammes de pain, quelques fruits.

B. — *Hygiène générale.*

a) et *b*) Comme I.

c) *Hydrothérapie tiède. Chaque matin,* tub tiède prolongé, ou mieux, douche en pluie tiède, sécher le corps par essuyage sans friction. *2 ou 3 fois par semaine*: grand bain alcalin tiède (34-36°), prolongé (3o à 4o minutes).

d) Si possible, déplacement, voyage, séjour à la campagne ou à la montagne, isolement relatif.

C. — *Traitement médicamenteux.*

a) 10 jours — à 10 heures et à 4 heures — dans un grand verre d'eau tiède un des paquets suivants :

Antipyrine.. . . . . ⎱ āā 1 gramme.
Bicarbonate de soude. . . . . . ⎰
                                   pour un paquet n° 20.

b) les 10 jours suivants :

Bromure de potassium. . . . . ⎫
  —   de sodium.. . . . . . ⎬ āā   5 grammes.
  —   d'ammonium.. . . . . ⎭
Eau distillée. . . . .   150 cent. cubes.
Une cuiller à soupe *matin* et *soir*.

c) les 10 jours suivants :

Extrait de jusquiame.. . . . . 0^{gr},03
Oxyde de zinc . . . . o o5
Extrait de valériane. . . . . o 12
                         pour une pilule n° 3o.
3 pilules par jour, en dehors des repas.

IV. — DIABÈTE NERVEUX

2. **Avec asthénie générale,** IMPUISSANCE, ABOLITION DES RÉ-FLEXES PATELLAIRES, TENDANCE A LA NEURASTHÉNIE.

A. — *Diététique.*

Comme I.

B. — *Hygiène générale* :

a) *Exercices très modérés* : promenades, bicyclette, sans aller jamais jusqu'à la fatigue.

b) Comme I.

c) *Hydrothérapie* tiède ou fraîche, très courte (quelques secondes), suivie d'une friction générale excitante avec du *Baume de Fioravanti*, 100 grammes, *usage externe*.

d) *Massage général* tonique (tapotements, vibrations, effleurage, etc.).

C. — *Traitement médicamenteux.*

10 jours :

Sulfate de strychnine.	quatre à six centigrammes.
Arséniate de soude.	dix centigrammes.
Glycérophosphate de soude . . .	10 grammes.
Extrait de quinquina.	20 —
Cognac vieux..	40 —
Glycérine neutre..	Q. S. pour 150 cent. cubes.

Une cuiller à café *matin, midi, soir*, au moment du repas dans le verre de boisson.

Les 10 jours suivants :

Codéine.	un centigramme.
Poudre de noix de kola.	ăă dix —
Extrait alcoolique de kola.	

pour une pilule nº 40.

4 pilules par jour.

V. — DIABÈTE MAIGRE

Chez un adulte — avec grosse glycosurie (plus de 100 grammes) — amaigrissement marqué.— poids inférieur a la normale.

A. *Régime* :

Régime mixte avec prédominance relative de graisses (160 grammes) — taux suffisamment élevé d'albumine (120 grammes) — proportion appréciable d'hydrates de carbone (100 grammes) — alcool en quantité moyenne (6 à 800 centimètres cubes de vin. Bordeaux) — ration moyenne de 40 à 45 calories par kilogramme.

Les graisses seront administrées sous forme de beurre frais, de graisse d'assaisonnement (beurre, huile, graisses, etc.), d'huile en nature (huile d'olives, huile de foie de morue), d'aliments gras (viandes grasses, oie, porc), poissons gras (maquereau, harengs), œufs, lait, fromages, noix, noisettes, olives, amandes. On se guidera sur la tolérance du malade : selles, poids, acétonurie.

Les albumines seront administrées sous forme de viande (rouge, blanche), volaille, poisson, œufs — 3 à 400 grammes de viande ou de poisson, 5 à 6 œufs constituent à l'ordinaire, quand le système digestif les tolère, une bonne et suffisante ration.

Les hydrates de carbone seront tolérés à la dose de 100 grammes environ sous forme de pain (100 grammes), de pommes de terre, de fruits ; ils seront formellement prescrits, voire à dose plus élevée en cas d'acétonurie (réaction de Gehrardt).

L'alcool sera autorisé sous forme de vin rouge (1/2 litre) et d'alcool (vieux cognac, whisky), 40 à 60 centimètres cubes, qui facilite manifestement la digestion des graisses.

B. *Hygiène générale* :

a) Repos au moins relatif : Lit, chaise longue, promenades courtes et espacées.

b) Toilette : Comme I.

c) Hydrothérapie tiède ou fraîche, très courte, suivie d'un friction générale excitante.

d) Massage général tonique.

C. *Traitement médicamenteux.*

Les alcalins devront être régulièrement prescrits pour réduire les chances de coma : bicarbonate de soude, 2 à 5 grammes pour un paquet à prendre à la fin du repas

Et alternativement

a) *Pendant 10 jours* :

Sulfate de strychnine.	quatre à six centigrammes.
Arséniate de soude.	dix à vingt —
Glycérophosphate de soude. . .	10 grammes.
Extrait de quinquina.	20 —
Cognac vieux..	40 —
Glycérine *neutre.*	Q. S. pour 150 cent. cubes.

Une cuiller à café *matin, midi, soir,* au moment des repas.

b) *Les 10 jours suivants* :

Extrait thébaïque.	un centigramme.
Extrait de valériane.	cinq —
Phosphate de chaux...	dix —

pour une pilule n° 30.

3 par jour.

c) *Les 10 jours suivants* :

Injection quotidienne de 5 à 10 centimètres cubes *d'huile camphrée stérilisée* (pratiquée avec les précautions d'asepsie les plus rigoureuses).

Il sera rationnel dans cette forme d'essayer la médication pancréatique (sous forme de pancréatine, de pancréas en nature, de lavements à garder avec une macération de pancréas, etc.).

VI. — DIABÈTE INFANTILE

La *glycosurie passagère* n'est pas très rare chez les enfants. Quand on examine systématiquement l'urine chez tous les enfants malades, on trouve de temps en temps du sucre dans bon nombre de cas où existent des perturbations du *tube digestif,* et chez lesquels les parents tolèrent l'abus des sucreries, dans certaines affections nerveuses et surtout chez des obèses.

Il importe surtout chez ceux-ci, et quand il y a des cas de diabète chez les ascendants, de supprimer de bonne heure l'usage des plats sucrés et des bonbons, de restreindre l'emploi des farineux et féculents et de mesurer la quantité totale des aliments pour ne pas laisser une ration de luxe. On stimulera l'activité du foie par l'usage périodique des alcalins, du sulfate de soude, du calomel.

S'il s'agit d'un enfant névropathe, on le soumettra aux frictions quotidiennes, à l'hydrothérapie froide, au massage, à l'exercice régulier au grand air ; mais on ne permettra pas le surmenage physique pas plus qu'intellectuel et on ne laissera pas l'enfant dans un établissement scolaire fermé : on le fera vivre à la campagne, ou à la montagne. On pourra faire de petites cures de valériane, de bromures, d'antipyrine.

La glycosurie peut être causée par la syphilis héréditaire, agissant soit sur le bulbe, soit sur le pancréas, le foie ou les autres glandes endocrines. Il faut y songer, et si quelque autre raison milite en faveur de cette hypothèse, un traitement spécifique doit être institué : frictions mercurielles, injections de biiodure de mercure ou d'arsenic organique.

Quand la *persistance de la glycosurie* malgré le régime, la polyurie, l'azoturie imposent le diagnostic de diabète, le pronostic est des plus sombres, puisque le diabète maigre est la forme clinique ordinaire dans l'enfance et que la mort en est l'aboutissant le plus souvent par coma, tuberculose, gangrène ou infection suppurante.

Quand on aura par exception constaté le diabète *chez un nourrisson,* on continuera l'allaitement en faisant prendre à chaque tetée une cuillerée d'eau de Vichy et, s'il est au biberon, on étendra le lait d'eau alcaline en y ajoutant une certaine quantité de crème pour augmenter sa richesse en matière grasse.

Quand arrivera le moment du sevrage, on écartera les bouillies faites avec les farines, sauf la farine d'avoine, on donnera des potages au bouillon de légumes, de poulet ou de bœuf en y ajoutant du jaune d'œuf. On réduira progressivement le lait à 250 grammes et on ajoutera à l'alimentation du beurre, du jus de viande, de la poudre de viande ou de la pulpe crue râpée.

Quand le diabète apparaît chez les *enfants plus âgés,* on pourra essayer de se rapprocher progressivement du régime du diabétique adulte ; mais, pour les enfants, plus encore que pour l'homme fait, il faut user de prudence et ne pas modifier trop brusquement l'alimentation : la diète carnée imposée sans transition a été souvent suivie des phénomènes d'intoxication acide avec diminution rapide de la quantité d'urine, et d'ailleurs le développement d'un enfant ne peut qu'être entravé par un régime exclusivement albumineux. Malgré les faits cités par certains auteurs (Bergesio qui aurait rapidement guéri une petite fille de 4 ans 1/2, Cantani qui chez une fillette de 13 ans, en la mettant à un régime de plus d'un kilogramme de viande et de 3 grandes tasses de bouillon, ramena l'urine de plus de 10 litres à un litre et supprima une glycosurie qui atteignait plusieurs centaines de grammes), nous pensons qu'il s'agit de cas exceptionnels, dont on ne sait s'il y a eu d'ailleurs guérison durable : restreindre rapidement ou supprimer temporairement la glycosurie n'est pas, on s'en rend mieux compte aujourd'hui, le meilleur moyen d'améliorer d'une façon durable la situation d'un enfant diabétique.

Nous pensons qu'il faut varier l'alimentation.

On proscrira le sucre, les pâtisseries, le pain, les pâtes, les haricots, pois, lentilles, fèves, les carottes, betteraves, navets, oignons, asperges, les raisins, oranges, prunes, poires, pêches, la bière, le cidre, le chocolat.

On autorisera les viandes de boucherie, volailles, charcuterie, poisson, caviar, œufs, lard, beurre, graisses, les épinards, chicorée, laitues, endives, choux, les pommes de terre, même l'oseille et les tomates, la farine d'avoine et la crème, les fromages, noix, les pommes, les fraises, les cerises, les groseilles, les noix, noisettes, amandes, olives, pistaches.

Les enfants doivent faire des repas plus fréquents, mais non très copieux ; il faut surveiller attentivement leur mastication, les laisser boire à leur soif de l'eau pure, à laquelle on ajoutera seulement aux repas du vin blanc ou rouge. Les enfants acceptent souvent mieux que les adultes le pain de gluten, de soja ou d'amandes.

On fera bien d'ailleurs de ne pas se montrer trop rigoureux dans le choix des aliments pour ne pas entraver l'alimentation par le dégoût, l'anorexie ne pouvant que hâter l'autophagie.

Comme chez l'adulte les soins hygiéniques doivent tenir la première place.

Parmi les médicaments les alcalins tiennent le premier rang. Nous les administrons par cures de 10 jours consécutifs séparés par des repos de cinq jours : chaque jour 1 à 5 grammes de bicarbonate de soude, en trois doses prises une demi-heure avant les repas, et par l'association tantôt au benzoate de soude, tantôt au benzoate de lithine.

L'usage des corps gras est indiqué sous la forme d'huile de foie de morue.

Dans les intervalles des cures alcalines on utilise tantôt l'arsenic, tantôt le quinquina et la quinine, tantôt les phosphates de soude, de potasse, de chaux et de magnésie.

On combat comme chez l'adulte les phénomènes douloureux par l'antipyrine, les bromures, etc., — la polyurie par la codéine, — l'asthénie par la strychnine. Mais plus encore que chez l'adulte il faut se montrer sobre de médicaments, puisque le coma survient plus facilement chez l'enfant et que l'intoxication médicamenteuse ne peut qu'en hâter l'apparition.

Pour le coma, on agira comme chez l'adulte, avec moins de chances encore de succès.

VII. — PROPHYLAXIE DU DIABÈTE

Hygiène des candidats, des prédisposés héréditaires.

Dans les familles d'arthritiques, surtout chez celles où se sont montrés déjà des cas d'obésité, de diabète, il faut dès l'enfance organiser un genre de vie et une alimentation propres à activer les échanges et donner de bonnes habitudes.

On évitera la claustration dans des établissements scolaires urbains ; il faut faire élever les enfants à la campagne, les y laisser le plus tard possible, leur faire faire en tout cas des séjours annuels à la mer et à la montagne.

Les urines doivent être souvent analysées ; quand on trouve de l'acide urique en excès, de l'urée en proportion anormale, on s'attachera à activer les fonctions hépatiques et intestinales. On s'efforcera d'obtenir que l'alimentation ne soit pas excessive, ni trop carnée, ni trop riche en hydrates de carbone. On habituera les enfants à considérer le sucre et les pâtisseries comme l'ennemi et il est indispensable que l'entourage donne l'exemple. Malheureusement le plus souvent ce sont les défectueuses habitudes alimentaires qui règnent et se transmettent dans les familles d'obèses, de goutteux et de diabétiques.

Il faut reconnaître cependant que les prédications et les campagnes des médecins n'ont pas été tout à fait inutiles dans certains milieux. L'habitude dans les familles riches de tenir longtemps les enfants à une table spéciale permet de garantir ceux-ci contre les excès de table des parents. Dans d'autres on commence à réformer les habitudes traditionnelles.

Par contre chez beaucoup de parvenus les abus alimentaires constituent une des premières conséquences de la richesse trop rapidement acquise et les enfants sont laissés libres de partager les excès de leurs parents. Il est rare que dans ces milieux la parole du médecin hygiéniste soit écoutée.

Quoi qu'il en soit, dès que chez un enfant, un adolescent comme chez un adulte, on constate l'apparition d'une glycosurie même faible, il faut insister pour que les réformes nécessaires dans le régime alimentaire et dans le genre de vie soient faites.

La suppression rigoureuse du sucre s'impose et il faut ne permettre les farineux et les féculents que dans la proportion rigoureusement utilisée par l'organisme ; des analyses fréquentes de l'urine et la pesée des diverses catégories d'aliments permettront d'établir l'équilibre des entrées et des sorties.

On peut obtenir d'ailleurs, par des périodes méthodiques de suppression des hydrates de carbone et de reprise de doses progressivement croissantes de ces aliments, une rééducation de la glycolyse, si on peut ainsi parler. C'est-à-dire que l'organisme sevré de sucre peut reconstituer ses réserves de ferments glycoly-

tiques et que les appareils formateurs de ces ferments (tube digestif, glandes endocrines, etc.) reconquièrent par le repos une activité
plus grande. D'autre part les tissus momentanément privés de
sucre ou de glycogène s'en montrent de nouveau affamés et retrouvent une plus grande capacité de consommation pour cet aliment.

Parallèlement à cet entraînement par les cures d'hygiène alimentaire, il faut exciter le fonctionnement du système nerveux
par les stimulations cutanées, les agents physiques (vie active, au
grand air, exercices bien réglés), l'hydrothérapie, les bains salés,
etc., etc.

III. — DIABÈTE COMPLIQUÉ

I. — DIABÈTE AVEC DÉMINÉRALISATION

M. Albert Robin a insisté avec raison sur l'excessive déminéralisation de certains diabétiques, déminéralisation qui ouvre
la porte à la tuberculose. Le coefficient de déminéralisation, c'est-
à-dire le rapport des matériaux inorganiques de l'urine aux matériaux solides pris en bloc, qui est normalement de 3o pour 1oo
et qui chez les diabétiques se calcule après défalcation faite du
sucre, peut s'élever chez certains d'entre eux à 35, 4o, 45 pour
1oo. La déperdition des principes salins peut porter sur tous
pris en bloc ou sur tel ou tel d'entre eux : chlorures, acide
phosphorique, potasse, chaux, magnésie.

Cette constatation amène à formuler la prescription générale
suivante :

A. — *Régime* :

Régime général du diabétique — en recommandant particulièrement l'usage des aliments suivants :

a) Maigre de jambon, langue fumée, bouillon de viande ou
de poulet bien dégraissé, huîtres, etc. (chlorure de sodium).

b) Légumes verts, choux, chicorée, poireaux, céleris, épinards
(sels calciques, potassiques et magnésiens).

c) Jaunes d'œufs, cervelles, poissons, farine d'avoine (phosphates et éléments phosphorés).

d) Boire aux repas de l'eau alcalino-calcique (Pougues, Saint-Léger, Saint-Galmier).

e) Éviter le vin, les acides, les crudités.

B. — *Hygiène générale.*

a) Exercice modéré : pas de fatigue, pas de sports.

b, c, d) Comme pour le diabète maigre.

C. — *Traitement médicamenteux.*

Magnésie calcinée.	0^{gr},05
Chlorure de sodium.	0 15
Carbonate de chaux.	0 30
Phosphate tribasique de chaux.	0 50

pour un cachet n° 100.

Un cachet à chacun des principaux repas.

II. — DIABÈTE AVEC TUBERCULOSE

On sait que la tuberculose constitue une complication redoutable et le plus souvent incurable du diabète. Aussi conviendra-t-il d'en dépister la menace dès la période de prétuberculose, caractérisée surtout par la déminéralisation sus-décrite, et de la traiter dès cette période comme il a été dit ci-dessus.

La tuberculose réalisée — outre les indications symptomatiques particulières (toux, expectoration, dyspnée, etc.) qui n'ont ici rien de spécial et devront être traitées comme il a été dit dans le volume consacré au traitement usuel des affections de l'appareil respiratoire (V. ce volume) — comporte d'une façon générale les indications de la cure de reminéralisation, de recalcification. Nous adoptons en général le schéma de Ferrier et Sergent — mais en nous montrant beaucoup moins intransigeants en ce qui concerne l'emploi des corps gras. Nous autorisons l'usage assez large des corps gras frais, non dédoublés, aussi exempts que possible d'acides gras (beurre frais, crème fraîche, huile d'olives, huile de foie de morue, graisse d'oie) — à la triple condition: 1° que, comme nous venons de le dire, ces corps gras soient frais, non rancis, 2° que l'appétit et la digestion stomacale n'en soient pas troublés, 3° que la digestion intestinale en soit correcte (absence de graisses dans les selles).

A. — *Régime :* S'alimenter avec des potages au bouillon de viande ou de poulet bien dégraissé, additionnés d'œufs, de quenelles de volaille, de somatose, etc.

Maigre de jambon, langue fumée, huîtres, olives, viandes ou volailles grillés ou rôtis sans sauce — foie, rognons, ris de veau, cervelles.

Poissons bouillis, additionnés de beurre frais.

Œufs à la coque.

Pommes de terre et (suivant tolérance) pois cassés, haricots, lentilles.

Légumes verts (choux, chicorée, poireaux, céleri, épinard, etc.).

Amandes, noix, noisettes.

Hollande, gruyère, Port-Salut — Camembert.

Boire aux repas de l'Eau de Pougues ou de Saint-Galmier.

On pourra tolérer un demi-litre de bon Bordeaux.

User sans excès du beurre frais, de l'huile d'olives, de la graisse d'oie pour la préparation des aliments.

Éviter les aliments acides (crudités, salades, cornichons, vinaigre, oseille, citron, fruits acides, etc.).

B. — *Hygiène générale.*

Celle du diabète maigre (V. page 201).

C. — *Traitement médicamenteux.*

a) 10 jours par mois :

Sulfate de strychnine.	cinq à dix centig.
Glycérophosphate de soude. . . .	10 grammes.
Extrait de quinquina.	20 —
Cognac vieux..	40 —
Glycérine neutre. Q. S. p.. . . .	150 cent. cubes.

Une cuiller à café *matin, midi, soir,* au moment des repas.

b) Les 10 jours suivants :

Injection quotidienne d'une ampoule de cacodylate de soude titrée à cinq centigrammes.

c) Les 10 autres jours :

Magnésie calcinée..	0^{gr},05
Chlorure de sodium.	0 15
Carbonate de chaux.	0 30
Phosphate tribasique de chaux..	0 50

pour un cachet n° 30.

3 par jour au milieu du repas.

II. — DIABÈTE AVEC DYSPEPSIE

Quoique les diabétiques aient le plus souvent un bon estomac, il en est qui ont des troubles dyspeptiques, provoqués soit par des excès d'alimentation, soit par un régime trop exclusivement carné ; on modifiera le régime dans le sens convenable suivant la nature de la dyspepsie. Ici comme pour tous les diabètes compliqués, on se préoccupera moins de combattre la glycosurie que la complication. On recherchera avec soin les autres signes prémonitoires du coma diabétique (V. plus loin).

On se trouvera bien en général dans ces cas :

1° De réduire la proportion des graisses introduites dans l'alimentation, — de ne les autoriser que fraîches (beurre surtout) — et en quantité modérée.

2° D'écarter du régime les mets excitants et acides (poivre, vinaigre, épices, cornichons, pickles, vin pur).

3° De pratiquer la restriction alimentaire globale (30 calories par kilogramme).

4° De réglementer avec soin les heures des repas, leur composition approximative, leur quantité, etc.

5° De veiller à la « rééducation masticatoire ».

La thérapeutique médicamenteuse sera celle des dyspepsies (Voir Thérapeutique usuelle des maladies du tube digestif). La forme la plus courante est la forme hypersthénique ou hyper-chlorhydrique et l'emploi des alcalins à haute dose des plus recom-mandables :

Bicarbonate de soude.	5 grammes.
Hydrate de magnésie. . . . . . . ⎫ āā 3 —	
Craie préparée. . . . . ⎭	

Un paquet *matin, midi, soir,* à la fin des repas [diviser en 10 paquets].

III. — DIABÈTE AVEC COMPLICATIONS HÉPATIQUES

A. *Hyperhépatie.* — Augmentation du volume du foie — hé-patalgie — crises de congestion aiguë ou subaiguë avec subictère et troubles intestinaux — glycosurie élevée (plus de 100 gram-mes).

Le *régime* carné devra être suspendu — le vin et les boissons alcooliques seront de même supprimés — on instituera un régime lacto-ovo-végétarien au moins temporaire.

On aurait dans quelques cas de ce genre (Battistini, Blumen-thal, Lépine, Gilbert et Lereboullet) obtenu des résultats re-marquables par l'emploi de l'*opothérapie pancréatique* (pancréas haché par voie stomacale, lavements de pancréas haché, pancréa-tine, extraits de pancréas, etc.).

Une excellente pratique consiste encore dans l'institution tem-poraire du *régime lacté* (5 à 10 jours) concurremment avec l'ad-ministration quotidienne du calomel :

Calomel.	0ᵍʳ,01 à 0ᵍʳ,03 pour une pilule.

Une pilule le matin pendant 5 à 10 jours.

B. *Anhépatie.* — Signes d'évolution cirrhotique — foie petit — glycosurie minime ou moyenne, 40 à 50 grammes — bref diabète moyen.

a) Régime lacto-ovo-végétarien avec suppression absolue des boissons alcooliques.

b) C'est dans ces cas que l'opothérapie hépatique — surtout

sous forme de lavements de macération de foie frais — donne les
meilleurs résultats. On pourrait aussi essayer le glycogène, les
extraits hépatiques (hépatéine).

IV. — DIABÈTE AVEC ALBUMINURIE

L'albuminurie est fréquente chez les diabétiques.

Si elle est peu importante (0^{gr},25 à 0^{gr},50 par jour), on se
contentera de faire intervenir dans ce régime le lait dans une certaine mesure et de supprimer l'alcool, de restreindre le vin, de ne
pas donner trop de viande.

Si elle s'accompagne de signes évidents d'insuffisance rénale
(hypertension, bruit de galop, etc.), le malade est un brightique
et devra être traité comme tel.

Si l'albumine atteint 1 gramme, on donnera un litre de lait
par jour et on supprimera le vin. Si le lait augmente de façon
notable la glycosurie, — ce qui est fréquent — on aura recours
au régime mixte déchloruré (albuminuries concomitantes de
Teissier).

Si l'albuminurie subit des recrudescences cycliques coïncidant
avec des crises de phosphaturie et une atténuation plus ou
moins marquée de la glycosurie (albuminuries alternantes de
Teissier) — on instituera au moment des recrudescences le traitement du diabète avec déminéralisation (V. plus haut). Pour
Teissier il s'agit dans ces cas d'albuminuries fonctionnelles relevant soit d'une excitation du bulbe, soit d'une surcharge digestive, soit d'une défaillance passagère du foie par suite d'une élaboration vicieuse des albuminoïdes.

D'une façon générale, chez les diabétiques albuminuriques,
on se trouvera bien d'instituer *périodiquement pendant quelques
jours le régime lacté intégral* pour ramener l'albuminurie à un
taux insignifiant; — dans les intervalles on reviendra à un régime
mixte modérément carné avec œufs, graisses et végétaux.

Rappelons à ce propos que de l'avis unanime il est presque toujours nuisible d'imposer le régime lacté absolu pendant de longues périodes aux diabétiques albuminuriques dont ce régime prolongé accélère la cachexie. C'est surtout le cas lorsque le lait est mal digéré, provoquant du météorisme et de la diarrhée.

Quand on constate l'albuminurie chez un diabétique, on doit d'abord chercher à déterminer pour quelle raison ce symptôme s'est superposé à la glycosurie.

On sait que à une phase avancée du diabète ou dans les diabètes à marche rapide il existe souvent une dégénérescence spéciale des cellules du rein étudiée par Armanni (métamorphose hyaline) et par Ehrlich (infiltration glycogénique) ; il s'agit là de lésions fatalement progressives et incurables, ou bien de lésions banales de néphrite chronique. On peut légitimement supposer qu'il s'agit de ces altérations incurables chez les diabétiques à grande glycosurie, quand l'albumine dépasse habituellement 2 grammes, quand il existe des cylindres abondants épithéliaux ou granulo-graisseux, des leucocytes nombreux, des cellules des tubes de Bellini, et un syndrome de brightisme (pâleur, œdèmes, bruit de galop, céphalée, troubles visuels). Ces troubles conduiront à instituer un régime contre l'urémie, c'est-à-dire un régime lacté, total pendant quelques jours, puis intermittent. Ce régime ne fera d'ailleurs que retarder l'urémie et ne fera jamais disparaître l'albumine.

Mais les diabétiques peuvent avoir de l'albuminurie pour des causes auxquelles la thérapeutique peut obvier : la dyspepsie, — une alimentation trop riche en azote, — une déminéralisation excessive soit par phosphaturie, soit par déperdition d'autres éléments minéraux (chlorure, potasse, chaux).

M. A. Robin, qui a consacré des recherches très précises aux albuminuries des diabétiques, les divise en curables, difficilement curables et incurables.

Pour qu'une *albuminurie soit curable* chez un diabétique, il faut qu'elle tienne à une des conditions suivantes : fatigue du rein par élimination de trop grandes quantités de sucre (il s'agit de traces d'albumine qui disparaissent quand on obtient une diminution de la polyurie et de la glycosurie) — troubles dyspeptiques qui engendrent des albumines transitoires ne se manifestant que dans la période digestive, cessant pendant la nuit et présentant à ce point de vue les caractères orthostatiques — phosphaturie, — déminéralisation organique générale, — consommation exagérée d'aliments animaux, — désassimilation viciée des tissus par suite de laquelle les éléments anatomiques livrent à la translation d'expulsion leurs matières albuminoïdes sans leur avoir fait subir les transformations chimiques qui doivent les amener à l'état de substances cristalloïdes.

Les *albuminuries difficilement curables* sont celles qui ne sont accompagnées ni des circonstances précédentes, ni de signes imposant le diagnostic de dégénérescence spéciale Armanni-Ehrlich (infiltration glycogénique et transformation hyaline) ou de néphrite chronique banale. Outre les présomptions tirées du faible taux de l'albuminurie, il faut reconnaître que le seul moyen de juger si celle-ci est curable est de chercher à modifier les conditions ci-dessus énumérées que révèle l'examen des urines et de tous les organes. « Une albuminurie curable qui n'est pas traitée en temps opportun arrive facilement et quelquefois rapidement au type incurable. Une albumine de ce dernier type débute souvent par une dose minime qui progresse en dépit de tous les efforts de la thérapeutique » (Robin).

L'albuminurie par excès d'alimentation azotée est soupçonnée d'après la nourriture du sujet et le dosage de l'azote total ou de l'urée urinaire, qui dépasse de beaucoup la normale (0,367 à 0,409 par kilogramme et par 24 heures). — On doit alors réduire l'alimentation azotée et augmenter les légumes herbacés et les pommes de terre.

L'albuminurie d'*origine dyspeptique,* qui se reconnaît à l'existence des signes de la dyspepsie, à son faible taux, à son absence dans l'émission du matin, à sa disparition par le repos au lit, doit disparaître par le traitement approprié au genre de la dyspepsie :

modifications des erreurs hygiéniques de l'alimentation horaire, mastication, quantité, usage des alcalins, du bismuth, des ferments digestifs, des antiseptiques, etc.

L'albuminurie *phosphaturique* s'accompagne d'une diminution du coefficient d'utilisation azotée, et le rapport entre l'acide phosphorique et l'azote total dépasse 19 pour 100. Liée au surmenage nerveux et à la suralimentation, elle est combattue par la succession de quelques jours de diète hydrique, puis de régime lacté absolu, puis de régime varié, et l'administration successive des glycéro-phosphates et des hypophosphites, de l'arséniate de soude, de la quinine et de l'extrait de quinquina.

A l'*albuminurie par déminéralisation organique* toujours faible, où le coefficient de déminéralisation est supérieur à 3o ou 33 pour 100, on opposera, s'il y a excès de tous les principes minéraux, l'usage du bouillon « qui est une solution de sels assimilables ». On administrera principalement les aliments salés, s'il y a hyperchlorurie ; — les légumes verts, si la potasse est en excès ; — les glycérophosphates de chaux ou de magnésie, s'il y a déperdition spéciale de ces sels.

L'*albuminurie par fatigue du rein*, étant liée à l'existence d'une grande polyurie et d'une forte glycosurie, doit s'atténuer ou disparaître à mesure que le traitement fondamental du diabète diminue l'intensité de ces deux symptômes.

A *la variété d'albuminurie par désassimilation viciée*, qui est admise par exclusion des autres, M. Robin ne propose pas de traitement spécial et signale seulement « sa disparition en même temps que la réduction de la glycosurie, même quand celle-ci n'est pas abondante ».

Quand on est en présence d'albuminurie abondante, plus d'un gramme par litre, mais d'origine indéterminée, M. Robin commence par essayer d'obtenir la réduction de la glycosurie par les procédés ordinaires ; s'il y réussit, l'albuminurie persistant après la disparition du sucre, il ordonne le régime lacté absolu ; le sucre reparaît naturellement ; mais, certain de le réduire plus tard, il maintient le régime lacté jusqu'a la réduction de l'albumine à des traces indosables. Alors il reprend le traitement de la glycosurie par le régime et les médications. Ce traitement alternant de la glycosurie et de l'albuminurie peut échouer même alors qu'il n'y a pas de signes évidents de néphrite chronique et permettrait alors de diagnostiquer la dégénérescence d'Armanni-Erhlich. M. Robin traite alors cette albuminurie comme celle des brightiques vrais.

En présence des *albuminuries brightiques, incurables,* M. Robin s'inquiète moins du diabète que de la complication et institue résolument le traitement de celle-ci, c'est-à-dire le *régime lacté absolu rigoureux,* jusqu'à ce qu'il soit démontré ou que l'albumine augmente, ou qu'elle demeure stationnaire, ou que, après avoir diminué d'abord, elle reste définitivement à un taux invariable. Alors il remplace le lait par un *régime végétal,* en augmentant la quantité des pommes de terre et deux ou trois œufs frais. Si au bout de quelques jours l'albuminurie reste identique, il permet avec précaution le poisson frais, le poulet et même la côtelette d'agneau.

Quand sous l'influence du régime lacté absolu la glycosurie augmente, il réduit la quantité du lait, qu'il compense par adjonction des aliments végétaux permis aux diabétiques. En cas de persistance de la glycosurie à un taux trop élevé, il revient à ce qu'il appelle la cure d'apaisement fonctionnel du foie et du système nerveux (2 à 3 jours de régime hydrique avec repos au lit et un grand verre d'eau minérale purgative la veille du jour où on cesse la cure). Quand la glycosurie a été réduite de nouveau, reprendre le régime lacté.

Si le malade pâlit, perd ses forces, il convient d'ajouter au lait quelques aliments végétaux.

S'il éprouve pour le lait une invincible répugnance, s'il n'arrive pas à en consommer 2 litres par jour, ou si l'intolérance se manifeste (langue saburrale, haleine fétide, estomac ballonné, diarrhée ou constipation rebelle) malgré la précaution prise d'aromatiser le lait avec café, thé, ou vanille, mieux vaut renoncer au régime lacté, faire prédominer le régime végétal avec plus ou moins d'alimentation animale suivant la prédominance de la glycosurie ou de l'albuminurie.

M. Robin n'institue pas d'ailleurs la cure de déchloruration.

Comme traitement médicamenteux, c'est le lactate de strontium, l'acide gallique associé à l'aloès et à l'extrait de quinquina que M. Robin conseille, ou l'essai d'opothérapie rénale par voie rectale.

V. — DIABÈTE ET GOUTTE

Quand un goutteux devient diabétique, il y a quelques modifications à faire dans son alimentation, puisque l'apparition de la glycosurie lui interdit l'usage aussi libre des féculents et des farineux et sa ration alimentaire devra comporter une plus large part de viande, poissons, œufs ; les végétaux herbacés restent utiles et, parmi les fruits, on ne restreindra que ceux qui sont très sucrés, le raisin, les pêches et certaines poires. Cependant l'alimentation trop azotée pourrait augmenter l'état goutteux. Suivant la proportion de la glycosurie dans chaque cas on instituera la ration. Le dosage fréquent du sucre et la courbe des poids du corps permettront d'augmenter ou de diminuer les aliments azotés, les graisses et les hydrates de carbone, de telle façon que la glycosurie diminue ou n'augmente pas et que le poids se maintienne. Luff permet aux goutteux glycosuriques le pain grillé, le lait, les puddings au lait et au riz, au tapioca.

Au moment des accès de goutte on se montrera plus large au point de vue des fruits et des farineux, en restreignant les aliments azotés.

Les fonctions du foie, du rein, de la peau seront surveillées et stimulées encore plus que chez les diabétiques non goutteux. Les fatigues qui frappent plus spécialement le cerveau seront écartées autant que possible.

VI. — DIABÈTE AU COURS DE LA PUERPÉRALITÉ.

Nous empruntons à M. Lépine — particulièrement autorisé

comme chacun sait — les règles de la conduite à tenir pendant l'état puerpéral chez la femme diabétique.

I. — *Pendant la première partie de la grossesse.*

On instituera avec le plus grand soin le traitement hygiénique précédemment exposé du diabète — en ne poussant pas toutefois trop loin la restriction des hydrates de carbone.

On s'abstiendra, autant que faire se pourra, de tout traitement médicamenteux qui ne pourrait qu'être nuisible au fœtus.

Si en dépit d'une hygiène générale et d'une diététique rationnelle, le diabète s'aggravait, on serait autorisé à recourir à l'avortement.

II. — *Pendant la deuxième partie de la grossesse.*

A partir du septième mois, dans le cas de diabète franc ou compliqué, l'interruption de la grossesse sera recommandable tant pour la mère que pour l'enfant :

Pour la mère à laquelle la continuation de la gestation fait courir un grand péril ; — pour l'enfant qui court beaucoup plus de risques dans l'utérus maternel que dans une bonne couveuse.

III. — *Pendant le travail.*

Il est indiqué de terminer le travail aussi rapidement que possible par intervention méthodique, que l'enfant soit vivant ou non.

IV. — *Après l'accouchement et pendant les suites de couches.*

Le traitement hygiénique général sera institué avec soin ; il est évident d'autre part que plus encore chez les diabétiques que chez les sujets normaux l'antisepsie la plus rigoureuse est de rigueur.

VII. — COMPLICATIONS NERVEUSES

On peut observer des *névralgies,* parmi lesquelles la sciatique est la plus fréquente.

Les révulsifs sont d'un emploi malaisé, à cause des ménagements que réclame la peau des diabétiques. Pourtant les douches d'air chaud, les bains sulfureux, seront utiles. Les courants continus, les effluves statiques, ainsi que les bains de lumière peuvent de même rendre de réels services.

Les médicaments sédatifs de la douleur sont parmi ceux qui restreignent la glycosurie : quinine (valérianate ou bromhydrate), bromures, antipyrine, opium.

On voit souvent de vraies *névrites* qui, du côté des membres inférieurs, s'accompagnent de parésie ou par leur violence méritent le nom de pseudo-tabétiques : douches d'air surchauffé mais avec la plus grande surveillance de l'intégrité de la peau, d'eau chaude ou sulfureuse locales, ou stypage au chlorure de méthyle, massage, électricité, bains carbo-gazeux — joints aux médicaments analgésiants pourront modérer les souffrances en améliorant les mouvements.

Les cures thermales à Lamalou, à Royat, à Néris, Plombières, Bagnères-de-Bigorre seront à utiliser.

L'*état neurasthénique* est fréquemment associé au diabète : la médication arsenicale (injections de cacodylate), les glycéro-phosphates, les cures d'altitude, l'isolement et la suggestion pourront être employés conjointement avec la cure de la glycosurie.

VIII. — COMPLICATIONS CUTANÉES

Les diabétides ou dermatoses qui surviennent chez les diabétiques sont la plupart du temps sous la dépendance de la glycosurie même et le meilleur moyen de les prévenir et de les traiter consiste à diminuer ou supprimer celle-ci. Toutefois elles réclament aussi des traitements locaux.

Les affections suppuratives sont des complications qui tiennent à la facilité que les microbes pyogènes trouvent pour leur pullulation dans les milieux sucrés ; outre le traitement de la glycosurine, l'asepsie cutanée est indispensable.

Diabétides.

L'érythème, l'intertrigo, le prurit qui les accompagne si souvent et qui par sa localisation sous-mammaire et surtout au niveau de la vulve constitue une complication si pénible, sont d'autant moins fréquents que les soins hygiéniques sont plus minutieux : les lotions chaudes locales le matin et soir avec de l'eau bouillie, de l'eau d'amidon ou de son préparée au moment même, de l'eau boriquée ou boratée, les bains fréquents additionnés d'amidon et de carbonate de soude, les poudrages avec du talc stérilisé, du bismuth, du peroxyde de zinc (ektogan), sont de bons moyens préventifs.

Quand le prurit existe, on conseille une lotion ou mieux des attouchements avec du coton hydrophile imbibé d'une solution de chloral à 2 pour 100, une solution de nisaméline (10 à 20 grammes pour 1 000).

S'il est tenace, on utilise les attouchements quotidiens avec des solutions de nitrate d'argent progressivement plus concentrées de 1 à 5 pour 100, de stovaïne à 2 pour 100.

Dans les intervalles des lotions ou des attouchements les parties seront isolées par des poudres absorbantes et aseptiques, en évitant les antiseptiques irritants, tels que l'iodoforme, le menthol.

On peut utiliser la nuit les pâtes de zinc cocaïnées ou phéniquées :

Acide phénique.	0^{gr},25 ou Stovaïne 0^{gr},50
Oxyde de zinc..	3 grammes.
Lanoline.	) ââ 15 —
Vaseline.	)

Les agents physiques : bains hydro-électriques, effluves statiques, haute fréquence peuvent être utiles contre l'élément prurigineux.

Simultanément on calmera l'irritabilité du système nerveux par l'hydrothérapie tiède, et par les médications internes : bromures alcalins, bromure de camphre, la valériane et ses dérivés.

Les diabétides du gland, qui peuvent aboutir à la production d'un phimosis, seront d'autant moins tenaces que après chaque miction le malade aura eu soin de laver le gland et le prépuce pour ne pas les laisser en contact avec les dernières gouttes d'urine sucrée et qu'on aura enduit la muqueuse d'une couche de poudre de talc ou d'une poudre asséchante.

Chez la femme les injections vaginales quotidiennes doivent être faites avec le plus grand soin en ajoutant à l'eau un antiseptique: coaltar, formol, etc.

SUPPURATIONS

Les furoncles, les anthrax et les phlegmons sont toujours à redouter chez les diabétiques dont la peau n'est pas soumise aux précautions hygiéniques les plus minutieuses.

Dès qu'une ébauche de folliculite pilo-sébacée se manifeste, l'attouchement avec la teinture d'iode, ou l'iodacétone, le bleu de méthylène, les lavages de la région avec l'eau oxygénée, l'isolement de la partie atteinte par une rondelle d'emplâtre mercuriel ou à l'oxyde de zinc.

Si le furoncle continue à se développer, à plus forte raison s'il prend une marche anthracoïde, on emploie l'application d'une pointe de galvano ou thermocautère, les pulvérisations avec l'eau oxygénée ou phéniquée pour hâter la chute du bourbillon.

Quant aux phlegmons, ils doivent être hâtivement débridés, au thermocautère de préférence, et drainés.

IX. — GANGRÈNES DIABÉTIQUES

La *prophylaxie* des gangrènes chez les diabétiques repose sur les soins les plus minutieux des téguments et des muqueuses par l'asepsie et l'antisepsie. Le diabétique doit être habitué à s'examiner avec grande attention et signaler au médecin tout point des téguments suspect d'altération.

On redoute plus particulièrement les gangrènes chez les diabétiques à grande glycosurie, à système nerveux déprimé, sédentaires ou confinés au lit, albuminuriques et artério-scléreux à un haut degré. L'apparition d'une infection accidentelle (grippe, fièvre éruptive, d'un traumatisme), capable de faire circuler dans le sang des agents septiques, doit faire redouter davantage la production d'un sphacèle.

Dès qu'un point des téguments présente quelque modification suspecte de coloration ou de sensibilité, on le lavera plusieurs fois par jour avec l'eau oxygénée ; on le frictionnera avec un alcoolat aromatique et on l'enveloppera de chaleur.

L'application de l'*air surchauffé*, au moyen d'un des appareils ingénieux qui ont été imaginés depuis quelques années, est une de nos meilleures ressources.

Ces appareils permettent de diriger de véritables douches d'air à plus de 100° sur les parties en voie de mortification ; quand il s'agit d'une gangrène par ischémie (artérite, thrombose), on peut ainsi par vaso-dilatation s'efforcer de rétablir la circulation locale, si elle n'est pas encore trop compromise.

Avec les températures qui peuvent atteindre plusieurs centaines de degrés on achève la destruction des parties où il n'y a plus d'espoir de conserver la vitalité des éléments anatomiques, on transforme instantanément la gangrène humide en une momification qui ne permet plus la résorption des poisons ni l'extension des anaérobies. Dieulafoy a publié un beau cas de guérison par ce procédé.

Quand on n'a pas la ressource de ces appareils à air surchauffé, on pourra utiliser le procédé suivant indiqué par le Dr Salignat, qui propose d'utiliser les *vapeurs de l'eau bouillante* dans le traitement de la gangrène sèche diabétique. Il suffit de placer un récipient plein bouillant au-dessus d'une source de chaleur (fourneau bas, fourneau à alcool ou à pétrole, etc.), et d'exposer la partie gangrenée à distance convenable pour qu'elle subisse l'action de la chaleur humide aseptique. Chaque opération devant durer de 15 à 30 minutes, on disposera des tréteaux en bois au-dessus du récipient, de façon que le malade puisse appuyer dessus le pied ou la jambe atteints. L'humidité chaude active la circulation sanguine et ces vapeurs d'eau bouillante réalisent un pansement aseptique journalier. En quelques semaines dans les cas cités par **M.** Salignat la réparation des tissus après élimination des parties sphacélées était complète, les tissus cicatriciels présentant l'aspect souple et blanc rosé[1].

Dans les intervalles des séances on pourra panser la partie en voie de mortification avec de la poudre de peroxyde de zinc, la poudre de Lucas-Championnière, l'aristol (biiodure de thymol).

Ces moyens sont applicables surtout à des gangrènes de médiocre étendue.

Quand on ne réussit pas à enrayer l'évolution d'une gangrène à marche rapide, il faut se hâter de faire l'*amputation* à une distance suffisante de la partie sphacélée. C'est surtout dans les cas où le diabétique est artério-scléreux à un haut degré (artères calcifiées plus ou moins complètement) que l'amputation constitue la seule ressource.

Parallèlement aux traitements locaux, il faut soumettre les diabétiques menacés de gangrène à un *traitement général* énergiquement tonique et propre à abaisser le plus possible la glycosurie.

On combinera avec les alcalins à haute dose, l'extrait de quinquina, l'acide phosphorique, la strychnine, le vin, le café noir, la cure de farine d'avoine et de jaunes d'œufs suivant la méthode de Noorden.

X. — COMA DIABÉTIQUE

Le coma diabétique est la complication la plus redoutable du diabète. Une fois déclaré, il est à peu près sûrement mortel. Le nombre des guérisons connues est extrêmement restreint, peut-être seraient-elles plus fréquentes si on en instituait plus promptement et plus énergiquement le traitement. C'est dire qu'au point de vue thérapeutique le traitement devra être surtout *préventif* et qu'il est essentiel de connaître les *conditions étiologiques* les plus ordinaires du coma et les *symptômes précurseurs* les plus caractéristiques.

1. *Journal des praticiens*, 1910.

Le coma diabétique se développe surtout chez les sujets soumis à un *régime adipo-carné trop strict* ou chez lesquels une inanition prolongée réalise par *autophagie* une alimentation adipo-carnée exclusive ; pour les mêmes raisons devront être étroitement surveillés les diabétiques chez lesquels le *surmenage* ou *l'amaigrissement rapide* réalisent de même l'autophagie. Les *diabétiques présentant des troubles dyspeptiques* (hyperchlorhydrie, fermentations intestinales, constipation) sont de même prédisposés au développement des accidents acétonémiques. Les *interventions chirurgicales* et les *affections fébriles* (angine, grippe, érysipèle, pneumonie, etc.) sont des causes provocatrices fréquentes. Dans quelques cas enfin il semble qu'on ait pu incriminer une intoxication médicamenteuse (usage prolongé de l'opium, de la belladone, de l'antipyrine, etc.).

Dans tous les cas on surveillera avec soin l'apparition des *signes précurseurs suivants* : agitation, inquiétude inusitée, fatigue, inappétence ; — troubles digestifs (langue saburrale, fermentation gastro-intestinale, vomissements acides, diarrhée, stéarrhée) ; — amaigrissement ; — odeur chloroformique de l'haleine (pomme de reinette) ; — présence d'acide diacétique dans l'urine (réaction de Gehrardt). C'est à ce stade prémonitoire, d'une durée de 1 à 5 jours, qu'il faut dépister et traiter le coma imminent.

Graduellement l'agitation fait place à l'apathie, à la somnolence ; la respiration prend un caractère dyspnéique spécial : ralentissement, avec pauses inter inspiro-expiratoires, rarement rythme de Cheynes-Stokes ; la température baisse, le pouls devient plus petit et plus fréquent ; les urines diminuent, la réaction de Gerhardt devient plus intense (virage au noir). L'algidité et le coma terminent la scène.

Sans insister sur les discussions pathogéniques pour lesquelles on lira avec profit les récents rapports de Lépine, Hugounenq et Morel, M. Labbé et L. Blum au 12ᵉ Congrès français de médecine à Lyon (1911), nous admettons que la cause du coma diabétique est *l'acidose*, c'est-à-dire une intoxication acide globale, l'action de l'acide β oxybutyrique étant probablement prédominante.

Si l'on veut faire œuvre vraiment utile — c'est à la période pré-comateuse qu'il faudra intervenir. Le traitement préventif donnera les plus beaux résultats; le traitement curatif sera le plus souvent inopérant.

Traitement préventif, période prémonitoire : troubles diges-tifs, amaigrissement, troubles respiratoires, troubles psychiques, odeur chloroformique de l'haleine, réaction acétonique de l'urine.

A. — *Régime* : On pourra au début modifier simplement ce régime par suppression presque complète des viandes et des graisses, — administration large du lait (de préférence écrémé), des légumes verts, de la farine d'avoine, des fruits, de l'alcool, du café et des boissons alcalines (Eau de Vichy ad libitum).

Si la tendance acétonurique s'accuse, on instituera le *régime lacté exclusif*, en s'adressant de préférence au *lait écrémé* (nous avons vu précédemment le rôle des graisses dans la genèse de l'aci-démie): 1/2 litre toutes les 3 heures. *Eau de Vichy* dans l'intervalle.

B. — *Hygiène générale* :

a) Repos physique à la chambre, voire sur la chaise longue ou au lit.

b) Repos intellectuel et moral, cessation de toutes affaires, de tous travaux ; la suppression des visites, l'isolement au moins relatif, fatigue et émotions étant également funestes à ces malades.

C. — *Traitement médicamenteux* :

a) Tout traitement antidiabétique (opium, belladone, antipy-rine, quinine, arsenic, etc.) *devra être absolument et rigoureuse-ment suspendu.*

b) Les alcalins seront prescrits *à hautes doses* (20 à 30 grammes de bicarbonate de soude et au delà, si le tube digestif les supporte.

Ou bien

Bicarbonate de soude.	5 grammes.	
Hydrate de magnésie.	} āā 3	—
Craie préparée.		

pour un paquet nº 12.

4 par jour après les prises de lait.

c) Les purgatifs salins sont indiqués. M. Albert Robin conseille le sel de Seignette (tartrate de soude et de potasse) ; il est en effet recommandable à la dose quotidienne de *3o à 4o grammes*.

En dehors de cette médication en quelque sorte fondamentale, le traitement sera purement symptomatique.

d) Contre l'asthénie neuro-cardiaque, on emploiera :

Soit *la caféine* ($0^{gr},25$ à $0^{gr},5o$) en injection sous-cutanée.

Soit *la strychnine* ($0,0o3$ à $0^{gr},o1$) en 3 doses fractionnées en ingestion ou injection.

Soit la *digitaline cristallisée* (**XX** à **L** gouttes en une fois de la solution de digitaline cristallisée au millième).

d) La tendance à l'algidité, au refroidissement sera combattue par les boissons chaudes (thé et café) — par les enveloppements chauds — par les frictions stimulantes du type :

Essence de girofle.	2 grammes.
Teinture de noix vomique.	10 —
Baume de Fioravanti. . . . . . ⎫	
Alcoolat de lavande. . . . . . ⎬ áá 60 —
— de romarin. . . . . . ⎭	

Usage externe.

Jusqu'ici les cas tout à fait exceptionnels de guérison du coma diabétique ont été consécutifs à l'institution d'une CURE ALCALINE BICARBONATÉE HYPERINTENSIVE. Les doses de bicarbonate de soude administrées ont été supérieures à 100 grammes.

Pour arriver à administrer cette dose énorme de bicarbonate de soude, on peut dire que toutes les voies sont bonnes quand elles sont praticables.

Si le coma n'est pas complet et que le patient soit encore en état d'avaler, on peut lui faire prendre de demi-heure en demi-heure 5 grammes de bicarbonate de soude dissous dans 200 à 3oo grammes d'eau, mais il faut bien le dire l'estomac ne supporte pas toujours très bien ces doses répétées de liquide et l'acide carbonique qui se dégage, et se laisse distendre.

A fortiori ce phénomène perturbateur se produit-il si, le patient étant dans le coma, on se sert de la sonde œsophagienne pour introduire dans l'estomac 30 à 40 grammes de bicarbonate de soude dissous dans un litre d'eau. Les autopsies ont démontré que l'absorption du liquide alcalin ainsi introduit était fort incomplète.

L'administration rectale est à l'ordinaire mal supportée ; si au contraire les lavements sont acceptés, gardés et absorbés, on pourra donner toutes les demi-heures un lavement de 200 centimètres cubes contenant 5 grammes de bicarbonate de soude.

L'injection sous-cutanée d'une solution à 3 ou 4 pour 100 est impraticable à cause de la douleur et de la nécrose possible des tissus. L'injection sous-cutanée d'une solution isotonique nécessiterait l'emploi de plusieurs litres de liquide et serait interminable.

La méthode de choix est incontestablemeut l'injection intraveineuse ; c'est elle qui jusqu'ici a donné les seuls résultats thérapeutiques satisfaisants. On prépare avec de l'eau stérilisée chaude une solution de bicarbonate de soude à 5 pour 100 (50 grammes pour 1000) et on injecte en un quart d'heure à une demi-heure par voie intra-veineuse un litre, soit 50 grammes de bicarbonate de soude, de ladite solution. L'injection peut et doit être répétée 2, 3, 4 fois dans les 24 heures.

C'est surtout *dans la phase précomateuse,* alors que le diabétique, présentant déjà de l'acide diacétique dans ses urines, manifeste une tendance à la somnolence, qu'on peut avec une utilité certaine recourir aux injections intra-veineuses de bicarbonate de soude.

Les observations récentes de M. Labbé et Carrié le prouvent. Ces injections peuvent alors, même à petite dose, dissiper les accidents : 15 grammes seulement de bicarbonate pour 500 grammes par introduction intra-veineuse ont suffi dans un cas, alors qu'une dose de 60 à 100 grammes au moins eût été nécessaire par le tube digestif. Dans certains cas l'injection peut être suivie d'un frisson et d'un malaise intense, mais passager, avec une urobilinurie passagère qui tiendrait à l'action hémolysante de la solution bicarbonatée. Il est à noter que l'amélioration des symptômes n'a pas toujours coïncidé avec une diminution parallèle de la diacéturie et

de l'acétonurie. L'ammoniurie, qui est l'indice de l'acidose du
sang (1 gramme d'ammoniaque saturant 6 grammes 1 d'acide
β. oxybutyrique), a été progressive seulement après l'injection de
bicarbonate dans le cas de Labbé, tandis qu'elle avait été brusque
dans les cas de Blum, Luthje et Lichtwitz. L'influence chimique des
injections est donc moins saisissante que leur influence clinique.

On a cherché jusqu'ici à obtenir des solutions à faible titre se
rapprochant de l'isotonie. M. Lépine avait commencé par une
solution à 1 pour 100, il a employé plus récemment 1 gr. 5o.

M. Labbé donne la formule :

Bicarbonate de soude.	3o grammes.
Chlorure de sodium.	6 —
Eau distillée.	1 litre.

La solution à 3 pour 100 avait donc été la plus concentrée
qu'on eût employée ; récemment MM. Sicard et Salin ont montré
qu'on pouvait utiliser des solutions beaucoup plus concentrées
(entre 3 et 8 pour 100).

Voici la technique de Sicard.

Pour préparer la solution massive, faire dissoudre à froid dans
25o centimètres cubes d'eau distillée 16 à 20 grammes de bicarbonate de soude ; cette dissolution est complète en 2 à 3 heures.
On filtre soigneusement à plusieurs reprises. On aspire cette solution filtrée dans un ballon *ad hoc* à deux tubulures pouvant faire
office de vase clos. Car une telle solution ne peut se stériliser qu'en
vase clos, l'acide carbonique s'échappant facilement à l'air libre
dès la température de 6o°. Par contre, en ballon fermé, il se
redissout par le refroidissement dans le liquide ambiant. Une
telle solution à 8 pour 100 cryoscope à — 2°,8o et reste au mêm
point cryoscopique après stérilisation.

Les doses employées par M. Sicard sont de 100 à 200 centimètres de la solution de 6 à 8 pour 100, c'est-à-dire d'une
douzaine de grammes de bicarbonate de soude, doses qui peuvent être répétées une fois chaque semaine et pendant deux mois
environ. L'injection est pratiquée dans une veine du bras avec
une aiguille d'un millimètre de diamètre. Il est indispensable de

pénétrer directement et franchement au sein du vaisseau, car la solution est caustique et déterminerait au niveau du tissu cellulaire une réaction inflammatoire.

M. Lépine conseille plutôt de dénuder le vaisseau pour y fixer la canule.

M. Sicard fait l'injection en 5 à 10 minutes, en élevant simplement le récipient à 1 mètre ou 1 m. 50 environ au-dessus du point d'injection.

Au cours de l'injection, assez souvent lorsque 15 grammes environ de bicarbonate de soude ont été introduits, le malade accuse une sensation intermittente de légers picotements de la face et des lèvres.

Une heure après environ, il peut survenir un frisson bien marqué avec quelques dixièmes d'élévation de température, quelques nausées et la sensation de soif. Au titre de 6 pour 100 (12 gr. de bicarbonate injectés), M. Sicard n'a jamais vu se produire d'incident général ni local sérieux.

Les injections consécutives restent semblables dans leurs effets réactionnels, sans anaphylaxie, peut-être même avec atténuation.

Pour une acidité urinaire d'environ 2 grammes l'alcalinité des urines, mesurée d'une façon globale à la phtaléine, devient décelable environ une heure après l'injection et se maintient durant quatre à cinq jours ; puis l'acidité récupère progressivement son taux antérieur. M. Sicard n'a observé ni sérum laqué ni hématurie. Aucune modification de la pression artérielle.

La dose maxima injectée en une seule fois a été de 30 grammes de bicarbonate de soude dissous dans 400 centimètres cubes d'eau distillée chez un homme de 80 ans, légèrement glycosurique et atteint de gangrène sèche du pied, sans aucun signe d'intolérance. L'injection intra-veineuse de bicarbonate de soude, même à doses massives et répétées, ne produit qu'exceptionnellement à elle seule l'abaissement du taux glycosurique ; par contre de telles injections, associées au régime alimentaire antidiabétique, ont paru avoir un effet beaucoup plus marqué que le même régime antidiabétique avec ingestion seule de bicarbonate de soude à mêmes doses ou à doses plus élevées. M. Sicard a obtenu par cette association des résultats des plus satisfaisants vis-à-vis du taux glycosurique, du prurit, des algies et même de la névrite optique. Il considère ces injections comme importantes principalement au cours du coma diabétique, puisque avec un minimum de véhicule liquide elles permettent d'agir vite et fort sans élever la pression artérielle toujours excessive chez les diabétiques ; il les recommande encore au cours des opérations chez les diabétiques, par exemple chez un opéré d'appendicite.

M. Lépine, qui dès 1887 avait injecté dans la veine d'un diabétique comateux une solution alcaline renfermant au total 44 grammes de bicarbonate de soude avec un effet presque nul, a continué cette médication et a deux fois au moins constaté un retour à la connaissance plus ou moins durable. Il n'a pas observé de guérisons définitives de comateux *typiques* et estime qu'on peut discuter les cas de guérisons publiés ; il rappelle que V. Noorden ne mentionne pas la méthode des injections intraveineuses dans la cure du coma. C'est donc seulement les malades traités dans la période prémonitoire dont on peut espérer améliorer l'acétonémie. On peut alors espérer un résultat non pas probablement par saturation passagère de l'excès d'acide, mais en amenant par une perturbation brusque une réaction, une sorte de crise salutaire, capable de redresser dans une certaine mesure la déviation nutritive qui produit l'acétonémie. Si l'on attend même l'apparition des symptômes prémonitoires du coma, ajoute M. Lépine, on risque d'arriver trop tard ; car, dans les cas atypiques, les malades succombent sans avoir présenté de symptômes prémonitoires. De plus à la période prémonitoire, en supposant que le système nerveux ne soit pas encore profondément atteint, on risque que la fonction rénale soit déjà bien compromise. C'est à cette période qu'on a vu souvent des cylindres obturer en partie les tubes rénaux, etc. Aussi M. Lépine s'est-il demandé s'il ne serait pas légitime de traiter par une injection alcaline progressive, dès que le traitement diététique et médicamenteux a suffisamment montré son impuissance, et avant tout symptôme prémonitoire du coma, d'autant plus qu'on ne peut nier l'innocuité de l'injection d'une solution isotonique de bicarbonate de soude, pourvu qu'elle ne soit pas trop copieuse et qu'elle soit faite lentement[1]. M. Lépine ne se dissimule pas que faire une *opération* à un sujet qui ne se croit pas gravement atteint paraîtra toujours un peu prompt.

Quand la guérison doit se produire, l'amélioration est rapide : la conscience reparaît, la dyspnée diminue, le pouls reprend force et ampleur, le patient demande à boire et une polyurie énorme (de 6 à 8 litres et plus) se produit ; après quoi, le sommeil s'établit paisible.

On ne cessera pas pour cela la médication alcaline qu'on continuera au contraire jusqu'à réaction alcaline de l'urine, après quoi on pourra considérer la guérison comme définitive ; mais il conviendra cependant de continuer l'administration des alcalins à dose décroissante : 5o, 4o, 3o, 2o grammes par jour et, sans se préoccuper du sucre pendant au moins une semaine, on adoptera le régime lacto-végétaro-fruitarien (lait écrémé un litre, légumes, fruits, pain 100 à 15o grammes).

Ultérieurement on se guidera sur cette notion que le diabétique guéri du coma y reste cependant exposé et qu'il ne faut pas trop chercher à faire disparaître la glycosurie ; aussi son régime devra-t-il toujours comprendre une proportion plus ou moins élevée d'hydrates de carbone.

*
* *

Nous avons déjà énuméré comme moyens accessoires : les *pur-*

---

1. Il convient cependant de signaler qu'au Congrès français de médecine de Lyon, octobre 1911, un des rapporteurs, le Dr Blum de Strasbourg a déclaré avoir eu « l'impression très nette que l'infusion alcaline, loin d'améliorer l'état des malades, l'avait au contraire aggravé » et reproduit à ce sujet une observation du Pr Lépine dans laquelle cet auteur concluait que dans ce cas « une infusion alcaline suffisante pour rendre l'urine neutre, loin d'amender les « accidents a aggravé l'état cérébral et a paru accélérer la terminaison fatale » (Lépine, *Revue de médecine*, 1888, p. 1104).

gatifs (lavements purgatifs), les injections de *caféine* (1 gramme
à 1 gr. 50), *de strychnine* (0,003 à 0,01), les *inhalations d'oxygène,* peut-être utiles, à coup sûr incapables à eux seuls à guérir
le coma.

XI. — LES OPÉRATIONS CHIRURGICALES
CHEZ LES DIABÉTIQUES

Le pronostic des interventions chirurgicales est certainement
plus grave chez les diabétiques. Verneuil a beaucoup insisté sur
ce point et à l'époque antérieure à la chirurgie antiseptique les
résultats de ces interventions étaient si peu satisfaisants que dans
la plupart des cas on renonçait à rien entreprendre ; il semblait
que la glycosurie constituât un noli tangere.

Quand on sut opérer aseptiquement et user des antiseptiques,
les chirurgiens reprirent courage et de nos jours « il serait insensé
de surseoir à toute opération chirurgicale chez les diabétiques.
Ainsi il ne viendra à l'idée de personne de s'abstenir d'une
opération d'urgence, sous prétexte que le patient a le diabète »
(A. Robin [1]).

Cet auteur cite comme cas légitimant l'abstention ceux du diabète compliqué de tuberculose pulmonaire, d'affection cardiaque,
d'albuminurie ou d'acétonémie, de troubles gastro-intestinaux.

Lecorché voyait une contre-indication formelle dans l'existence
d'une hypoazoturie très accentuée, si l'urée est tombée à 10 ou
12 grammes en 24 heures. Il jugeait au contraire qu'une proportion élevée d'urée, — pourvu que celle-ci soit d'origine alimentaire et non le résultat d'une dénutrition intense, c'est-à-dire
coïncidant avec une alimentation azotée restreinte, — constitue un
des meilleurs signes de la résistance vitale et par conséquent une
condition très favorable au succès de l'intervention chirurgicale.

Quand l'opération jugée utile n'est pas urgente, il est indispensable de s'efforcer de réduire autant que possible la glycosurie

---

1. *Traité de thérapeutique appliquée,* 1895.

par le régime le plus sévère et par l'usage de médicaments appropriés : bromure, antipyrine, quinine et alcalins.

Parmi les opérations, qui avant l'ère de la chirurgie aseptique
étaient considérées comme presque impraticables chez les diabétiques, celle de la cataracte est aujourd'hui pratiquée le plus souvent avec succès.

Il convient d'ajouter que, dès qu'un diabétique présente la
plus petite excoriation, ou le traumatisme le plus léger, il faut
placer les parties atteintes dans les conditions les plus minutieuses d'asepsie ou d'antisepsie : ne pas poser d'appareils trop serrés,
assurer par la position la plus favorable la circulation la meilleure
dans la partie traumatisée, occlure les excoriations, cautériser
au galvano-cautère les folliculites, les furoncles, débrider les
anthrax, les soumettre à des pulvérisations antiseptiques,
drainer avec soin les foyers suppurants.

PSEUDO-DIABETES

(POLYURIES INSIPIDES AVEC ÉLIMINATION DE SUBSTANCES ORGANIQUES
ET SALINES)

La polyurie persistante ou *diabète insipide* est un symptôme
commun à un grand nombre d'états pathologiques : un trouble de
l'innervation, des altérations de l'appareil sécréteur de l'urine, une
dyscrasie sanguine commandée elle-même par une perturbation
intime de la nutrition générale, peuvent donner naissance à la
polyurie.

MM. A. Laveran et J. Teissier donnent la classification suivante
du diabète insipide : 1° diabète insipide vrai (diabète de Cullen,
de Lister et d'Andral) ou hydrurie sans augmentation des matériaux solides dans les urines ; — 2° diabète albumineux ; — 3°
diabète azoturique ou avec excrétion surabondante des matériaux
organiques ; — 4° diabète avec élimination exagérée de substances salines. De ces quatre groupes nous n'avons à nous
occuper ni du diabète insipide vrai ou hydrurique des névro-

pathes, ni du diabète albumineux (ou leucomurique, Gubler),
qui n'est que le symptôme d'une néphrite interstitielle ou de
troubles dyspeptiques chez des goutteux. Nous retiendrons les
pseudo-diabètes ORGANIQUES avec *inosurie* ou *azoturie* et les
pseudo-diabètes qu'on peut appeler SALINS ou MINÉRAUX (D.
phosphatique, oxalique, etc.).

PSEUDO-DIABÈTES AVEC ÉLIMINATION DE SUBSTANCES ORGANIQUES

Diabète inosurique.

On a décrit sous le nom de diabète inosurique des cas où l'*inosite,* sucre musculaire, est éliminé par les urines.

On peut chez des sujets sains, au moyen de boissons aqueuses
abondantes, retirer l'inosite des tissus comme par un véritable
lavage et la faire apparaître dans les urines, tandis qu'à l'ordinaire elle disparaît dans l'organisme par oxydation. Eichhorst
(de Zurich) parle d'une malade atteinte de diabète insipide qui
urinait en moyenne chaque jour 13 700 centimètres cubes d'une
urine dans laquelle on constatait une excrétion quotidienne de
plus de $0^{gr},20$ d'inosite.

« Il n'est pas irrationnel, disent Laveran et Teissier, d'admettre que le sucre musculaire peut apparaître dans les urines sous
l'influence d'un désordre spécial de la nutrition et que sa présence
dans le sang peut être une cause de polyurie au même titre que la
glycémie et que l'azotémie. »

On ne connaît pas de traitement spécial pour cet état.

Diabète azoturique.

Nous avons parlé de l'azoturie dans le diabète sucré. Il existe
un état pathologique qui, par ses principaux symptômes, se rapproche beaucoup du diabète sucré, mais dans lequel les urines,
ne contenant pas de sucre, éliminent d'une façon permanente une
quantité excessive d'urée ; c'est le *diabète azoturique* (Demange),

qui porte encore les noms de *diabète insipide avec azoturie* (R. Willis), *polypissurie* (Falck), *azoturie essentielle* (Lecorché).

A partir du moment où Thomas Willis eut découvert l'existence du sucre dans les urines des malades atteints de consomption chronique avec urines abondantes et soif excessive, il resta un groupe de malades offrant les mêmes symptômes, mais dont les urines ne contenaient pas de sucre. On les désigna en bloc par la rubrique de diabète insipide jusqu'en 1838, où un autre Willis (Robert) distingua parmi eux trois catégories : la polyurie avec augmentation d'urée ou azoturie, la polyurie avec diminution de l'urée ou anazoturie, et la polyurie avec excrétion d'une quantité normale d'urée ou hydrurie.

Une nouvelle classification réduite à deux formes était proposée en 1853 par Falck, qui admettait la polypissurie ou polyurie avec augmentation de la densité de l'urine (azoturie) et la polydiluturie ou polyurie avec diminution de cette densité (urée diminuée).

Bouchardat consacra divers travaux à cette variété de diabète insipide, qu'il considéra comme une forme nouvelle de consomption.

Parmi les auteurs français qui se sont depuis occupés de la question, nous citerons Miquel, Kien et Kiener, M. Fernet, Bourdon, M. Hayem, M. Bouchard qui fit à la Faculté en 1874 des leçons publiées par M. Landouzy, M. Lecorché, M. Demange (1878).

Le diabète azoturique a été vu plus souvent dans le sexe masculin. Bon nombre de cas de polyurie simple des enfants seraient en réalité des polyuries avec azoturie (Lecorché). Mais c'est entre vingt et quarante ans qu'on a observé surtout la polyurie avec azoturie ; on en connaît un cas à soixante-cinq ans.

La cause la moins discutable est l'influence nerveuse : émotions morales telles que celles qui résultent de la mort d'un être aimé, d'une perte d'argent, d'une ambition déçue, d'un grand danger couru (frayeur par suite d'une chute à la mer, Rendu), douleurs physiques (M. Lecorché invoque pour en expliquer l'influence des expériences de Magendie amenant l'excrétion d'urée en excès par la production d'une douleur expérimentale).

M. Bouchard a noté l'action étiologique de la commotion cérébrale, comme Tood, et les tumeurs cérébrales d'origine syphilitique. M. Hayem a vu la polyurie avec azoturie succéder à une paralysie par lésions cérébrales. L'azoturie existait chez un malade atteint de myélite hyperplasique avec sclérose du bulbe (Lecorché).

Les autres causes de polyurie azoturique invoquées par divers auteurs sont les excès alcooliques (Kien), les variations extrêmes de température, les vers intestinaux, la masturbation (Fernet), les grossesses nombreuses. A ce propos M. Demange cite les recherches de Quinquaud, qui a montré que la quantité d'urée excrétée par la femme enceinte est de beaucoup supérieure à la moyenne de l'urée excrétée hors l'état de grossesse.

On ne doit pas confondre la polyurie azoturique avec l'azoturie sans polyurie symptomatique de divers états de dénutrition intense (gastrite, dilatation de l'estomac, tuberculose).

On doit distinguer aussi de la polyurie azoturique un état morbide que M. Bouchard a décrit plus spécialement sous le nom d'*azoturie sans polyurie*. Cet état est confondu généralement avec la chlorose, il s'observe surtout dans l'adolescence, plus particulièrement chez les jeunes filles, et il est caractérisé par une faiblesse générale avec tristesse, hypocondrie, sécheresse et teinte terreuse de la peau, sensibilité excessive au froid, perte de l'appétit sans trouble dyspeptique, constipation, amaigrissement rapide, souvent excessif, apyrexie. Les urines sont en quantité normale ou peu diminuées ; leur densité est très élevée ; M. Bouchard l'a vue monter jusqu'à 1049 ; elles contiennent de l'urée, des matières extractives et de l'acide phosphorique en excès.

Le **traitement** de la polyurie azoturique doit se proposer avant tout de lutter contre la dénutrition excessive.

Un régime approprié surtout azoté, et dont il n'est pas nécessaire de supprimer les féculents, sera institué.

Le repos doit être absolu au lit.

On a essayé les capsules surrénales, avec succès dans un cas de diabète insipide au cours d'une grossesse (W. Clarck, *Brit. med. J.,* janvier 1895).

Comme médicaments antidéperditeurs, la quinine, l'arsenic, l'opium, la valériane ont été surtout employés.

M. Bouchard a réussi à guérir par des doses fractionnées de 8 à 3o grammes d'extrait de valériane par 24 heures.

On peut reprocher à l'opium, que préconisent MM. Hayem et Lecorché, de diminuer l'appétit et par suite la polyphagie, qui est la sauvegarde du malade.

La codéine vaut mieux, associée surtout à la strychnine, excellent tonique du système nerveux.

Nous avons employé avec succès le cacodylate de soude en injections sous-cutanées.

L'iodure de potassium ne serait indiqué que dans des cas où la syphilis paraît être la cause de l'état morbide, comme M. Bouchard l'a signalé ; encore faudrait-il administrer avec prudence ce médicament qui active la dénutrition.

PSEUDO-DIABÈTES AVEC ÉLIMINATION DE SUBSTANCES SALINES

Diabète phosphaturique.

La phosphaturie, qui a été décrite par M. J. Teissier sous le nom de *diabète phosphatique,* est généralement symptomatique d'une dénutrition phosphatée sous l'influence de la tuberculose pulmonaire et ganglionnaire ou d'une maladie nerveuse.

Laveran et J. Teissier divisent en trois catégories les faits de phosphaturie, qu'ils désignent en bloc sous la rubrique diabète phosphatique.

1º Il y a des cas de polyurie avec déperdition exagérée des phosphates à bases alcalines dans diverses affections du système nerveux avec ou sans lésions organiques.

2º Il y a des individus qui meurent tuberculeux après avoir traversé toutes les phases de la consomption. Au fur et à mesure de l'évolution tuberculeuse, la déminéralisation du parenchyme pulmonaire s'accentue progressivement, et il y a relation étroite entre la tuberculose et la phosphaturie.

3° Des individus affectés de polyurie phosphaturique ont été glycosuriques ou le deviennent plus tard ; chez ces malades, qui ont plusieurs des symptômes du diabète sucré (troubles de la vue, altérations cutanées), le diabète phosphatique serait, suivant J. Teissier, un diabète sucré latent, « le diabète phosphatique pouvant être la conséquence d'un dédoublement dans le sang de la glycose en acide lactique, condition qui favoriserait la dissolution et par conséquent l'élimination des phosphates ».

4° Enfin MM. Laveran et Teissier signalent une forme juvénile de diabète phosphatique, comme l'oxalurie avec laquelle elle coïncide fréquemment, et qui, accompagnée souvent d'un excès d'élimination d'acide urique ou d'une légère déperdition albumineuse, serait symptomatique de la diathèse urique et prémonitoire parfois de la goutte. La phosphaturie, qui implique nécessairement l'idée d'un certain degré de phosphatémie, suffit pour expliquer la plupart des symptômes diabétiques observés : polyurie, polydipsie.

Le **traitement** de la phosphaturie dépend évidemment de la cause qui l'engendre : il faut enrayer la déperdition minérale en diminuant la production des acides (cas du diabète latent) : — en combattant l'infection (cas des tuberculeux), — en calmant le système nerveux à l'aide des nervins.

Comme agents de récrémentition, on utilisera les aliments riches en phosphates (céréales, poisson, œufs). On donnera les phosphates solubles.

Le **pseudo-diabète oxalurique** a été étudié avec les dyscrasies acides (V. p. 34).

CHAPITRE VII

LA GOUTTE

NOTIONS CLINIQUES ET PATHOGÉNIQUES INDISPENSABLES

A. — Caractères chimiques, anatomiques et cliniques.

La goutte est une maladie générale constitutionnelle, c'est-à-dire frappant l'économie entière, se rattachant certainement à un vice de la nutrition.

Elle a deux caractéristiques cliniques importantes. D'une part, elle peut tantôt rester latente pendant de longues périodes, en ne se traduisant que par des paroxysmes intermittents de crises arthropathiques, tantôt remplacer celles-ci par la plus extraordinaire succession de troubles circulatoires, nerveux et sécrétoires ne respectant aucun appareil ; — d'autre part, c'est une affection presque inévitablement héréditaire du côté masculin, avec des manifestations qui, d'ailleurs, peuvent atteindre très inégalement les individus des générations successives.

Une caractéristique chimique et anatomique est la précipitation dans les tissus cartilagineux et fibreux, et surtout au niveau des articulations, de sels d'acide urique sous la forme de tophus : ceux-ci sont constitués par de l'urate de soude cristallisé et des urates amorphes de chaux et de magnésie. Les précipitations uratiques peuvent, d'ailleurs, se faire dans presque tous les points de l'organisme.

Depuis Garrod, on sait qu'il existe chez les goutteux un état

uricémique, c'est-à-dire un excès d'acide urique dans les humeurs.
Mais l'uricémie se retrouve aussi dans d'autres maladies, comme
la leucocythémie, la pneumonie, certaines cirrhoses, et pourtant
elle n'entraîne pas les mêmes conséquences que l'uricémie goutteuse. Il semble que chez les goutteux l'acide urique offre des
caractères particuliers, ou que du moins des circonstances spéciales l'obligent à se précipiter pour incruster certains tissus.

La goutte présente les plus évidentes parentés morbides avec
l'obésité, le diabète, la gravelle urique, certaines dermatoses,
certaines formes de rhumatisme ; car ces diverses affections coïn-
cident ou alternent avec les manifestations goutteuses, soit chez
l'individu, soit dans sa lignée, et rentrent toutes dans le cadre des
maladies dites arthritiques ou par ralentissement de la nutrition,
constitué par Bouchard avec une solidité inébranlée.

On a depuis longtemps remarqué l'apparition précoce et l'intensité de la goutte chez certains saturnins.

Considérée chez l'individu ou dans la race, l'évolution de la
goutte commence par la forme franche d'accès douloureux périodiques, pour aboutir aux formes atoniques et irrégulières.

L'artério-sclérose est presque constante et précoce chez les
goutteux. En dehors du rein proprement goutteux, causé par
les dépôts d'urates dans cet organe, la fréquence de la néphrite
interstitielle explique l'importance des phénomènes d'urémie et
les accidents cérébraux, qu'on observe souvent chez ces malades.

Le premier accès de goutte aiguë apparaît ordinairement pendant la nuit et se traduit par une fluxion excessivement douloureuse de l'articulation métacarpo-phalangienne du gros orteil
(avec tuméfaction, saillie des veines, rougeur violacée ou pelure
d'oignon de la peau, œdème, — phénomènes fluxionnaires auxquels succède une desquamation et la production des tophus).
Les phénomènes locaux s'accompagnent d'un état général d'intensité variable. La fièvre peut être faible ; elle est rarement nulle
si on la prend centrale dès le début ; elle peut s'élever jusqu'à
40° et au-dessus. La langue est saburrale, les urines sont diminuées, cuisantes, laissant un épais dépôt d'urates. Outre l'insom-

nie, causée par la douleur, il y a un malaise général, de l'agitation et un agacement nerveux. L'accès diminue d'intensité pendant le jour et s'exaspère la nuit.

Ces accès apparaissent généralement à la fin de l'hiver et en automne. Ils peuvent être provoqués par une fatigue physique, un traumatisme, même léger, un refroidissement. Plus souvent encore entre un jeu une influence nerveuse, un choc nerveux : excès de fatigue cérébrale ou médullaire, actes sexuels multipliés ou raffinés ou disproportionnés à l'âge du goutteux.

Avant le premier accès chez un individu qui, d'habitude, est le premier goutteux de sa lignée, on voit presque toujours des prodromes, qu'il est utile de dépister : troubles digestifs et gastro-hépatiques (dyspepsies flatulente, hyper-acide, ballonnement du ventre, tuméfaction du foie) ; apparition d'hémorroïdes ; palpitations ; irritabilité nerveuse, agacement, céphalées, phénomènes vertigineux, amnésie intermittente ; diminution de la quantité d'urine et du taux d'acide urique excrété.

La goutte, une fois déclarée, suit une marche chronique, avec des accès plus ou moins fréquents, et envahit successivement diverses articulations, en commençant par les plus petites. Elle frappe d'abord le gros orteil d'un côté ; dans une même attaque, elle peut faire bascule d'un orteil sur celui du côté opposé. Puis la fluxion gagne les diverses articulations du pied, le cou-de-pied, les genoux, etc. La production des tophus peut amener des déformations considérables et d'un aspect spécial, distinct des déformations des rhumatismes chroniques fibreux et osseux, bien que dans certains cas on puisse les voir coïncider.

Avec ces altérations articulaires alternent un certain nombre de troubles viscéraux du côté de l'appareil digestif, circulatoire et urinaire. On a appelé *métastases goutteuses*, *goutte remontée* ou *rétrocédée*, les accidents généraux ou viscéraux qui se montrent lors de la disparition plus ou moins rapide ou définitive des accès de goutte articulaire. Mais les anciens ont confondu sous ce nom des états très différents. On sait actuellement que, lorsqu'un goutteux est arrivé à une période avancée, il présente très souvent de la néphrite interstitielle avec urémie cérébrale, respiratoire, péricardique, gastro-intestinale, accidents dont la pathogénie diffère de celle des vraies métastases goutteuses. Le diagnostic de celle-ci et des accidents urémiques est souvent très diffcile et importe cependant beaucoup au point de vue du traitement.

Les vraies métastases goutteuses, dues au transport de l' « humeur peccante », — acide urique et autres corps l'accompagnant, — des articulations sur d'autres organes, donnent lieu à des cardialgies, avec tachycardie et arythmie, à des vomissements incoercibles, à un hoquet tenace, ou à des céphalalgies violentes, quelquefois à un délire furieux ou systématisé ; de la diplopie, durant quelques heures ou quelques jours ; des vertiges ; des accès d'asthme, de colique néphrétique vraie ou fausse (spasme des uretères), à diverses fluxions viscérales, à des troubles sécrétoires, etc.

Il y a des variétés de goutte *anormale* ou *irrégulière* bien propres à dérouter le jeune praticien. On peut voir des spasmes des muscles striés et lisses (crampes ou coliques), des hyperesthésies, des algies (névralgies faciales, intercostales, sciatiques), du lumbago, des phénomènes dyspeptiques (crises d'hyperchlorhydrie, dyspepsie flatulente avec aérophagie), hépatalgiques, fluxions parotidiennes ou testiculaires (parotidites et orchites goutteuses), des catarrhes plus ou moins douloureux des muqueuses (pharyngite, angine goutteuse) ; des épaississements temporaires de segments veineux ou artériels, provoquant, d'ailleurs, assez rarement un arrêt circulatoire par thrombose ou ischémie (périphlébites et artérites) ; des dermatoses variées, etc.

Les anciens distinguaient la goutte *sthénique,* à manifestations inflammatoires fluxionnaires, de la goutte *asthénique,* accompagnée de dépression nerveuse et d'alanguissement de toutes les fonctions.

Enfin, à la période terminale, il n'est pas rare de voir survenir une véritable *cachexie* goutteuse chez certains sujets.

On peut voir aussi, çhez nombre de goutteux, des *coïncidences* fort embarrassantes pour le diagnostic : par exemple, des phénomènes neurasthéniques, psychasthéniques ou hypocondriaques, hystériques ou pithiatiques. Il est difficile de faire la part de l'élément goutteux dans la genèse de ces manifestations.

Rappelons la coexistence de l'obésité, du diabète, de l'alcoolisme, de la cirrhose du foie, des lithiases, du saturnisme. Ces associations morbides compliquent les indications thérapeutiques chez les goutteux.

B. — Pathogénie.

La plupart des auteurs basent leur traitement et leur hygiène alimentaire sur une conception particulière de la pathogénie de la goutte et des processus goutteux. Ce qui doit préoccuper le praticien, ce n'est pas le meilleur traitement théorique de la goutte, mais les meilleurs moyens d'améliorer la santé de chaque goutteux en particulier.

L'étiologie de la goutte paraît assez banale, si on s'en tient aux causes invoquées par beaucoup de pathologistes. On dit généralement qu'elle dérive d'excès d'alimentation carnée et de boissons alcooliques. Mais combien de gros mangeurs, de grands buveurs ne deviennent jamais goutteux! Combien de goutteux héréditaires n'ont jamais fait d'excès de table!

Il n'existe aucune théorie pathogénique complètement satisfaisante; la plupart des explications proposées visent la production des accès de goutte et non l'intimité du trouble nutritif initial et fondamental qui se transmet à travers les générations. Cependant certaines notions sont précieuses à connaître: d'abord l'existence chez les goutteux d'une hyperuricémie au moins temporaire et périodique.

La chimie contemporaine nous apprend que l'acide urique dérive du métabolisme des nucléines ou nucléo-albumines dans l'économie. Une partie est introduite par l'alimentation (exogène). Une plus grande partie vient de nos propres tissus, notamment des muscles et des globules blancs (endogène).

Dans toutes les substances nucléiniques entrent comme élément caractéristique les bases xanthiques ou puriques à noyau commun théorique, la *purine*. Il y a trois catégories de bases puriques : les oxypurines (xanthine et hypoxanthine), les aminopurines (adénine et guanine), qui existent seules dans l'organisme animal, les méthyl-purines (caféine ou théine et théobromine). L'acide urique est un aboutissant des transformations de ces bases puriques. Mais le métabolisme de ces corps nécessite l'intervention de ferments, qui eux-mêmes ne sont sécrétés ou n'entrent en conflit avec les substances à modifier que sous l'influence du système nerveux.

D'autre part, il se produit, parallèlement à la genèse d'acide urique, un processus destructeur, d'*uricolyse,* qui est aussi sous la dépendance de ferments particuliers.

Ces divers ferments paraissent être formés par les cellules, par le tube digestif, le foie, la paroi intestinale, le pancréas. A l'état normal, il y aurait équilibre entre l'uricopoïèse et l'uricolyse. Lorsque, par suite de circonstances quelconques, le second processus faiblit, il en résulterait un état hyperuricémique.

Garrod et plusieurs auteurs ont invoqué surtout l'insuffisance de la perméabilité rénale, pour expliquer l'hyperuricémie par rétention. Mais, l'acide urique circulant dans nos humeurs à l'état d'urate dissous, pour expliquer sa précipitation et ses concrétions dans les tissus, Bouchard fait valoir l'accumulation dans l'économie, au cours des maladies par ralentissement de la nutrition, d'acide oxalique et de divers autres acides en excès.

D'autres auteurs admettent que l'acide urique présente chez les goutteux un état chimique particulier et n'est plus, comme à l'état normal, accompagné d'acide thyminique, qui le maintient soluble.

D'après les travaux de Minkowski, de Goto, de Schmoll en particulier basés sur la conception actuelle de l'origine de l'acide urique dérivant exclusivement à l'état normal de la désintégration des nucléines endogènes (leucocytolyse en particulier) et des nucléines exogènes alimentaires — à l'état normal l'acide urique dérivant des nucléines serait toujours combiné dans le sang à son dissolvant naturel, l'acide thyminique, dérivé comme lui des nucléines ; il est imprécipitable sous cette forme — chez le goutteux une partie de l'acide urique serait formée par synthèse et pour cette raison n'est pas accompagnée dans le sang d'acide thyminique — ainsi isolé il est précipitable dans le sérum et se précipite en fait dans l'organisme pour produire les accidents goutteux. Comme toutes les pathogénies précédentes, la théorie de Schmoll est basée sur nombre de constatations cliniques et expérimentales — mais maints autres faits plaident contre elle (apparition dans le sang d'acide urique précipitable après ingestion de thymus, après leucolyse provoquée chez un goutteux par rayons X, etc.). Bref *l'insolubilité par formation synthétique d'acide urique et absence d'acide thyminique* ne représente qu'un facteur du problème pathogénique.

Pourquoi l'acide urique se localise-t-il sur les articulations plutôt qu'ailleurs ? C'est parce que, a-t-on dit, la circulation est plus ralentie au niveau des tissus fibreux et cartilagineux. Ou bien, d'après d'autres auteurs, c'est à cause de la présence du glycocolle dans ces mêmes tissus favorisant la précipitation des urates.

L'expérimentation donne raison à un certain nombre de théories pathogéniques de la goutte. On a obtenu l'uricémie et la production des tophus par l'alimentation carnée intensive, par la ligature des uretères, par l'intoxication saturnine des animaux ; donc aucune hypothèse n'exclut les autres, et il faut admettre la complexité du processus goutteux.

Deux éléments cependant méritent d'être particulièrement signalés : l'influence nerveuse (fatigue cérébrale ou spinale) et l'intoxication (plomb, alcool).

Quant à l'hérédité, elle résulte pour une part de la continuation des causes initiales, si les fils de goutteux ont une hygiène défectueuse comme celle de leur père, mais surtout de ce que le générateur transmet au moment de la fécondation le vice nutritif, dont sont alors affectées toutes les cellules de son organisme.

C. — Classification des formes cliniques suivant la pathogénie.

De l'examen d'un nombre considérable d'observations, recueillies durant une pratique longue déjà de quelque vingt-cinq ans, l'un de nous[1] a tiré cette conclusion que les goutteux peuvent être répartis en *trois groupes* principaux, d'après les accidents qui précèdent les manifestations articulaires ou alternent avec elles : 1° ceux qui présentent surtout des troubles digestifs ; — 2° ceux qui ont des perturbations circulatoires et urinaires ; — 3° ceux qui offrent d'une façon prédominante des phénomènes d'ordre nerveux.

Cette division est un moyen pratique pour diriger le traitement et la prophylaxie des goutteux.

Le premier groupe, à type **gastro-hépatique** ou **hépato-intestinal**, représente le mode de début habituel de la goutte dans une famille. La cause en est certainement l'abus de l'alimentation carnée et de certaines boissons alcooliques, accompagné surtout de circonstances qui le rendent particulièrement nuisible : le sujet mange trop, et mange mal ; il mène un existence plus ou moins sédentaire, qui l'empêche de tolérer cette nourriture comme peut le faire celui qui prend beaucoup d'exercice et vit au grand air. Le plus souvent au manque d'exercice physique s'associent une activité cérébrale trop intense, des préoccupations considérables. Ces circonstances se réalisent particulièrement chez certains sujets tels que d'anciens ouvriers devenus patrons, chez lesquels, comme l'a fait remarquer Bouchard, un travail intellectuel intensif et sans entraînement héréditaire vient se surajouter à un vice nutritif antérieur. Le résultat en est la création d'un état hyperuricémique par excès d'uricopoïèse et insuffisance d'uricolyse. C'est la *goutte* du type classique *par surproduction,* par

[1]. P. Le Gendre. Évolution de la goutte chez les contemporains. Ses modalités pathogéniques et cliniques. *Archives des maladies de l'appareil digestif et de la nutrition,* 7 juillet 1908.

surnutrition, hyperfonctionnement gastro-hépato-intestinal, urico-poïèse exagérée, dans laquelle prédominent souvent les accès articulaires francs avec les accidents habituels du surmenage digestif (hypertrophie du foie, etc.).

A la génération suivante, la goutte affecte souvent la seconde modalité, à manifestations rénales, se montrant dès le jeune âge. Ce sont des enfants qui urinent peu, et font, sous les moindres influences, des dépôts uratiques. Il s'y joint des troubles circulatoires, fluxions diverses (céphalalgies, épistaxis, etc.). C'est ce qu'on peut appeler le type **angio-néphrétique, goutte par rétention,** dans laquelle avant les accès et dans les intervalles de ceux-ci prédominent des troubles fonctionnels des appareils circulatoire et excréteurs (épistaxis, palpitations, insuffisance de l'excrétion-rénale, perversions de l'excrétion cutanée, etc.). L'insuffisance angio-néphrétique semble ici prédominante ; la sclérose cardio-rénale est souvent l'aboutissant de cette forme. Il y a lieu d'admettre ici une uricolyse insuffisante avec tendance à la rétention urique.

Le troisième groupe, répondant souvent aussi à la seconde et quelquefois seulement à la troisième génération, se traduit par une déséquilibration nerveuse précoce et rebelle. En dépit d'une hygiène alimentaire sévère imposée dès le jeune âge chez beaucoup de descendants de goutteux, on voit ceux-ci commencer, avant 3o ans, à présenter des accidents de goutte anormale. C'est la forme **neuro-trophique.** C'est la *goutte par inhibition,* rameau du neuro-arthritisme, dans laquelle on peut admettre qu'il y a inhibition neurotrophique du métabolisme intra ou juxta cellulaire, le système nerveux intervenant en dernière analyse pour favoriser ou inhiber le conflit évolutif entre les ferments et la matière à transformer.

Dans cette *forme dégénérée* comme dans la précédente, les lésions articulaires moins intenses laissent se produire plus souvent l'imprégnation viscérale et nerveuse. Ici les troubles fonctionnels du système nerveux prédomineront ; c'est une forme fréquente chez les contemporains et on se demande s'il faut parler de neurasthénie goutteuse, d'hystérie goutteuse ou de goutte chez des neurasthéniques et des hystériques ; elle conduit à des indications hygiéniques et thérapeutiques très différentes de celles que réclament les autres goutteux.

Actuellement, on observe bien plus souvent chez les contemporains les formes angio-néphrétique et neuro-trophique ; ce qui tient aux conditions économiques et sociales, comme au développement croissant de l'artério-sclérose et des troubles névropathiques.

Il convient enfin de ranger dans une catégorie spéciale la *goutte saturnine,* dont la pathogénie intime est encore discutée : les uns voulant la rattacher au groupe hépato-intestinal, le plomb perturbant incontestablement le fonctionnement de ces viscères ; M. Bouchard croit que chez les saturnins le plomb entrave le métabolisme cellulaire directement ou par l'intermédiaire du système nerveux ; — si l'on pense à la précocité et à l'intensité des perturbations rénales et des altérations vasculaires chez les saturnins, il semble qu'il soit plus rationnel de les placer dans le groupe des angio-néphrétiques.

Indications générales de traitement.

Rien n'est plus difficile pour un jeune médecin que de traiter les goutteux, et pour deux raisons.

Les plus nombreux s'accoutument à leur mal et, en dehors des moments de crises où ils réclament un soulagement immédiat, ils refusent généralement d'apporter aucune modification à leur régime, ou n'en font que d'insignifiantes et de passagères, absolument insuffisantes pour enrayer la marche de la goutte. Ce sont des indisciplinés, que vous prêcherez en vain.

Par contre, ceux qui consentent à se soigner sont des gens très méticuleux, qui se livrent à vous pieds et poings liés, mais ils vous demanderont de leur tracer avec la dernière minutie leur manière de vivre, l'heure à laquelle ils doivent se lever, la quantité d'exercice qu'ils doivent faire chaque jour en heures et en minutes, ce qu'ils devront manger et boire, en poids exacts ; bref, ils réclameront des indications tellement précises que vous, jeune médecin, serez fort embarrassé pour les leur donner si vous n'avez pas déjà bien réfléchi à ces questions. Et cependant vous devez le faire, votre autorité sur eux en dépend.

Le régime alimentaire des goutteux doit être envisagé pendant l'accès de goutte aiguë franche, et dans les périodes intercalaires, suivant qu'il s'agit d'un des groupes de goutteux dont nous avons parlé plus haut. Il faut tenir compte de la profession, du climat, de l'étape à laquelle se trouve le malade dans son évolution goutteuse: est-il à l'état floride, avec réactions franches, — ou à l'état asthénique ou cachectique ?

On doit encore attacher une grande importance (et c'est à cet égard que l'on fait des erreurs fréquentes) à l'existence des tares viscérales des goutteux du côté gastrique, intestinal ou hépatique, du côté des fonctions rénales, du cœur et de la circulation périphérique, du système nerveux.

Il faut tenir compte des coïncidences morbides. Un goutteux diabétique ne peut être alimenté de même qu'un goutteux simple. Aux goutteux obèses, ou atteints de lithiase rénale et biliaire, conviennent des indications alimentaires différentes. Vous pouvez même rencontrer un goutteux tuberculeux; c'est un cas particulièrement ardu, les indications de la tuberculose se heurtant à celles de la goutte.

Le traitement de la goutte se présentera donc :

a) Soit à l'occasion d'une attaque articulaire aiguë franche, régulière. *Traitement de l'attaque de goutte.*

b) Soit en dehors des attaques. *Traitement de la diathèse goutteuse en général* et, conformément à notre division clinique, — ce traitement devra être adapté aux différentes modalités cliniques sus-énumérées : *forme gastro-hépatique et pancréato-intestinale* ; *forme angio-néphrétique* ; *forme tropho-neurotique* ; *goutte saturnine.*

c) Soit à l'occasion de *localisations viscérales* ou *d'associations morbides* dont les plus fréquentes sont : la lithiase rénale, le diabète, l'obésité, l'albuminurie.

DIÉTÉTIQUE

I. — DIÉTÉTIQUE PENDANT L'ACCÈS DE GOUTTE

Examinons d'abord la *diététique qui convient pendant l'accès de goutte aiguë.*

Nous sommes en présence d'un malade qui émet des urines rares, très sédimenteuses, brûlantes. Il a des troubles digestifs (anorexie, soif ardente, état saburral, flatulences, etc.). Parfois apparaît une albuminurie qui se prolonge quelques jours.

La première indication est de supprimer complètement l'alimentation et de prescrire la *diète hydrique,* mitigée ou dissimulée.

Il faut donner du liquide en abondance, mais sans provoquer de révolte gastrique. Il ne faut pas imiter certains procédés outranciers, comme celui qui prescrivait tous les quarts d'heure 180 à 200 centimètres cubes d'eau chaude et une soupe à l'eau deux fois par jour. Nous ne savons si une telle méthode a pu donner de bons résultats ; nous n'avons pas été tentés de la conseiller à personne.

Trois litres de liquide en 24 heures nous ont toujours paru une quantité suffisante.

Il importe d'abord de fractionner la dose totale. Chaque demi-heure, 100 à 150 grammes, ou chaque heure environ, de 200 à 250 grammes d'eau fraîche (mais non glacée).

On a conseillé aux goutteux de boire de l'eau chaude, mais c'est à un autre point de vue que celui de la diurèse à provoquer et dans des circonstances que nous examinerons plus tard. Pendant l'attaque aiguë avec embarras gastrique, l'eau chaude ne désaltérerait pas le malade, lui causerait des nausées ; il n'en boirait pas assez et n'urinerait pas autant qu'en buvant frais. On peut donner d'une eau minérale telle que Evian ou Thonon, Vittel, Contrexéville, Capvern, etc., suivant le goût et les habitudes antérieures connues du patient — ou une tisane diurétique : de pommes, de feuilles de frêne, de cassis, de queues de cerises, de pariétaire, stigmates de maïs, fleurs de fève.

On peut encore les aromatiser avec des sucs de fruits frais pressés, si on en trouve (citrons, oranges, cerises), ou des sirops de fruits. En pareil cas, il n'y a pas à craindre de provoquer une acidification de l'organisme, les sels (malates, tartrates, citrates, etc.) des fruits se transformant en bicarbonates alcalins après leur ingestion.

On peut donner ensuite le bouillon de légumes, les décoctions peu chargées d'orge ou de gruau.

Quand la fièvre est nulle ou légère, on peut commencer l'usage du lait écrémé ou coupé d'eau alcaline.

Nous faisons prendre ordinairement une dose de 200 grammes de lait toutes les trois heures, de façon à atteindre 1 litre, 1 litre et demi, puis 2 litres, au maximum, par vingt-quatre heures. Dans les intervalles des prises de lait, les malades boiront les infusions ou les eaux alcalines; certains malades aiment le mélange de lait et de décoction d'orge.

A un goutteux qui a la langue sale et des nausées on pourrait être tenté de donner un vomitif. C'est une pratique à proscrire. Loin d'être avantageuse, elle ne peut que déprimer un goutteux et provoquer quelquefois des vomissements incoercibles. Comme il y a souvent de la constipation, vous pourriez avoir l'idée de prescrire un purgatif. Il ne faut pas le faire au début, par crainte, en arrêtant brusquement l'accès, de produire des accidents métastatiques. Au bout de quelques jours seulement, vous pourrez donner un laxatif léger. Il suffit de donner chaque jour un lavement évacuant d'eau bouillie, additionnée d'une ou deux cuillerées de mercuriale.

Lorsque le malade, supportant bien le régime lacté, manifeste un certain appétit, s'il n'y a plus de fièvre, on lui donnera quelques fruits cuits, sous forme de compotes ou de marmelades; ce qui, avec les aliments liquides, constituera une sorte de régime hydro-lacto-végétarien, succédant à la diète hydrique et au lait.

A ce moment on aborde les potages maigres (aux poireaux et aux pommes de terre passés, au bouillon de légumes, avec tapioca ou sagou, la purée Crécy aux carottes, la crème d'orge), des salades cuites, laitues, endives, les purées de pommes de terre, fonds d'artichauts. Progressivement, vous permettrez l'usage du pain, en petite quantité, sous forme de biscottes, longuets, breakfasts, puis un peu de poulet, de veau, une côtelette, un filet de sole, une limande et autres aliments de facile digestion, toujours des fruits largement.

Comme boisson l'eau additionnée de jus de citron ou l'eau minérale de table dont le goutteux a l'habitude.

Finalement, on amène le goutteux au régime qu'il devra suivre à l'état ordinaire, entre les accès, et c'est ce régime habituel que nous allons examiner.

II. — DIÉTÉTIQUE ENTRE LES ACCÉS

Pour suivre la discussion des systèmes diététiques applicables entre les accès, il faut se rappeler les données exposées plus haut sur la pathogénie de la goutte.

Hyperuricémie, soit par excès d'uricopoïèse, soit par insuffisance d'uricolyse, l'acide urique résultant du métabolisme des nucléo-albumines par l'intermédiaire des bases puriques, corps ayant pour noyau commun la purine : 1° les oxypurines, comme la xanthine et l'hypo-xanthine existant dans un grand nombre de tissus animaux ; 2° les amino-purines, comme la guanine et l'adénine, que contiennent les glandes (pancréas, thymus) ; 3° les méthyl-purines, représentées plutôt par des substances médicamenteuses (théobromine, caféine).

Rôle important joué par l'insuffisante élimination rénale.

Précipitation de l'acide urique à l'état d'urates insolubles, sous l'influence de l'accumulation d'acides dans les humeurs (oxalique, acétique et lactique), ou parce que, chez les goutteux, l'acide urique, au lieu d'être combiné à l'acide thyminique (acide nucléotinophosphorique) qui le maintient dissous, serait formé par synthèse et précipitable.

Voilà les grandes lignes.

Ajoutons une réflexion que nous n'avons vue mentionnée nulle part. Tout le monde a remarqué la rareté de la goutte chez la femme, surtout avant la ménopause. L'action d'une sécrétion interne d'origine ovarienne n'entrerait-elle pas en jeu pour immuniser la femme pendant la période d'activité génitale? — En revanche, chez l'homme, la goutte ne se montre guère qu'après l'âge où le fonctionnement testiculaire est complet. Y aurait-il chez lui une action inverse des sécrétions internes de la glande génitale, relativement à la production de la goutte?

Quoi qu'il en soit, c'est en se basant sur la richesse des aliments en purines, en acides, en ptomaïnes, en excès d'azote ou de chlorures, ou d'après leur indigestibilité, que les auteurs ont formulé les régimes contre la goutte.

Aliments à interdire.

Le tableau suivant classe les principaux aliments d'après la raison chimique qui les rends suspects :

ALIMENTS NUISIBLES PAR :

PURINES	ACIDES OXALIQUE, acétique, etc.	PTOMAÏNES	DIGESTION DIFFICILE	EN CAS D'INSUFFISANCE rénale Chlorures Azote.
Viscères. Foie, rognons, cervelles, tripes. Thymus. Viandes jeunes (Veau, poulet). Café, thé, cacao. Pain. Légumineuses. Gélatine.	Oseille. Rhubarbe, Etc. Vinaigre. Marinades. Pain.	Gibier faisandé. Conserves. Poissons. Crustacés.	Amylacés. Graisses.	Sel. Tous les aliments azotés en excès.

Nous voyons que l'on interdit aux goutteux, tout d'abord, les aliments riches en bases puriques ; ce sont les viscères des animaux, le foie, les rognons, la cervelle.

Quant au ris-de-veau, c'est-à-dire au thymus de veau, l'accord n'est pas fait. On a constaté que son ingestion est suivie très rapidement d'une abondante élimination d'acide urique dans l'urine, mais pour certains auteurs le thymus et le pancréas de veau, renfermant surtout de l'adénine et de la guanine (amino-purines), la première qui s'excrète très rapidement, la seconde qui n'amène pas de rétention urique, pourraient être permises aux goutteux.

Les tissus des jeunes animaux sont riches en nucléines à cause de la croissance et de la multiplication cellulaire. Il en résulte que, contrairement à la tradition, on ne doit pas recommander particulièrement aux goutteux l'usage des viandes blanches, comme celles de veau, d'agneau, de poulet, de cochon de lait ; ils peuvent plutôt consommer la chair d'animaux adultes : bœuf, mouton, porc.

Les méthyl-purines (caféine et théobromine contenues dans le café, cacao, chocolat et thé) sont encore des générateurs d'acide urique, qui ne doivent entrer qu'avec beaucoup de restriction dans la diététique du goutteux.

Le pain figure à deux titres parmi les aliments suspects. Le pain peu cuit donne lieu, dans le milieu chaud et humide du tube digestif, à une fermentation qui n'a été que momentanément entravée par la cuisson et dont l'aboutissant est la formation d'acide acétique. D'autre part, le pain, par le soufre et le phosphore de ses nucléines, enrichit encore les humeurs en corps puriques (A. Gautier).

Les légumineuses (pois, haricots secs, lentilles, etc.), favorisent également la génèse d'acide urique.

Il en est de même des aliments gélatineux : tête de veau, pieds de mouton, queue de bœuf, soupe à la tortue, peau des animaux.

Il y a une catégorie d'aliments végétaux contenant de l'acide oxalique ou des principes aromatiques, sulfurés, etc., et qui, pour cette raison, sont à écarter du régime du goutteux. Ce sont : l'oseille, la rhubarbe en branches, les haricots verts, le cresson, l'aubergine, les champignons, les truffes, le céleri, les radis, les navets.

L'épinard est recommandé aux goutteux par certains auteurs comme Luff, à cause de sa richesse en sels de potasse, qui alcalinisent les humeurs. Mais A. Gautier lui reproche de contenir une proportion d'acide oxalique presque aussi considérable que l'oseille.

Gautier ne fait grâce à la tomate, qui contient peu d'acide oxalilique et en combinaisons richement alcalines.

Parmi les substances à proscrire à cause des ptomaïnes, on peut signaler le gibier faisandé (surtout le lièvre), la venaison, les conserves (pâtés, charcuteries conservées), poissons fumés ; le bouillon, les extraits et jus de viande.

Les poissons à chair compacte et grasse, comme le thon, le maquereau, le saumon, l'anguille, le homard, les crustacés et coquillages, sont à écarter. Le caviar, composé principalement d'œufs-d'esturgeon, dont on fait une grande consommation en Russie, a paru suspect à cause de sa teneur en nucléines ; pourtant, suivant Linnert, il serait pauvre en purines.

Il y a eu, au sujet de la diététique des goutteux, des exagérations en sens diamétralement opposés.

De Grandmaison est arrivé à interdire la viande, le lait, les œufs, les légumineuses et le pain ! Le goutteux en est réduit à quelques légumes et aux fruits, qui lui sont tous permis. Si ce régime d'anachorète a pu réussir à certains goutteux obèses, il est à présumer que les résultats en seraient moins avantageux chez beaucoup d'autres. Et d'ailleurs combien s'y résigneraient ?

Inversement : le régime de Salisbury comporte chaque jour un à deux kilogrammes de beafsteack haché, mêlé d'un peu d'eau, chauffé à feu doux et assaisonné de poivre et de sel. Le malade boit en même temps de 1 500 à 2 000 grammes d'eau chaude chaque jour (1 heure à 1 heure et demie avant les repas et une demi-heure avant le coucher). La cure dure de quatre à douze semaines. Ce régime n'est applicable que chez les sujets indemnes du côté des reins et du cœur. L'auteur en aurait tiré un heureux parti dans certains cas de goutte chronique articulaire avec dyspepsie flatulente et pyrosis.

Aliments qui peuvent être autorisés.

En général, ce sont chez la plupart des goutteux, sauf indications spéciales, les VIANDES de mouton, de bœuf, de porc frais, certains gibiers frais (perdrix, caille, faisan), poulet, dindon, pigeon, pintade.

Parmi les POISSONS : le merlan, la sole, le turbot, la plie, l'éperlan, le cabilleau, le colin, le carrelet, le surmulet, la truite, le goujon, le caviar (avec réserve).

On a discuté la question des ŒUFS : c'est un aliment qui renferme de la lécithine, graisse phosphorée, du soufre, mais peu de purine, et qui se digère bien quand il est frais. On en permettra plus ou moins, suivant certaines conditions individuelles.

Comme LÉGUMES, les malades feront usage des suivants : pommes de terre (avec discrétion), salsifis, carottes, chicorée, laitue, artichaut, pissenlits, scorsonère, endives, crosnes, choux-fleurs (pas de choux de Bruxelles, ni de choux-raves, qui sont indigestes).

Les POTAGES permis sont les potages maigres, bouillons de légumes, potages aux légumes, les bouillons de viande très exceptionnellement. A. Gautier conseille la soupe à l'oignon, et même l'oignon cru aux goutteux.

Les féculents seront pris en petite quantité : riz, maïs, pâtes alimentaires normalement ; les haricots, pois, fèves et lentilles, rarement.

Les GRAISSES et les SUCRES seront autorisés avec modération.

Les FROMAGES frais sont permis d'une façon habituelle ; les fromages fermentés ne le sont qu'exceptionnellement.

Les goutteux peuvent manger de presque tous les FRUITS : raisins, poires, pêches, figues fraîches, cerises, fraises (recomman-

dées par certains auteurs à cause de la présence d'acide salicylique), prunes, pommes, abricots, oranges, citrons.

Tels sont, parmi les aliments solides, ceux que l'on pourra
généralement permettre, dans l'intervalle de leurs accès, aux personnes atteintes de la diathèse goutteuse. Ce choix, qui convient
dans la majorité des cas, est susceptible, on le conçoit, de restrictions, suivant qu'on aura affaire à tel type de goutteux en
particulier.

Parmi les BOISSONS, il faut insister sur le danger des boissons
fermentées. Mais tous les auteurs ont admis une distinction à établir entre celles-ci et les boissons *distillées*. Les boissons fermentées, c'est-à-dire le vin et les bières, contiennent non seulement
de l'alcool, mais des éthers, des principes aromatiques (bou-
quets), parfois des sulfates, qui exerceraient une influence plus
fâcheuse sur les échanges organiques et le système nerveux, tandis que les liqueurs purement distillées, comme le wisky ou le
cognac, ne troubleraient pas au même degré la nutrition et l'é-
quilibre nerveux ; pour cette raison bon nombre de médecins
anglais permettent aux goutteux l'eau et le wisky et leur interdi-
sent formellement la bière et le vin.

Nous ne pensons pas qu'il soit nécessaire d'aller jusqu'à l'interdiction absolue du vin chez tous les goutteux, mais les vins et
les bières sont inégalement nuisibles. Garrod les avait classés
ainsi par ordre de nocivité décroissante : Porto, Xérès, Champagne, Bourgogne, bières (Stout, Porter, Ale forte).

Le vin de Bordeaux est moins nuisible aux goutteux, parmi
les vins de France, que le Bourgogne, ceux des côtes du Rhône
et ceux du Roussillon. Les petits vins de la Moselle et du Rhin
peuvent être permis, étendus d'eau.

Le *cidre* sec ou brut est une boisson qu'on peut généralement
permettre, de même que le *poiré*, mais on interdira le cidre
champagnisé.

Ce qui importe surtout au goutteux, c'est de prendre de l'*eau
en quantité suffisante,* et particulièrement une eau s'éliminant facilement, comme l'eau de source, les eaux alcalines faibles (Evian,

Thonon), ou certaines infusions, la tisane de feuilles de frêne et de cassis, de pommes, les orangeades et limonades.

Le *lait* n'est bon qu'à condition d'être bien digéré.

Cette question de la *digestibilité* intervient, du reste, constamment dans le choix des aliments convenables aux goutteux. C'est certainement par l'irritation du tube digestif que s'explique l'influence nuisible de certains d'entre eux. Luff va jusqu'à dire : « Tout aliment bien digéré par le goutteux est bon pour lui. » — Munk et Ewald : « Est permis ce qui fait du bien. » Cela nous paraît excessif.

Si les boissons fermentées sont plus nuisibles que les autres, c'est probablement parce qu'elles provoquent plus facilement le catarrhe gastrique, avec son retentissement habituel sur le foie.

Rappelons notre division des goutteux en trois types, basés sur les prédominances symptomatiques en dehors des accès : 1° la *modalité glandulo-digestive* (gastro-hépatique, hépato-pancréatique ou hépato-intestinale), c'est-à-dire les goutteux dont le tube digestif fonctionne mal, quelquefois fonctionne trop, la polyphagie résultant d'une hyperchlorhydrie. Comme l'a fait remarquer le Dr Plateau, certains goutteux ne deviennent carnivores que parce qu'ils sont hyperchlorhydriques. Ils peuvent avoir surtout de l'insuffisance hépatique, de l'insuffisance pancréatique, ou de l'insuffisance des glandes intestinales. Enfin ce groupe comprend toutes les perturbations du côté de l'appareil digestif survenant avant le premier accès de goutte ou dans l'intervalle des accès successifs ;

2° Le *type angio-néphrétique* se manifeste essentiellement par des fluxions, des angio-spasmes, des variations brusques de la pression sanguine dans différents viscères, et particulièrement le rein.

2° Le *type neuro-trophique*, qui représente la majorité de nos goutteux contemporains, se caractérise par la prédominance des accidents nerveux, soit psychiques, soit dans le domaine du sympathique.

Plus les malades avancent en âge, plus les types se mélangent et constituent des cas mixtes ; mais toutefois, en remontant dans leur passé, on peut établir l'identité du type originel et en déduire d'intéressantes indications diététiques et hygiéniques.

C'est évidemment surtout dans *formes digestives ou gastro-hépatiques* que certains aliments, n'ayant guère contre eux que leur médiocre digestibilité, devront être interdits. Les matières amylacées, en principe, sont mal digérées par cette catégorie de goutteux. Un malade hyperchlorhydrique digère très mal le pain, les purées, farines, pâtes, etc. M. Plateau, qui a publié son auto-observation, raconte que, s'étant soumis patiemment pendant des mois au régime des hydrates de carbone prédominant, il continuait à être torturé par les accès de goutte, mais qu'il perdait en même temps la force et l'entrain ; il ne s'est jamais mieux porté qu'avec un régime carné assez riche.

Certains goutteux digèrent bien les graisses ; ce qui tient à l'intégrité du foie, de l'intestin et du pancréas chez ces malades particuliers.

C'est donc surtout chez les glandulo-digestifs que le choix de l'alimentation doit être bien moins basé sur la théorie des purines que sur le degré de digestibilité de chaque substance.

Par [contre chez les *angio-néphrétiques* qui, à cause de leur rein habituellement insuffisant, retiennent facilement et l'acide urique et les ptomaïnes, le régime devra être principalement végétarien, lacto-ovo-végétarien.

Quant aux goutteux neuro-trophiques, il n'y a malheureusement pas grand bénéfice à retirer pour eux des régimes que nous avons coutume de prescrire. L'un de nous a connu un goutteux, qui était le troisième de sa génération. Son grand-père avait été un goutteux du type glandulo-digestif. A la seconde génération, la goutte s'était compliquée de troubles circulatoires et rénaux. A la troisième, voici ce qui se passa. Le jeune homme, qui avait une peur atroce de la goutte, se nourrissait de légumes, ne prenait que par exception un peu de viande et ne buvait pas de vin ; il eut cependant de très bonne heure une série d'accidents goutteux sous forme de phénomènes bizarres, d'ordre nerveux,

tels que : vertiges, diplopie, accès de fausse colique néphrétique
(spasme de l'uretère), gastralgies, migraines, etc., avec de très
rares et très courts accès articulaires. Son régime, toutefois, était
fort défectueux à certains points de vue : il ne mangeait pas de
viande, c'est vrai, mais il prenait du café, du thé et d'autres excitants du système nerveux, pour suffire à des excès de travail
intellectuel. A ce malade eût convenu un régime alimentaire plus
varié, avec l'interdiction absolue des excitants, et une meilleure
hygiène du système nerveux.

Si vous ouvrez quelques-uns des *Traités de la Goutte,* vous serez assez embarrassés par les divergences d'opinions, basées
seulement sur les théories générales. La division clinique des
goutteux en trois types, telle que nous l'avons indiquée, est un
bon moyen pour vous tirer d'embarras dans la pratique. Cette
division vous servira de base pour établir des régimes particuliers
à tel ou tel goutteux, dans les conditions les plus favorables au
traitement de la goutte elle-même et en facilitant l'existence courante à beaucoup de ces malades.

Indépendamment du régime, il est bon de soumettre les
goutteux, d'une façon périodique, à une *diète mitigée.* Les reli-
gions, notamment la catholique, en prescrivant des jours de jeûne
et de carême, ont reconnu l'utilité de cette mesure hygiénique
qui a dû rendre service aux premiers chrétiens romains de l'aris-
tocratie. Ces périodes de restriction et de simplification alimentaire sont excellentes. Nous conseillons, une ou deux fois par semaine, une cure spéciale, végétarienne, fruitarienne ou lactée
(quand les malades tolèrent le lait).

On peut aller plus loin, comme Guelpa qui, dans sa cure
d'abstinence, impose de temps en temps trois jours consécutifs de
diète absolue. Durant ce temps, les malades ne doivent prendre
chaque jour qu'une bouteille d'eau minérale purgative. Cette quantité d'eau est probablement insuffisante pour certains malades,
mais la méthode est certainement efficace dans bon nombre de cas.

En somme, nous insistons sur la nécessité d'*individualiser* le
régime, en tenant compte surtout de l'état des voies digestives,

mais aussi de la circulation, de l'état du myocarde, de l'âge du sujet, de ses habitudes, de sa vie sédentaire ou active, des différences de climat, enfin de certaines complications : comme l'obésité, qui impose d'éviter le sucre et les graisses, — le diabète, qui commande la suppression du sucre et des amylacés. Les goutteux urémiques devront éviter le sel et les excès azotés.

Nous avons à traiter non la goutte, mais des goutteux, et tel goutteux en particulier.

Jamais, d'ailleurs, il ne faut apporter de modification brutale au régime, bouleversant du jour au lendemain l'hygiène alimentaire d'un goutteux qui se résigne au traitement pour la première fois. *Il faut procéder d'une manière progressive et élective*, en proscrivant d'abord les aliments les plus manifestement nuisibles.

La *cuisine* du goutteux doit être simple ; la nature des aliments qu'il consomme importe souvent moins que leur assaisonnement. Il ne mangera que des viandes rôties, grillées ou bouillies ; ces dernières sont moins agréables, mais on les conseille souvent, parce que l'ébullition entraîne une certaine quantité d'extractifs et de ptomaïnes solubles dans l'eau. Un goutteux évitera les sauces et ragoûts et ne fera guère d'*extras*. C'est un homme qui a besoin d'un petit régime régulier ; il supporte encore assez bien quelques infractions légères, si elles ne sont pas fréquentes. Ce qu'il supporte mal, ce sont les repas de noces, les grands dîners en ville. Évidemment, il y a des exceptions : tel goutteux vous dira qu'il ne s'est jamais si bien porté qu'après un excès de ce genre. La complexité de l'organisme humain est telle et le rôle du psychisme est si grand qu'un résultat aussi paradoxal peut arriver de temps en temps. Mais la plupart des goutteux devront faire le plus souvent comme le Héron de la fable :

Il vivait de régime...

Les gens les plus exposés aux accidents goutteux sont ceux qui ne peuvent pas se soustraire à des excès fréquents, qui doivent souvent passer leurs soirées dans la « chaleur communicative » des banquets.

On a conseillé des *cures* systématiques par les *fruits* : cures de raisins, cures de fraises, les malades se soumettant à une alimentation exclusive pendant un certain temps. Ces procédés ne sont guère recommandables ; leur effet est souvent de troubler l'équilibre digestif. On ne pourrait permettre leur application que sous la surveillance du médecin.

En revanche, nous croyons très bon pour les goutteux de prendre de l'eau en abondance et de l'*eau chaude, à certaines heures*, par exemple le *soir au coucher,* parce qu'il est démontré que l'eau chaude, séjournant plus longtemps dans les tissus à ce moment avant de s'éliminer par le rein, facilite leur lixiviation.

Ce n'est pas out d'avoir établi le choix des aliments et des boissons ; il reste encore à fixer leur *quantité.*

Cette question de la ration alimentaire est des plus difficiles en diététique. M. Bouchard a essayé de la résoudre de la façon la plus rigoureuse en déterminant pour chaque individu l' « activité histolytique », c'est-à-dire l'intensité de destruction de la matière par l'unité de poids des tissus en rapport avec le pouvoir émissif, la radiation calorique de a surface du corps. Pour cela, il a déterminé ce qu'il appelle le *segment anthropométrique individuel,* représenté par une tranche du corps correspondant à un segment cutané. Ceux qui voudront se reporter à son *Traité de pathologie générale* [1] y trouveront des tables et des formules, résultat du labeur le plus ingénieux, à l'aide desquelles on peut calculer le pouvoir individuel de destruction de l'albumine suivant l'âge, le sexe, la corpulence, etc. Malheureusement ces calculs ne sont pas encore vulgarisés.

Pratiquement, on sait qu'un goutteux, d'une manière générale, détruit moins vite la matière et surtout l'albumine qu'un individu normal.

Un adulte au repos a besoin d'un minimum de 1 800 calories par vingt-quatre heures, soit 30 calories par kilogramme de son

1. Chez Masson et Cie.

poids, et pour lesquelles il lui faut 1 gramme d'albumine, o^{gr},70 de graisse et 5 grammes d'hydrates de charbon. Si le même individu fait un exercice relatif, il lui faudra 2 000 calories ; 3 000, s'il se livrait à un travail modéré, etc.

Le goutteux doit avoir une ration un peu inférieure à celle du sujet normal. La quantité d'albumine qui lui est nécessaire comme *ration d'entretien* doit être notablement inférieure à 1 gramme, mais une part seulement de l'albumine sera fournie par la viande. Nous lui allouerons 100 à 150 grammes de viande par jour. Mais il y a des cas où il faut une *ration de résistance* au goutteux. La ration devra être augmentée (200 gr.) s'il prend plus d'exercice, par exemple à l'époque des vacances, s'il va à la chasse, etc. ; il faut la restreindre au contraire durant les périodes de travail sédentaire, de vie de bureau.

S'il s'agit de fils de goutteux encore adolescents, il serait dangereux de les tenir à une ration réduite. Il leur faut la *ration de croissance*. Évitez-leur certains aliments nuisibles, mais n'allez pas jusqu'à leur imposer des rations inférieures à celles qu'indiquent leur taille et leur poids. Nous avons vu des goutteux qu'on avait rendu malades en les empêchant d' s'alimenter suffisamment.

Cette remarque s'applique aux goutteux convalescents, après une fièvre typhoïde, par exemple. Il faut alors une *ration de convalescence* ou de reconstitution.

La *ration de réduction* est, au contraire, nécessaire chez les goutteux obèses ; elle peut être utile à certains goutteux diabétiques. Elle serait néfaste chez un goutteux tuberculeux.

En résumé, le médecin doit fixer la ration des goutteux, mais en l'adaptant à chaque cas particulier, et sans oublier les recommandations concernant la manière de manger et l'heure des repas, car non seulement le goutteux mange trop, mais souvent mange trop vite et à des heures irrégulières : il y a là une discipline à établir. Le goutteux doit avoir pour principe le prudent adage de l'Antiquité : *Ne quid nimis*, rien de trop.

TRAITEMENT DE L'ACCÈS DE GOUTTE

On peut dire que, si on est consulté pour un accès aigu de
goutte, ce qu'il ne faut pas faire est beaucoup plus important à
connaître que ce qu'il faut faire.

CE QU'IL NE FAUT PAS FAIRE

C'est essayer par une médication active violente, interne ou
externe, d'enrayer. brutalement une attaque aiguë de goutte — et
ce pour deux raisons.

La première, c'est que, tout bien considéré, l'attaque aiguë de
goutte articulaire apparaît comme une crise salutaire de précipitation urique en un point de l'organisme où cette précipitation
donne lieu à des phénomènes douloureux, — mais nullement dangereux — et qu'une médication abortive peut dériver cette décharge
uratique vers des viscères et donner lieu à des accidents redoutables de métastase goutteuse.

La deuxième, c'est que la crise aiguë est suivie pour le goutteux
d'un mieux être, d'une euphorie que n'éprouve pas à un degré
comparable le goutteux qu'une médication active a prématurément libéré de la crise salutaire. Sane dolendum est, écrivait déjà
Sydenham.

Cette opinion a été celle de tous les grands cliniciens classiques :
Sydendam, particulièrement autorisé en sa qualité de goutteux invétéré ; Cullen, dont l'aphorisme célèbre « patience et flanelle » est
passé à la postérité ; Todd, Trousseau qui écrivait textuellement
« Au début de ma pratique j'ai tenté comme beaucoup d'autres
de lutter contre le mal ; aujourd'hui je reste les bras croisés ; je ne
fais absolument rien contre les attaques de la goutte aiguë, alors
surtout qu'elles prennent un individu dans la force de l'âge ». Garrod, Charcot, partageaient cette opinion. C'est encore celle de
Bouchard.

On ne saurait assez recommander à ce sujet la lecture de cet admirable Traité de la goutte de Sydenham, d'une rigueur d'observation clinique et d'une sagacité thérapeutique auxquelles deux siècles, s'ils ont ajouté quelques détails, n'ont rien enlevé de leur valeur pratique.

En conséquence — *on ne saignera pas* le malade, une saignée exposant précisément aux accidents de goutte déplacée. La saignée locale par sangsues ou ventouses scarifiées est déconseillée par la plupart des cliniciens ; nous devons cependant reconnaître avoir vu un accès de goutte franchement enrayé, sans aucun incident fâcheux, à la suite d'une incision large qu'un chirurgien, d'ailleurs éminent, avait pratiquée, pensant se trouver en présence d'un phlegmon, tant la tuméfaction congestive goutteuse était considérable.

On ne purgera pas, du moins violemment, par l'emploi de drastiques, — cette dérivation intestinale perturbatrice pouvant déterminer une oligurie redoutable par dérivation aqueuse et urique. Sydenham a particulièrement insisté sur le caractère de ces diarrhées goutteuses.

Toutefois il semble que l'emploi de laxatifs, voire de purgatifs cholagogues à doses modérées, soit une pratique recommandable. Luff dans son Traité conseille l'administration initiale de o^{gr},25 de calomel.

On ne traumatisera pas l'articulation par des frictions, des massages, d'ailleurs habituellement intolérables, tant la sensibilité locale est exaspérée dans les périodes de crise. Cependant nous connaissons un médecin spécialiste qui nous a affirmé avoir massé avec utilité sous forme d'effleurages des articulations en état de fluxion goutteuse aiguë.

On ne pratiquera pas d'applications réfrigérantes de glace, de neige, d'eau froide, d'ammoniaque, de chlorure d'éthyle, d'éther dont l'action sédative serait ou nulle ou extrêmement courte et qui exposeraient aux accidents de dérivation susrappelés.

Mais — quelque scepticisme qu'on puisse professer sur l'efficacité de telle ou telle thérapeutique, quelques réserves qu'on puisse et qu'on doive faire sur l'utilité et sur les inconvénients de tel ou tel traitement — l'expectation est d'autant plus impossible ici qu'il s'agit d'une manifestation atrocement douloureuse — qu'elle peut parfois se répéter plusieurs jours, voire pendant plusieurs semaines par salves dans certaines formes paroxystiques — qu'elle frappe à l'ordinaire des « épicuriens » médiocrement « stoïques ». — et qu'enfin il existe incontestablement des médications dont on ne peut discuter l'action sédative indubitable — médications que connaissent à l'ordinaire les patients et dont ils se serviront en dehors de nous, voire malgré nous — et dont il vaut mieux en conséquence régler et conseiller l'emploi le cas échéant.

Il faut donc d'abord agir de façon à procurer le maximum de sédation avec le minimum de dangers ; il faut savoir *ce qu'il faut faire*:

CE QU'IL FAUT FAIRE

On protègera l'articulation malade contre tout heurt et tout refroidissement possible par un bon enveloppement ouaté suffisamment épais. Le membre sera mis en bonne position, protégé, du poids des draps et couvertures par un cerceau, si le malade est au lit ; — confortablement installé sur un tabouret ou coussin, si le malade est dans un fauteuil.

On fera appliquer doucement sur la région malade *un des nombreux liniments calmants* que la pharmacologie offre à notre choix et dont nous rappellerons ci-dessous quelques formules :

```
Extrait de belladone.  .  .  .  .  .  )
Laudanum de Rousseau.  .  .  .  .  }  ââ   4 grammes.
Camphre.  .  .  .  .  .  .  .  .  .  )
Huile de jusquiame.  .  .  .  .  .       150      —
                                    Usage externe.
```

En applications locales tièdes, à renouveler 3 ou 4 fois par jour.

```
Extrait de belladone.  .  .  .  .  .  }  ââ   0gr,50 centig.
   —   de jusquiame.  .  .  .  .  .  )
Laudanum de Sydenham.  .  .  .  .       5 grammes.
Baume tranquille.  .  .  .  .  .  .       20      —
                                    Usage externe.
```

Comme ci-dessus.

On pourrait y associer du salicylate de méthyle, comme dans les formules suivantes :

Salicylate de méthyle.. . . . . ⎫
Huile de jusquiame. . . . . ⎬ àà Q. S.

Usage externe,

On en répandra une à deux cuillers à café sur l'articulation malade, on recouvrira d'ouate, de tissu imperméable (gutta-percha laminée), pour prévenir l'évaporation et on fixera par une bande souple et élastique (flanelle ou crêpe).

Salicylate de méthyle.. . . . . ⎫
Laudanum de Sydenham. . . . . . . ⎬ àà Q. S.
Baume tranquille. . . . . ⎭

Usage externe.

A employer comme il a été dit ci-dessus.

Le chloroforme, l'éther, le menthol, le gaïacol et d'une façon générale toutes les substances très volatiles qui par évaporation peuvent reproduire un effet réfrigérant, nous paraissent devoir être écartées des formules de liniments anti-goutteux.

Nous devons reconnaître cependant que le menthol, associé au chloral et au salicylate de méthyle naturel (essence de betula lenta) constitue la base du bétulol assez efficace ; chaque centimètre cube de cette préparation renferme une quantité de salicylate de méthyle correspondant à 1 gramme de salicylate de soude.

On peut varier ces formules à l'infini par addition de cocaïne, d'atropine, de morphine, etc.

On surveillera et au besoin on assurera la diurèse. — Ce point est capital. On peut presque affirmer que tout goutteux qui urine abondamment est à peu près sûrement à l'abri des accidents de goutte remontée. Le bocal à urine est donc ici un guide aussi précieux que chez les cardio-rénaux et les goutteux le sont d'ailleurs souvent.

Nous avons indiqué précédemment le régime des boissons et des aliments qui convient au goutteux pendant l'accès (V. page   ).

D'une façon générale il ne semble pas utile d'administrer de diurétique médicamenteux ; cependant, si les urines étaient rares et sédimenteuses, on pourrait, concurremment avec le régime ci-dessus indiqué, prescrire :

Soit de la *scille,* associée par exemple à du nitrate de potasse ou du calomel :

> Poudre de scille. . . . .   0^{gr},20
> Calomel à la vapeur. 0 05
>
> pour un cachet.

2 à 4 par jour, avec une tasse d'infusion de feuilles de frêne sucrée avec de la lactose.

> Lactose. . . . .   10 grammes.
> Poudre de scille.   4   —
> Nitrate de potasse. . . . . . . } àà 6   —
> Crème de tartre. . . . . }
> Essence de menthe. . . . . . .   VI gouttes.
>
> diviser en *20 paquets.*

4 à 6 par jour avec une tasse d'infusion de chiendent lactosée.

Soit du *théobrominate de lithine* ou théobromine lithique (Dumesnil) soluble, que l'on peut employer à la dose de 0 gr. 15 à 0 gr. 60 par jour :

> Théobrominate de lithine. . . . .   1^{gr},50
> Hydrolat de menthe. . . . . . .   20 cent. cubes.
> Eau de tilleul. Q. S. p.   150   —

1 à 4 cuillers à soupe dans les 24 heures.

Si la douleur malgré les pratiques précédentes *est violente,* tenace, durable, — en dépit de toutes les théories — *il faudra de toute nécessité calmer la douleur.* Mais, chez le goutteux, cette question du choix des analgésiques internes demande à être étudiée avec soin. Dans la pratique les drogues réellement analgésiques dans la crise aiguë de goutte sont *les opiacés, le salicylate de soude, le colchique.*

La plupart des cliniciens sont absolument opposés à l'emploi des opiacés chez les goutteux. Sydenham, Garrod en condamnaient formellement l'emploi, prétextant que les opiacés diminuent l'activité des sécrétions qui doivent être au contraire favorisées dans la goutte. Todd, Trousseau, Charcot en repoussaient de même l'emploi et disaient avoir observé des accidents graves, le plus souvent de nature urémique, chez des goutteux après l'emploi de poudre de Dower, d'extrait thébaïque ou de morphine. C'est aussi l'opinion de Bouchard.

On devra donc s'en abstenir formellement dans tous les cas — et ils sont les plus fréquents — où la diurèse est imparfaite, où l'hypertension artérielle est marquée, où la maladie est déjà ancienne et les lésions rénales certaines.

Si au contraire — avec une douleur violente et tenace — on constate une activité sécrétoire rénale intense (volume, densité, taux des chlorures, etc.), avec tension artérielle maxima normale ou modérément forte (inférieure à 18 à l'oscillomètre de Pachon), on ne refusera pas au malade le bénéfice d'une injection hypodermique faible de morphine (un centigramme) et c'est seument si la diurèse n'est pas mal influencée par cette injection qu'on consentira à en pratiquer une seconde.

Bref, en règle, s'abstenir des opiacés chez les goutteux ; ne consentir que tout à fait exceptionnellement à l'injection de morphine en cas de douleurs violentes et rebelles, et si la diurèse est abondante, si la tension artérielle est modérée (inférieure à 18).

Ces considérations s'appliquent avec plus de force encore à tous les analgésiques de synthèse (exalgine, acétanilide, phénacétine, antipyrine, pyramidon, etc.), dont l'effet analgésique est d'ailleurs médiocre en pareil cas.

Si la fluxion articulaire est intense et tenace, — il est nécessaire de chercher à l'atténuer et on a en ce cas à sa disposition les salicylates et le colchique, dont la réputation est fâcheuse — et légitimement — dans le monde médical, mais qui exercent sur l'élément goutteux fluxionnaire et douloureux une action résolutive incontestable.

Le salicylate de soude à la dose quotidienne de 3 ou 4 grammes est remarquablement efficace contre l'accès de goutte surtout à son décours ; cela est reconnu par tous les thérapeutes ; mais son emploi n'est certainement pas sans inconvénients, surtout si, ce qui est fréquent dans la goutte, le cœur ou les reins sont malades et l'élimination tardive et incomplète. Maints accidents cardiaques, rénaux (urémie) et nerveux graves ont été observés après son emploi dans la goutte aiguë ; des morts subites ou rapides lui ont même été, avec plus ou moins de raison, attribuées.

Cependant, *si le myocarde est vigoureux, la diurèse normale, le système nerveux non hyperexcitable, on pourra sous surveillance et en cas de crise prolongée administrer le salicylate aux doses sus-rappelées quotidiennes de 3 ou 4 grammes* dans de l'Eau de Vichy.

Il peut être encore utile, comme nous le verrons, après ou dans l'intervalle des attaques.

QUAND, POURQUOI ET COMMENT IL FAUT ADMINISTRER LE COLCHIQUE

La question de l'administration du colchique demande à être développée avec détails, étant donnée son importance pratique dans la thérapeutique usuelle de la goutte.

Le colchique est le type de ces drogues particulièrement actives dans des conditions cliniques bien déterminées que nous a transmis un empirisme probablement millénaire, et dont les travaux les plus récents ne sont pas parvenus à pénétrer le mécanisme curateur.

Nous ignorons à peu près tout de son action thérapeutique intime, de même, d'ailleurs, que nous ne connaissons qu'imparfaitement le mécanisme pathogénique de la goutte. Ce qui est certain cependant, c'est que son action inhibitrice des douleurs goutteuses et plus particulièrement des accès de goutte aiguë est telle que maints cliniciens, et des plus autorisés, en ont fait le *spécifique de la goutte* ; proposition certainement excessive : car le colchique ne guérit pas la diathèse goutteuse, ne rend même les accès ni moins violents, ni moins fréquents, mais exerce seulement *sur les douleurs, sur l'accès de goutte,* une action résolutive, sédative, que ne possède à un degré égal aucune substance actuellement connue. Il serait donc plus rationnel de dire que *le colchique peut être considéré comme le spécifique des douleurs goutteuses.*

Bien des théories ont été proposées pour expliquer son action ; elles sont précisément basées sur les propriétés physiologiques élémentaires et dominantes du colchique, qu'on peut en somme réunir en 3 groupes : propriétés éméto-cathartiques, propriétés analgésiantes, propriétés modificatrices de la nutrition. Aucune ne résiste à l'examen.

*
* *

Les propriétés éméto-cathartiques sont particulièrement intenses. Le colchique agit à la façon d'un purgatif drastique ; il détermine une action cholalogue violente, et plus généralement une hypersécrétion de toutes les glandes digestives (salivaires, stomacales et surtout intestinales), se traduisant à doses thérapeutiques par des selles bilieuses abondantes et répétées ; — à doses toxiques, par des selles diarrhéiques nombreuses, fétides, puis sanguinolentes, par des coliques violentes, des vomissements, le ballonnement du ventre. La mort, dans ce dernier cas, survient dans le collapsus, par asphyxie.

Cette action purgative est capitale à connaître et à surveiller dans la pratique, car son apparition commande la cessation immédiate de la drogue sous peine d'accidents toxiques le plus souvent mortels.

Au surplus, il semble bien que l'action excito-sécrétoire ne soit pas localisée aux glandes digestives, il y a aussi excitation sécrétoire rénale et cutanée, se traduisant par de la polyurie et une sudation plus ou moins abondante.

D'où une 1re théorie qui voit dans ce processus excito-sécrétoire et par conséquent éliminateur le mécanisme de l'action curatrice. Il suffit de remarquer, pour faire justice de cette opinion, qu'aucun autre agent purgatif, cholagogue, sialagogue, diu rétique ou sudorifique, ne possède la propriété sédative caractéristique du colchique. L'explication est certainement tout à fait insuffisante.

*
* *

L'action sur le système nerveux — nulle ou à peu près sur le système nerveux central — est constituée par une paralysie des terminaisons périphériques des nerfs sensibles, se traduisant par l'analgésie de la région intéressée. D'où la 2e théorie : le colchique agit en analgésiant les terminaisons nerveuses de la région où se localise l'accès goutteux.

Mais, comme l'a fait si justement remarquer Laborde : « En dehors du contact local et direct, qui peut anéantir d'une façon plus ou moins complète et persistante les propriétés fonctionnelles des conducteurs nerveux, ces propriétés ne sont pas notablement diminuées par la colchicine, lorsque celle-ci a pénétré dans l'organisme à la suite de l'absorption physiologique ; dans ce cas la motricité des nerfs centrifuges demeure intacte et la sensibilité des conducteurs centripètes demeure également intacte. »

Au surplus deux remarques cliniques très simples rendaient cette interprétation bien peu vraisemblable :

1° Aucun autre analgésique connu n'exerce une action comparable sur les accès goutteux ;

2° Le colchique est sans grande action sédative sur les douleurs qui ne sont pas de nature goutteuse.

*
* *

On a voulu enfin trouver l'explication de la cure de colchique dans l'action exercée sur le métabolisme intime des substances azotées. A ce point de vue les recherches de Taylor semblaient très démonstratives. Il dosa l'urée et l'acide urique dans le sang et l'urine d'un malade goutteux : au début de sa crise, avant l'administration du colchique, il trouva respectivement o gr. 5o d'urée et o gr. 86 d'acide urique dans le sang, 10 gr. 5o d'urée et o gr. 26 d'acide urique dans l'urine; après 12 jours de médication colchicique, l'urée et l'acide urique avaient disparu du sang et s'étaient au contraire élevés respectivement à 17 gr. 63 et à 1 gr. o3 dans l'urine.

La démonstration de l'action éliminatrice semblait faite. Malheureusement ces résultats n'ont pas été confirmés par les observations ultérieures et il est impossible à l'heure actuelle de dire ce qui dans ces résultats est attribuable à l'évolution spontanée de l'affection, au régime suivi et à la médication employée.

Si l'on remarque la parenté chimique étroite de la colchicine avec les bases de la série xanthique, l'analogie d'action de cette substance avec les toxines (action dans une certaine mesure indépendante de la dose), il est bien probable que c'est dans cette voie qu'il conviendra de chercher, mais enfin force est de conclure après ce succinct exposé que *le colchique agit sur les manifestations douloureuses de la goutte d'une façon quasi spécifique, mais par un mécanisme complètement inconnu.*

*
* *

Encore convient-il, pour obtenir cette action, que le colchique soit administré en temps opportun et, à ce point de vue, les règles posées par Garrod il y a une cinquantaine d'années ont conservé toute leur valeur.

Le colchique peut être utile :

1° *Au cours de l'accès de goutte aiguë,* où son action inhibitrice est aussi incontestable, suivant l'expression même de Pouchet, que celle de la digitale dans certaines affections du cœur. C'est précisément cette action si hautement caractérisée qui a valu au colchique sa réputation de spécifique de la goutte ;

2° *Dans l'intervalle des accès, au moment des symptômes prémonitoires,* afin de s'opposer (on n'y réussit pas toujours) au développement des paroxysmes ;

3° Dans la goutte chronique dont il pourrait, manié avec beaucoup de prudence, conjurer les exacerbations. Cette dernière proposition paraît moins évidente que les précédentes. Il est même digne de remarque que bien des goutteux, quoique ayant été manifestement soulagés par une cure de colchique au cours d'un accès aigu, n'en prennent cependant pas volontiers à l'accès suivant. A recueillir les impressions de nombre de goutteux il semble que l'on puisse conclure qu'après l'évolution et la résolution spontanées d'un accès de goutte aiguë, le malade se sent d'ordinaire en parfait état de santé, « tout à fait dégagé », suivant l'expression la plus usuelle, et qu'au contraire, si l'accès a été « coupé » par le colchique, il persiste un certain état de malaise, quelquefois assez lent à disparaître.

Il ne nous a pas semblé que l'administration même ménagée du colchique dans les périodes latentes de la goutte eût grande influence sur la fréquence et la violence des accès.

Voyons à quel moment de l'accès et à quelles doses il convient d'employer le colchique.

On peut l'employer de différentes manières, soit à doses croissantes, soit à doses décroissantes. Mais la plupart des cliniciens sont d'avis de ne l'employer qu'au moment où la crise est passée, en somme entre l'état aigu et l'état subaigu, qui tend à évoluer d'une façon traînante ; c'est la formule que Bouchard exprime avec beaucoup de netteté et à laquelle nous nous rallions :

« *A partir du douzième jour*, si les manifestations de l'accès ne sont plus actives, si rien ne révèle un travail qui va aboutir à une manifestation fluxionnaire nouvelle, vous pouvez arrêter l'accès, au risque de le voir se renouveler dans 3 semaines. Il vaut mieux avoir 2 accès courts et rapprochés qu'un accès traînant. C'est à l'aide du colchique que vous pouvez abréger une attaque de goutte et c'est à mon sens, le seul emploi légitime qui puisse être fait de ce précieux médicament dans le traitement de la goutte. » M. Bouchard conseille donc, à partir du douxième jour, 10 à 12 grammes de vin de colchique dans une potion à renouveler 3 jours de suite.

On peut appliquer très exactement à l'administration du colchique et de la colchicine l'aphorisme célèbre si souvent répété à l'occasion de la digitale et de la digitaline : « *Ni trop, ni trop peu, ni trop souvent, ni trop longtemps.* » Cela tient à ce que ces substances ont ce point commun d'une élimination lente, et partant d'une accumulation certaine dans l'organisme.

Mais ce qui commande une surveillance beaucoup plus étroite de l'administration du colchique, c'est que :

1° La variabilité des diverses préparations galéniques en subtance active est encore plus grande que pour celles de digitale et leur titrage beaucoup plus difficile, — 2° la variabilité d'action est considérable d'un sujet à l'autre, en sorte qu'une posologie précise est quasi-impossible, — 3° la dose active paraît très voisine de la dose toxique et qu'elle est extrêmement variable, comme nous venons de le dire, suivant les sujets.

En sorte que, quelle que soit la préparation de colchique choisie, « il ne s'agit pas, ainsi que l'écrit Pouchet, d'administrer 1 gramme ou 10 grammes ou 3o grammes ou plus ou moins de teinture de colchique, il s'agit d'administrer la préparation de colchique jusqu'à effet utile ; au plus jusqu'à ce que commence à se révéler l'action d'électivité spéciale du colchique sur le tube intestinal. »

On obtiendra sûrement ce résultat en administrant pendant quelques jours le colchique soit à doses croissantes (Pouchet), soit à doses décroissantes (Lécorché), « en s'arrêtant, quelle que soit la période de l'administration, au moment où commencent à apparaître les premiers phénomènes signalant l'action de la colchicine sur le tube digestif. *Lorsque l'individu auquel on administre le colchique commence à éprouver quelques symptômes gastro-intestinaux, surtout lorsqu'il manifeste de la diarrhée, il est indispensable de cesser* IMMÉDIATEMENT *l'administration du colchique* ; sans quoi vous irez infailliblement au-devant des accidents » (Pouchet). Et ces accidents sont le plus souvent mortels ; les livres de toxicologie en sont pleins.

Telle est la règle étroite dont il ne faut jamais se départir dans l'administration de cette si active, mais si dangereuse substance.

*
* *

On peut employer des préparations à base de semences, de fleurs ou de bulbe de colchique ou la colchicine. Il nous paraît pratique et recommandable de se familiariser surtout — conformément d'ailleurs à la rédaction du nouveau Codex — avec l'emploi des préparations à base de semences et de la colchicine. Le colchique est une substance asséz difficile déjà à bien manier pour ne pas jouer la difficulté en multipliant outre mesure les préparations.

Les *semences de colchique* sont de toute la plante la partie la plus active ; on les emploie sous forme de poudre, d'extrait et de teinture.

La *poudre* de semences s'emploie en nature, en granules, ou en pilules, à la dose quotidienne de o gr. o5 à o gr. 3o par jour. Brissemoret et Joannin indiquent o gr. 125 comme dose maxima pour une dose. Nous verrons qu'elle entre dans la préparation de maints spécifiques traditionnels anti-goutteux.

L'extrait hydro-alcoolique est préparé, conformément aux prescriptions du Codex 1908, par épuisement des semences avec de l'alcool à 70°. Il s'emploie seul, ou plus habituellement associé à des substances synergiques, à la dose de o gr. o5 à o gr. 20 par jour. Le Codex indique o gr. o5 comme maximum pour une dose ; o gr. 20 pour un jour.

On pourrait formuler par exemple :

Extrait   hydro-alcool.   de se-
   mences de colchique.. . . .   un centigramme.
Extrait de feuilles de digitale. .   deux   —
Poudre de Dower. . . . . . ⎫
Benzoate de soude. . . . . . ⎭ āā cinq   —
Savon médicinal. . . . . . .   Q. S.

f. s. a. une pilule.

4 à 6 et plus, suivant tolérance, dans les 24 heures.

La teinture de semences à un dixième préparée par l'alcool à

70°, conformément aux prescriptions du Codex 1908 et de la convention internationale de Bruxelles, nous paraît la forme médicamenteuse la plus pratique à l'heure actuelle. C'est un liquide jaune amer, précipitant par addition de son volume d'eau et donnant au gramme 57 gouttes du compte-gouttes normal. Le Codex 1908 indique comme doses maxima usuelles — qu'il ne convient de dépasser qu'en formulant expressément : je dis telle dose, — 1 gr. 50, c'est-à-dire 85 gouttes pour une dose ; 6 grammes, c'est-à-dire 340 gouttes pour les 24 heures. Brissemoret plus sévère indique 1 gramme (57 gouttes) pour une dose, 3 grammes (171 gouttes) pour un jour.

On peut prescrire la teinture seule à prendre en 3 fois dans les 24 heures, dans un véhicule hydrique ou hydro-alcoolique (tisane de feuilles de frêne, stigmates de maïs, etc.) chaud, soit à doses décroissantes suivant la méthode préconisée par Lecorché, soit au contraire à doses croissantes jusqu'à l'apparition des selles fréquentes (3 ou 4 par jour).

Dans le premier cas on prescrit, par exemple, 100 gouttes en 3 prises de 33 gouttes le premier jour et, suivant l'effet obtenu, on renouvelle cette dose le deuxième jour — ou au contraire on l'abaissera le deuxième jour à 60 gouttes, le troisième et le quatrième jour à 40-30 gouttes, on cessera à ce moment.

Dans la méthode des doses croissantes on procèdera inversement : 40-60 gouttes le premier jour, 60-100 gouttes le deuxième, 100-150 gouttes le troisième, etc., en surveillant attentivement les selles.

Nous répétons qu'il faut compter avec des idiosyncrasies redoutables et guetter avec soin l'apparition du premier signe révélateur de l'imprégnation colchicique, qui commande la cessation immédiate de la drogue, c'est-à-dire la fréquence anormale des selles.

On pourrait en cas d'indications spéciales associer la teinture de colchique à la teinture de belladone, d'aconit, de digitale, à la scille, etc., la prescrire en potion, comme dans la formule suivante :

Teinture de semences de colchique à 1/10..	4	grammes.
Teinture de belladone à 1/10..	2	—
Teinture d'aconit à 1/10.	1	—
Alcool à 90°.	āā 5	—
Glycérine.		
Bicarbonate de soude.	5	—
Sirop des cinq racines.	30	—
Infusion de feuilles de frêne. Q. S. p. . .	125 cent. cubes.	

Une cuiller à soupe (16 grammes) renferme :

0,12 soit VI gouttes de T. aconit.

0,25 — XII gouttes de T. de belladone.

0,50 — XXVIII gouttes de T. de semences de colchique.

On la prescrira, conformément aux règles sus-rappelées, à la dose de 2 à 5 cuillers à soupe par jour.

On pourrait, en cas d'intolérance stomacale, la prescrire *en lavement,* comme suit :

Teinture de semences de colchique à 1/10. . .	1	gramme.
Eau de guimauve.	80	grammes.
Laudanum de Sydenham..	X	gouttes.

pour un lavement à garder.

1 à 2 dans les 24 heures.

La colchicine officinale, non cristallisée et inodore, est constituée par la combinaison chloroformique de colchicine et de chloroforme (forme cristallisée et odorante) que l'on a privée de chloroforme. Elle est altérable à la lumière et doit être conservée dans des flacons colorés, placés dans un endroit obscur. Son action n'est certainement pas identique à celle des autres préparations de colchique, dont elle partage toutefois les propriétés anti-goutteuses et sur lesquelles elle possède l'avantage d'une composition parfaitement définie et toujours identique à elle-même ; mais elle est peut-être encore plus délicate à manier. Le Codex indique comme doses maxima usuelles 0 gr. 002 pour une dose, 0 gr. 004 pour les 24 heures ; Brissemoret plus rigoureux indique respectivement un demi-milligramme et 3 miligrammes.

Il sera prudent d'employer des granules de un quart à un demi-milligramme.

Dans l'accès de goutte aiguë on pourra formuler comme suit, conformément aux préceptes de Lécorché.

Granules d'un demi-milligramme de colchicine officinale.

4 à 6.	le 1er jour.
3 à 4.	le 2e —
2 à 3.	le 3e —
1 à 2.	le 4e —

Suspendre ensuite pendant au moins 8 jours.

*
* *

Spécialités anti-goutteuses à base de colchique.

On peut dire que tous les spécifiques empiriques, anti-rhumatismaux ou anti-goutteux ou réputés tels, renferment du colchique diversement associé à des drogues synergiques, telles que la scille, la bryone, l'évonymin, le frêne, le gaïac, l'aconit, l'arnica, le benzoate de soude, les sels de lithine, etc. Il entre dans la composition, s'il ne constitue pas la partie essentielle, de la poudre de Pistoïa, des pilules de Lartigues, de la liqueur de Laville, de la teinture de Cocheux, du spécifique antigoutteux de Frosini, du spécifique Béjean, etc...

D'après le formulaire des pharmaciens français (Ed. 1904) les *pilules anti-goutteuses de Lartigues* par exemple pourraient être remplacées par les suivantes :

Extrait de digitale.	} āā 0gr,01 centigr.
— de scille.	
Extrait de bulbes de colchique. . .	0 025 milligr.
Extrait de coloquinte.	} āā 0 10 centigr.
Sulfate de quinine.	
	pour une pilule.

3 à 6 le premier jour, 2 à 3 les jours suivants.

Le même formulaire donne comme se rapprochant de la composition de la *poudre de Pistoïa* la formule suivante :

Carbonate de lithine.	2 grammes.
Poudre de bulbes de colchique. . .	20 —
Poudre de racines de bryone. . .	}
— de gentiane.	} āā 10 —
— de camomille.	}
Poudre de bétoine.	50 —
	mêler et diviser en paquets de 2 grammes.

Chaque paquet renferme o^gr^,4o de poudre de bulbes de colchique. Ce remède s'emploie à la dose de 1 paquet par jour dans de l'eau ou en 4 cachets.

D'après Cerbelaud (Formulaire des principales spécialités), *la liqueur de Laville* aurait une formule analogue à la suivante :

Quinium pulvérisé.	o^gr^,5o
Extrait mou de coloquinte.	1 gramme.
Alcool à 9o° (pour dissoudre).	10 —
Teinture de bulbe de colchique. . . .	10 —
Vin de Madère.	8o —

Une cuiller à café renferme o^gr^,o5 d'extrait de coloquinte et o^gr^,5o de teinture de bulbe de colchique. La dose quotidienne est de 1 à 3 cuillers à café dans les 24 heures dans une tasse d'infusion de feuilles de frêne.

Voici, d'après ce même auteur, une formule analogue à celle du *spécifique Béjean.*

Teinture de bulbe de colchique. . .	} àà 5^gr^,5o centigr.
— de semences de colchique .	
Salicylate de méthyle.	1 goutte.
Quinium pulvérisé..	1^gr^,25
Teinture de coloquinte.	} àà 6^gr^,25
Iodure de potassium.	
Vin de Madère vieux. Q. S. p. . .	125 cent. cubes.

Chaque cuiller à café renferme o^gr^,25 d'iodure, o^gr^,5o de teinture de colchique. La dose quotidienne moyenne est de 2 à 3 cuillers à café dans les 24 heures.

Ces remèdes, dont quelques-uns jouissent dans le monde des goutteux d'une réputation en partie méritée, mais d'autant plus grande qu'ils n'ont pas de consécration officielle et qu'ils sont réputés secrets, sont employés le plus souvent à l'insu du médecin, sans surveillance et sans contrôle. Il faut reconnaître que maints goutteux les manient, du moins en ce qui les concerne, avec une incomparable maëstria ; mais on ne saurait assez répéter cependant que leur emploi, non surveillé, est des plus dangereux, et que les intoxications colchiciques mortelles, encore que la plupart échappent à notre connaissance, sont fréquentes. Personnellement nous en avons observé plusieurs cas certains. C'est donc pour nous un devoir pressant que de mettre les goutteux en garde contre leur emploi inconsidéré ou tout au moins d'obtenir d'en surveiller l'action.

*
* *

SCHÉMAS D'ORDONNANCE POUR LES PRINCIPALES FORMES D'ACCÈS DE GOUTTE.

Si nous appliquons les notions précédentes au traitement de quelques cas cliniques, nous obtenons les schémas d'ordonnances types suivants :

I. Accès de goutte articulaire aigu franc non prolongé avec diurèse normale.

1° Séjour au lit — ou séjour sur un fauteuil ou une chaise longue — dans une chambre bien aérée — de température égale et relativement élevée (17-18°), le membre malade protégé du poids des couvertures par un cerceau ou confortablement disposé sur un coussin.

2ᵉ Pansement ouaté épais — modérément serré — 2 ou 3 fois par jour le défaire avec précautions et oindre sans frictions l'articulation malade avec le mélange suivant :

> Salicylate de méthyle. . . . . . .)
> Laudanum de Sydenham.. . . . } ââ 40 grammes.
> Baume tranquille. . . . . . .)
> *Usage externe.*

Une à deux cuillers à café à chaque application, recouvrir d'ouate, d'imperméables fixes.

3° Toutes les 3 heures — prendre lentement une tasse de lait de 250 centimètres cubes (1 litre 1/2 dans les 24 heures) additionnée de 2 cuillers à café de lactose.

Dans l'intervalle prendre une tasse d'infusion de feuilles de frêne sucrée avec du miel (1 litre à 1 litre 1/2 dans les 24 heures).

4° En cas de constipation prendre le soir au coucher une des pilules suivantes :

> Extrait de belladone.. . . . . . . un centigramme.
> Phénolphtaléine. . . . . 0ᵍʳ,20 centigr.
> pour une pilule n° 10.

II. Accès de goutte articulaire aigu franc avec insuffisance urinaire (urines rares et denses) sans insuffisance cardiaque.
— 1° et 2°). Comme I.

3° Diète hydrique et lactée comme I.

Mais remplacer les infusions de feuilles de frêne par chiendent, queues de cerise, pariétaire et en porter le taux à 2 litres ou 2 litres 1/2.

4° Prendre *matin* et *soir* une cuiller à soupe de la potion suivante :

Théobrominate de lithine. . . .	1^{gr},50
Sirop des cinq racines.	60 grammes.
Eau distillée. Q. S. p.	150 cent. cubes.

5° En cas de *constipation* prendre le soir une des pilules suivantes :

Podophyllin.	cinq centigrammes.
Phénolphtaléine.	0^{gr},20 centigr.
	pour une pilule n° 10.

III. Accès de goutte subaiguë, prolongé chez un adulte sans insuffisance cardio-rénale.

1°, 2°, 3° comme I.

4° Donner, à partir du douzième jour — *matin, après-midi* et *soir*, dans un véhicule hydrique ou hydro-alcoolique (infusion de stigmates de maïs ou vin de Madère étendu) :

le 1er jour.	40 à 60 gouttes.
le 2e —	60 à 100 —
le 3e —	100 à 120 —

de **teinture de semences de colchique** à 1/10 (Codex, 1910).

ou *matin, midi, soir* :

le 1er jour.	un granule de 1/2 milligramme. . 3 par jour.

le 2e — .	un granule le matin. . . . . . 2 — à midi.. . . . . . 1 — le soir..	4 —

le 3e — .	2 granules le matin. . . . . . 2 — à midi.. . . . . . 2 — le soir..	6 —

de **colchicine officinale.**

ou

le 1er jour. . . . . 3 cuillers à café.
le 2e — . . . . 4 —
le 3e — . . . . 5 —

de **liqueur de Laville.**

en surveillant avec soin le malade et interrompant le traitement dès l'apparition des selles fréquentes.

PONCTION DES ARTICULATIONS

Récemment MM. Aug. Lumière et le Dr Gélibert (de Lyon) ont proposé de traiter les accès de goutte par les ponctions articulaires [1].

Partant du principe que, pour débarrasser le plus vite possible l'organisme de l'excès d'acide urique, il y aurait intérêt à l'extraire directement des grandes articulations, ces auteurs ont depuis plus de cinq ans ponctionné systématiquement les genoux des goutteux. Or, contrairement à leur attente, ils n'ont pas trouvé de traces d'acide urique dans le liquide qu'ils ont extrait en période d'accès aigu ou chronique. Ce liquide, jaune citron, le plus souvent transparent, parfois légèrement louche avec une opalescence verdâtre due à la présence d'urobiline, toujours visqueux, filant et coagulable spontanément, isotonique, neutre au tournesol, contenant des quantités d'urée très variables, 6 pour 100 de matières albuminoïdes (sérine, globuline, albumose) et les éléments histologiques que l'on rencontre normalement dans les épanchements articulaires traumatiques, est éminemment toxique : injecté au lapin par voie intra-veineuse, il le tue à 10 à 12 centimètres cubes par kilogramme d'animal, en produisant une réaction assez vive du côté des séreuses ; il semble devoir sa toxicité à des matières albuminoïdes et possède une propriété hyperthermisante qui n'est pas détruite par la chaleur.

Les résultats immédiats de la ponction articulaire seraient con-

---

1. *Bull. de la Soc. de thér.*, 24 mars 1909.

stamment la suppression brusque de la douleur, la chute très rapide de la fièvre, la terminaison définitive de l'accès.

Les résultats éloignés seraient que les accès deviendraient moins nombreux et moins violents, et qu'il ne se formerait pas de dépôts tophacés ni dans le voisinage de la jointure traitée, ni sur le reste de la surface du corps.

MM. Lumière et Gélibert conseillent d'attendre pour appliquer le traitement qu'une grande articulation soit le siège d'un épanchement très appréciable, de ponctionner celle-ci dès que la présence du liquide y sera nettement diagnostiquée, parce que les épanchements articulaires sont parfois très fugaces et que, si la résorption du liquide se fait, l'accès peut frapper successivement un grand nombre d'articulations pendant des semaines et des mois jusqu'à l'apparition de l'hydarthrose libératrice. Mieux vaudrait donc, sans attendre la distension complète de la synoviale, faire deux ponctions successives au besoin que de n'en faire aucune.

Le bord externe de la rotule serait le point d'élection pour la ponction du genou. L'asepsie doit être rigoureuse. Une aiguille en platine iridié de 5 à 6 centimètres, reliée par un tube en caoutchouc à une seringue, ou l'aiguille capillaire de l'aspirateur de Potain suffisent. On peut retirer de 25 à 120 grammes de sérosité. L'aiguille retirée, on obture le pertuis par un tampon de coton stérilisé et imbibé de collodion iodoformé ; léger pansement et repos au lit de deux ou trois jours.

Nous n'avons pas encore utilisé cette méthode, à coup sûr intéressante.

III. — TRAITEMENT LOCAL DES SÉQUELLES ARTICULAIRES

OEdèmes, raideurs, tophus.

Les séquelles des accès de goutte aiguë ou subaiguë peuvent consister en gonflement persistant, œdémateux des tissus périarticulaires avec raideur de la jointure, des gaines tendineuses, en tophus plus ou moins volumineux, qui peuvent gêner mécaniquement les mouvements par leur volume ou qui, se ramollissant, donnent lieu à des abcès avec fistules crayeuses.

Contre les gonflements et la raideur, on commencera par tenir le membre dans une position telle que la stase veineuse et lymphatique soit diminuée le plus possible et on appliquera sur la jointure une bande de flanelle légèrement et graduellement compressive.

Puis un massage doux, simple effleurage d'abord, progressivement plus accentué, sera combiné avec des mouvements passifs. Le massage aura pour effet de modifier, en l'accélérant, la circulation lymphatique et sanguine ; mais la mobilisation ne doit intervenir qu'après la disparition des phénomènes douloureux et de toute chaleur locale prouvant la persistance de phénomènes subaigus.

L'accélération imprimée à la circulation dans les tissus périarticulaires active naturellement les échanges nutritifs et favorise la résorption des exsudats.

On combinera la cinésithérapie avec les douches *chaudes*.

Si l'état est nettement chronique, on pourra utiliser l'action plus excitante de douches *écossaises* ; une douche froide d'un jet assez volumineux et d'une durée de 3o secondes étant suivie d'un jet aussi chaud que possible pendant soixante secondes, la durée totale de cette douche pouvant être de 15 à 20 minutes.

Une séance de massage pourra être faite aussitôt après la douche, si celle-ci ne provoque pas à elle seule de réaction excessive.

Un bon parti peut être tiré de la THERMO et de la PHOTOTHÉRAPIE. Le bain de lumière local peut faciliter la résorption de tophi même volumineux. Parizet a rapporté l'observation d'un médecin qui, sous l'influence du bain de Dowsing, vit se résorber après trois séances un tophus de la grosseur du pouce au niveau de l'articulation du cinquième métatarsien et du cuboïde. Mais il s'agissait de tophi récents ; les tophi anciens et calcifiés ne disparaissent pas, mais la gêne qu'ils provoquaient diminue par suite de l'assouplissement des régions voisines.

Le *bain Dowsing* consiste en irradiations émanées de lampes spéciales qui donnent peu de lumière et une calorification intense. Ces lampes sont placées devant des réflecteurs disposés dans une caisse ou une double couverture amiantée constituant un espace clos où la température peut s'élever progressivement à 110, 120 et même 150°.

L. Delherm préfère le *bain de lumière avec lampes à incandescence*, qui donne une chaleur moins forte, mais une luminosité puissante, et permet d'obtenir les mêmes résultats dus en partie à une « insolation locale » avec une calorification moins intense qui diminue le danger de brûlures.

Il préconise la boîte de Duprat de la Roquette, qui s'adapte à toutes les prises de courant et est facilement transportable.

On peut utiliser aussi l'ÉLECTROTHÉRAPIE, soit sous la forme de *courants galvaniques* simples (5 à 10 milliampères — pôle négatif sur la région malade pendant quelques minutes), soit plutôt sous la forme d'*ionisation lithinée*. Edison, dès 1890, avait conseillé l'électrolyse pour introduire la lithine dans les tissus goutteux. Bordier a pu non seulement démontrer la présence de lithine dans l'urine après les applications électrolytiques lithinées, mais la présence d'acide urique dans le liquide du bain lithiné qui avait servi d'électrode. Des faits expérimentaux (Labatut) plaident en faveur de la réduction possible de calculs uratiques par la pénétration du lithium sous l'influence du courant continu de haute intensité et des observations cliniques de Guillon montrent la disparition possible de gonflements considérables des membres consécutifs aux accès de goutte. On peut en commencer l'usage quinze jours après la fin de l'accès.

Le *courant de haute fréquence* en applications générales (Bonnefoy) peut aussi avoir une influence utile dans les suites d'accès goutteux, même au point de vue local.

On peut utiliser comme APPLICATIONS MÉDICAMENTEUSES LOCALES des liniments de savon et d'iodure de potassium, l'iodosol, un liniment camphré composé.

Scudamore faisait faire un mélange d'une solution de potasse avec une quantité au moins égale de lait d'amandes et on en frictionnait la partie malade deux ou trois fois par jour.

Garrod employait contre la tuméfaction persistante des jointures des frictions avec un liquide simplement lubrifiant, rendu plus ou moins excitant par l'addition d'ammoniaque ou d'une huile essentielle (romarin, lavande), des applications de charpie imbibée d'une solution faible de carbonate de potasse recouverte d'une toile gommée, et même de petits vésicatoires.

Quant aux concrétions tophacées, volumineuses, y a-t-il avantage à en débarrasser les tissus par des moyens mécaniques et chirurgicaux ?

On sait qu'elles peuvent souvent se ramollir, ulcérer la peau et s'éliminer en partie, plus ou moins complètement, sous forme d'un boue crayeuse, point de départ quelquefois de fistules crayeuses. Il suffit parfois de faibles pressions exercées sur les tissus voisins pour hâter l'évacuation de la boue crayeuse et la fistule se tarit d'elle-même pour ne laisser qu'une petite cicatrice déprimée ; c'est surtout au niveau des cartilages des oreilles que les choses se passent aussi facilement, parce qu'il ne s'agit pas de dépôts très volumineux, mais, quand il s'agit de grosses masses tophacées au niveau des membres, le ramollissement intermittent donne lieu à des inconvénients et à une gêne pour lesquels les malades réclament un traitement.

On peut alors avec de rigoureuses précautions aseptiques enlever à la curette les résidus crayeux ou procéder à l'énucléation d'un tophus demeuré solide par une incision nette suivie de pansements aseptiques appropriés.

Il est arrivé quelquefois qu'à la suite d'une intervention de ce genre un accès de goutte subaigu ou aigu se produisait. Il est bon de prévenir le patient de cette éventualité.

His (*Berlin. Klin. Woch.*, 3o janv.) dit qu'il a eu de bons effets de l'emploi du RADIUM : inhalation des émanations, bains, boisson ; sur 28 cas de goutte, 24 furent très améliorés. Le sang perdrait en quelques semaines son excès d'acide urique et quelques malades n'avaient pas eu de nouvelles crises un an après le traitement. Deux fois des tophi de l'oreille disparurent.

IV. — TRAITEMENT DE LA DIATHÈSE GOUTTEUSE

Dans l'intervalle des accès ou en dehors de tout accès, le traitement de la diathèse goutteuse s'impose. Il ne faut pas se dissimuler que ce traitement est souvent bien ingrat, bien infidèle dans ses résultats, — que la tare héréditaire, le tempérament « goutteux » ne peut pas être annihilé même par l'hygiène la mieux conduite, — que des accidents, à la vérité ordinairement minimes, peuvent se manifester au cours de la cure la mieux conduite ; il n'en est pas moins vrai que l'on peut en atténuer singulièrement les effets et éviter à peu près sûrement les accidents graves, les complications redoutables qui assombrissent le pronostic de la goutte invétérée.

Tous les auteurs anciens — frappés par la médiocrité des résultats de la thérapeutique en matière de goutte — ont exprimé leur scepticisme sous une forme plus ou moins imagée.

Lucien dans sa pièce comique Tragopodagra a vigoureusement exprimé ce scepticisme en ce passage partout cité : « Tous les efforts d'Apollon, le médecin des dieux, et de son fils, le savant Esculape, sont inutiles contre moi. De tous temps, les hommes ont travaillé à se dérober aux traits de ma colère. Les uns se servent de feuilles de plantain, de laitue, de pourpier, de grande consoude, etc. Ils emploient la lentille d'eau, le pavot, la jusquiame, la racine d'ellébore, etc... Ils ont recours aux os, aux nerfs, etc..., et même aux excréments des animaux. Quel métal, quel suc d'herbes, etc..., ne mettent-ils pas en usage ? Les uns se purgent avec de l'hiérapicra, etc... Tous ces gens-là sont des insensés qui ne font qu'irriter ma colère ; aussi je les traite sans miséricorde ; mais, pour ceux qui n'entreprennent rien contre moi, j'en use avec indulgence et avec bonté à leur égard. »

Le Gendre et Martinet. — Maladies de la nutrition.   19

Moins lyriquement, mais plus satiriquement, Lichtenberg, professeur à Gœttingue, contemporain de Sydenham, écrivait en ces termes à un de ses amis goutteux :

« Procure-toi le mouchoir d'une vierge de cinquante ans qui n'ait jamais pensé au mariage. Lave-le dans le bief du moulin d'une meunerie qui n'ait jamais plâtré sa farine. Laisse-le sécher sur la haie qui entoure le jardin d'un juif sans enfants. Marque-le avec de l'encre prise sur le bureau d'un avocat incapable de plaider une mauvaise cause. Et confie-le à un médecin qui n'ait jamais tué un de ses malades. Que celui-ci t'en frotte le point goutteux qui te fait souffrir et tu seras guéri... »

Plus prosaïquement l'illustre Sydenham écrivait au début de son Traité de la Goutte :

« On ne manquera pas de croire qu'il est très difficile et même presque impossible de connaître la nature de la goutte, ou que j'ai bien peu d'esprit et de sagacité, puisque, malgré les observations que j'ai faites sur l'histoire et le traitement de cette maladie, je n'ai pu m'en guérir moi-même depuis trente-quatre ans que j'en suis affligé. »

Aujourd'hui, mieux renseignés sur la pathogénie probable de cette affection, nous pouvons, sinon la guérir, du moins en atténuer singulièrement les manifestations, — à la condition surtout que cette hygiène antigoutteuse soit instituée dès l'enfance.

*
* *

Hygiène alimentaire.

Nous avons donné plus haut (Diététique dans l'intervalle des accès) les indications générales sur l'alimentation des goutteux. Nous la résumons en quelques lignes. L'alimentation surtout demande à être réglée avec soin en quantité, en qualité, et en manière de prendre. D'une façon générale *le goutteux mange trop, trop vite, des mets trop nourrissants.*

Qu'il mange trop — comme la plupart des contemporains

d'ailleurs — cela est de toute évidence et tous les auteurs sont d'accord sur ce point. *La ration alimentaire du goutteux devra être inférieure à la ration normale* ; d'une façon générale on peut admettre que pour l'adulte soumis à un travail modéré elle doive osciller entre 35-40 calories par kilogramme, voire moins. Cette ration d'équilibre demandant à être établie par étude directe du sujet.

Qu'il mange trop vite, qu'il mastique insuffisamment et que cette pratique défectueuse soit doublement nuisible en ce qu'elle conduit fatalement à la suralimentation et à la dyspepsie, cela est aussi de notoriété courante et point n'est besoin d'insister sur la nécessité de la rééducation masticatoire des goutteux (V. Régimes usuels, p. 18).

Les goutteux enfin mangent des mets trop nourrissants, trop riches en nucléines génératrices de purines et d'acide urique. Ce sont à l'ordinaire des carnivores. L'effort digestif nécessaire pour transformer ces aliments abondants et azotés conduit à l'abus du sel, des épices, de l'alcool. *L'alimentation du goutteux devra être d'une façon générale hypoazotée et surtout hypopurinique, bref hypocarnée, hypochlorurée* (nous ne disons pas achlorurée, la suppression du sel pouvant engendrer des troubles métaboliques redoutables); l'alcool et les épices devront en être à peu près complètement proscrits.

L'empirisme avait dès longtemps établi les règles de l'alimentation des goutteux et des candidats à la goutte. Les recherches contemporaines ont surtout expliqué le pourquoi de certaines interdictions et précisé certains points de diététique pratique.

Si nous résumons en un tableau les notions précédentes, nous obtenons le **schéma diététique** suivant :

RÉGIME DES GOUTTEUX.

Aliments permis.

Potages maigres aux légumes, aux farines, aux pâtes.
Hors d'œuvre : Maigre de jambon, radis, huîtres.
Viandes : Bœuf, mouton, poulet, dinde, lapin domestique.

Poissons : Sole, merlan, cabillaud, colin.

Œufs à la coque, sur le plat, en omelette.

Légumes, en abondance tous, — sauf légumineuses, qui doivent être consommées modérément — et à l'exception de : choux, choucroute, betterave, oseille, champignons, truffes, qui doivent être proscrits.

Sont permis : Céréales, pâtes, pommes de terre, riz, châtaignes, salades cuites, salades crues tendres, épinards, haricots verts, cardons, céleri, poireaux, carottes, navets, artichauts, choux-fleurs, etc.

Lait, laitages, *fromages frais*.

Fruits crus : Fraises, framboises, cerises, abricots, pêches, raisins, figues, oranges, etc.

Fruits cuits : Marmelades, compotes, confitures.

Crèmes renversées : Gâteaux de riz.

Gâteaux secs.

Pain grillé.

Boissons : Eau pure, de source (Évian, Thonon, Saint-Colomban), infusions, additionnées au besoin d'un peu de vin blanc.

En principe : tout aliment non indiqué dans ce tableau est défendu.

Si enfin — entrant dans le détail et tenant compte à la fois des notions de quantité et de qualité — nous voulons donner au patient une indication plus précise encore de l'emploi du temps alimentaire moyen qu'il devra suivre nous pouvons établir un schéma du type suivant :

MENU TYPE.

Déjeuner du matin.

    a) pain grillé (60 grammes).
    b) infusion (200 grammes).
    c) fruits crus (raisins, pêches, figues) [200 grammes].
        ou cuits   —   une cuiller à soupe.
        ou confitures —   une cuiller à dessert.

Dans la matinée.

    Un quart de litre d'eau.

Midi (repas principal).

    a) côtelette de mouton ou tranche de gigot ou bifteck.
        ou un aile de poulet ou de dindon.
        ou une sole, ou un merlan, ou une limande.
        ou deux œufs à la coque ou sur le plat.
    b) pâtes ou pommes de terre ou riz.
        ou salades diverses.
        ou légumes herbacés ou tomates.

c) crème renversée.

ou gâteau de riz ou de semoule.

ou fruits crus, ou cuits, ou secs, ou confitures.

d) pain grillé (60 grammes).

e) Boisson : un quart de litre d'eau.

Après-midi.

Un quart de litre d'eau.

Dîner.

a) potage maigre aux légumes, au pain, au tapioca, au riz, aux céréales.

b) un œuf.

c) carottes ou pommes de terre ou épinards, ou artichauts, ou haricots, ou petits pois.

d) fruits crus, ou cuits, ou secs, ou confits.

e) pain grillé (60 grammes).

f) Boisson : un quart de litre d'eau.

Les goutteux, épicuriens pour la plupart, adonnés aux plaisirs de la table, s'astreignent très difficilement en dehors des périodes aiguës à un régime tant soit peu sévère. Ici encore — comme en bien des circonstances — il faut savoir composer et ne pas perdre son temps et son crédit à la recherche de l'absolu. Quant à nous, dans les cas où nous ne pouvons obtenir qu'une observance relative d'une diététique strictement antigoutteuse — et c'est l'espèce pratique la plus fréquente — nous nous efforçons d'obtenir l'observance de la *diète végétarienne stricte* ou de la diète *lactée* ou de la diète *fruitarienne 2 jours par semaine ;* la formule en est simple : eau, fruits et légumes à volonté 2 jours par semaine. Cette mesure nous a semblé la plus profitable à la plupart de nos goutteux.

Hygiène physique et intellectuelle.

En ce qui concerne **l'exercice** le candidat à la goutte devra dès l'enfance être habitué, entraîné à donner dans sa vie une large place aux exercices physiques de plein air, à la marche, à la gymnastique, à la bicyclette et d'une façon générale à tous les sports. La sédentarité et la surnutrition sont les grands ennemis des goutteux.

Encore ici convient-il de ne pas tomber dans l'excès surtout chez les goutteux, adultes, avérés. Si chez les candidats l'entraînement sportif peut et doit être encouragé, chez les « reçus », en puissance de goutte, on devra éviter avec un soin égal la sédentarité et l'exercice poussé jusqu'à la fatigue et au surmenage.

Tous les cliniciens ont constaté maintes attaques de goutte, dont la cause immédiate était incontestablement un surmenage physique, un exercice violent et prolongé. On attribuait surtout jadis ces faits à la production élevée d'acide lactique au cours du travail musculaire, les recherches précises de Burian (Zeitschrift für physical Chemie, vol. 43, p. 532, 1904) ont montré qu'il fallait aussi, contrairement aux travaux antérieurs, incriminer la production d'acide urique au cours dudit travail. Si l'on suit l'excrétion urique d'heure en heure on constate que dans l'heure qui suit le travail la valeur de cette excrétion double ou triple, puis s'abaisse ensuite. Il se forme donc pendant le travail des substances rejetées ensuite à l'état d'acide urique.

On peut d'ailleurs appliquer exactement les mêmes réflexions au **travail intellectuel** : — ici aussi oisiveté et surmenage doivent être également évités. L'oisiveté conduit à peu près fatalement à l'abus des jouissances inférieures, de la bonne chère et une vie bien ordonnée, des occupations bien réglées en rapport avec les aptitudes individuelles constituent encore le meilleur remède contre ces tendances si fréquentes chez les goutteux. Le surmenage intellectuel est de même à éviter ; on connaît la mésaventure de Sydenham, atteint de son plus violent accès de goutte à l'occasion des excès de travail que lui imposa la rédaction de son Traité de la goutte et Lecorché eut son premier accès de goutte à la suite d'un excès de travail.

En résumé, le goutteux devra avoir — autant que faire se pourra — une vie bien ordonnée, bien remplie, bien équilibrée — un emploi du temps bien étudié en vue d'éviter également l'oisiveté et le surmenage intellectuel, la sédentarité et le surmenage physique. La journée des 3/8 lui conviendrait parfaitement en général — 8 à 10 heures de travail professionnel — 8 heures de sommeil — 6 à 8 heures de distraction et d'exercices physiques dont au moins 3 heures de marche.

Bien entendu ce schéma n'a d'autre prétention que d'être un schéma — à adapter aux exigences de chaque cas particulier.

Un soin minutieux devra être apporté à **l'hygiène de la peau :** on prescrira tout ce qui peut favoriser le fonctionnement de ce grand émonctoire, de cette vaste nappe circulatoire et ce point de départ de réflexes que constitue la surface cutanée.

Une friction *matinale* quotidienne soit à sec au gant de crin, soit à l'alcool (Eau de Cologne), soit à un liniment légèrement excitant du type suivant :

B. de Fioravanti.
Alcool. de lavande..
— de romarin.   ââ 100 grammes.

Usage externe.

L'hydrothérapie tiède sous toutes les formes sera recommandable : tubs, douches en pluie ou en jet, bains.

La suraération est, tout compte fait, tout aussi recommandable chez les goutteux que chez les bacillaires — et la pratique de la fenêtre ouverte jour et nuit tout aussi rationnelle, à la condition toutefois que les précautions d'usage pour éviter tout refroidissement cutané soient rigoureusement prises.

Traitement médicamenteux de la diathèse goutteuse.

Étant donné le rôle certain, quoiqu'encore imparfaitement élucidé, de la surproduction, de la rétention et de la précipitation urique intra-organique dans la goutte — l'emploi des dissolvants vrais ou supposés, les éliminateurs de l'acide urique, est rationnel, sinon toujours très efficace.

La pratique diurétique éliminatrice de l'acide urique la plus recommandable est évidemment l'absorption méthodique régulière — en dehors des repas — d'une certaine quantité *d'eau pure ou d'eau minérale de très faible minéralisation, très hypotonique du type des eaux d'Evian*, de Thonon, de Saint-Colomban, de Martigny, de Vittel, de Contrexéville, etc.

Le moment le plus opportun pour cette absorption nous paraît être le *matin* à jeun ou une heure avant le repas du midi et le *soir* en se couchant.

La quantité moyenne quotidienne d'une demi-bouteille pourra être portée à une bouteille en cas d'urines rares, denses et sédimenteuses. Une cure annuelle à l'une des stations précitées est tout à fait recommandable.

Les eaux précitées pourront être — en partie ou temporairement — remplacées par des infusions de feuilles de frêne, de queue de cerise, de stigmates de maïs, de chiendent, de pariétaire, etc., qu'on prendra aux heures indiquées ci-dessus et additionnées au besoin de lactose.

D'une façon générale la plupart des pratiques diurétiques sont utiles au goutteux.

Les ALCALINS jouissent dans le traitement de la goutte d'une réputation bien assise — contre laquelle ne peuvent prévaloir les recherches récentes qui tendent à enlever au bicarbonate de soude toute valeur éliminatrice (Fauvel, Luff, etc.). Les faits cliniques sont là : — Vichy (B. de soude), Carlsbad et Marienbad (sels de magnésie), Vittel, Contrexéville (sels de chaux) exercent sur la goutte une action favorable indubitable — à vrai dire en vertu d'un mécanisme complexe et encore imparfaitement élucidé (diurétique, éliminatrice, modificatrice de l'alcalescence sanguine, modificatrice des fonctions digestives uricopoiétiques, formation d'urates alcalins neutres relativement solubles, etc.). Bref l'emploi des alcalins paraît recommandable dans certaines phases de la goutte, mais à la vérité il demande à être contrôlé par l'analyse systématique, le titrage fréquent de l'acidité urinaire, reflet relatif de l'acidité humorale.

Car les travaux urologiques de Joulie — exagérés quant à leurs conclusions — les résultats thérapeutiques de Falkenstein ont du moins démontré que tous les arthritiques, tous les goutteux n'étaient pas hyperacides, que certains, dans les formes atoniques en particulier, étaient hypoacides et que dans ce cas la médication alcaline était contre-indiquée. Un de nous a donné une technique extrêmement simple et rapide du titrage de cette acidité qui permet de ne prescrire les alcalins qu'à bon escient[1].

Quant aux alcalins à administrer, en France — on donne généralement la préférence au bicarbonate de soude à la dose de 2 à 3 grammes par jour (une demi-bouteille à une bouteille d'Eau de Vichy, Grande-Grille ou Hôpital); comme nous venons de le dire cette administration devra être *progressive* (de un verre à Bordeaux à une demi-bouteille et plus) en 2 ou 3 prises — à jeun et une heure avant le repas de midi et du soir — *temporaire,* 10 jours par mois environ — et *contrôlée* par le dosage systématique de l'acidité urinaire.

En Angleterre et en Allemagne, on donne la préférence aux sels de potasse, notamment au carbonate (Bennett, Garrod) à la dose quotidienne de o gr. 5o à 1 gramme par jour.

Une conclusion en faveur de l'usage des sels de potasse peut être tirée des recherches récentes de M. P. Colin (*Deutsch med. Wochensch.,* 9 mars 1911) d'après lesquelles la richesse du sang du sodium favoriserait plus le passage de l'acide urique à l'état d'urate insoluble.

Il préconise pour les goutteux l'usage d'une certaine quantité de sels de potassium, dont la toxicité aurait été exagérée. Il remarque que la goutte est rare au Japon et dans les pays dont les habitants se nourrissent principalement de riz, qui est riche en potassium, et qu'elle est fréquente en Angleterre où l'on absorbe beaucoup de sodium.

---

1. Alfred MARTINET, Dosage clinique de l'acidité urinaire. *Presse médicale,* 22 décembre 1909.

Il convient de mentionner après la médication alcaline susindiquée la *médication acide* préconisée par Falkenstein (acide chlorhydrique), par Joulie (acide phosphorique), et par divers auteurs sous forme de jus de citron et d'acide citrique.

On sait en effet que Falkenstein aurait observé des résultats extrêmement favorables de l'emploi prolongé dans la goutte de l'acide chlorhydrique officinal pris aux repas dans de l'eau gazeuse à la dose de 20 à 60 gouttes pro die et qu'il en a conclu que la goutte était subordonnée à une hypochlorhydrie stomacale héréditaire.

Colin dont nous avons déjà cité les recherches dit que l'acide chlorhydrique agirait favorablement sur les tophi en empêchant par suite de sa grande affinité pour le sodium les ions de ce corps de se fixer sur l'acide urique et que par conséquent le chlorure de sodium ne peut être très nuisible aux goutteux.

L'un de nous a signalé déjà l'utilité de cette pratique dans certains cas[1].

Joulie, d'autre part, goutteux invétéré, ayant constaté que contrairement aux théories admises il était hypo-acide (à la vérité consécutivement à un long traitement alcalin), se traita par la médication phosphorique et en obtint les plus heureux résultats. La médication phosphorique rend indubitablement des services appréciables chez les goutteux anciens, atoniques, débilités, hypo-acides ; on pourra prescrire :

Acide phosphorique officinal . . .	10 grammes.
Phosphate acide de soude.	20 —
Eau distillée	200 cent. cubes.

3 à 6 cuillers à café dans les 24 heures au moment des repas.

Mais, en dehors de ces cas, l'usage de l'acide phosphorique peut faire éclater un accès de goutte ; nous avons pu le constater depuis que la médication phosphorique est en vogue.

Cette simple exposition de 2 méthodes thérapeutiques en

1. P. LE GENDRE, Goutte *in Traité de Médecine*, Masson et Cie.

apparence si radicalement opposées et se recommandant chacune
d'un certain nombre de faits cliniques prouvent bien : 1° combien nos conceptions théoriques pathogéniques de la goutte sont
encore incomplètes et obscures, 2° que la goutte ne se présente
pas au clinicien sous des espèces identiques, mais au contraire
variables et diverses qu'il appartient de distinguer, comme nous le
montrons dans l'étude des formes.

Il nous faudrait maintenant énumérer l'interminable liste des
dissolvants, vrais ou supposés de l'acide urique — dont l'action
dissolvante, bien établie in vitro pour la plupart, est beaucoup
moins démontrée en clinique. Nous nous bornerons à énumérer ceux dont l'expérience clinique a consacré l'usage.

Au premier rang il faut mentionner les *salicylates* et les *benzoates*.

Sur les *salicylates* (V. Médicaments usuels) nous n'insisterons
pas — nous répèterons ce que nous avons dit à l'occasion des
accès aigus — que ce sont des antigoutteux très recommandables, principalement au décours des crises aiguës.

On pourra les prescrire commodément à la dose de 3 ou 4
grammes par jour (surveiller l'élimination rénale) dans une demi-
bouteille à une bouteille d'Eau de Vichy.

Les *benzoates* participent des propriétés des salicylates, mais
sont moins actifs, moins sédatifs, moins brutaux aussi. On pourra
les prescrire dans les formes subaiguës et chroniques associés à
quelque préparation diurétique, comme ci-dessous.

Benzoate de soude.	5 grammes.
Oxymel scillitique.	25 —
Sirop des cinq racines.	75 —
Eau de tilleul. Q. S. p	150 cent. cubes.

Par cuiller à soupe de 2 en 2 heures.

A la vérité on n'emploie guère dans la goutte que le *benzoate de
lithine* auquel on attribue comme aux autres *sels de lithine* (carbonate et salicylate) une action urico-dissolvante, qui paraît
réelle, bien qu'elle soit actuellement contestée par quelques au-

teurs. Les expériences électrolytiques d'Edison semblent cependant bien démontrer sa réalité.

Dans les *épisodes subaigus* on pourra prescrire :

Cachet :

> Benzoate de lithine. . . . .)
> Aspirine. . . . . } ââ o^{gr},25
> Magnésie calcinée. . . . .)

pour un cachet n° 20.

4 à 8 par jour.

> Carbonate de lithine. . . . . o^{gr},25
> Pyramidon. . . . . o 15
> Poudre de colchique. . . . . o 05

pour un cachet n° 20.

3 à 6 par jour.

surtout recommandables pendant les épisodes aigus.

Potion :

> Benzoate de lithine.. . . . . . . 5 grammes.
> Salicylate de soude.. . . . . . 10 —
> Sirop des cinq racines.. . . . . 100 —
> Hydrolat de menthe. . . . . . } ââ 120 —
> Eau distillée.. . . . . }

3 à 6 cuillers à soupe par jour.

Poudre effervescente :

> Carbonate de lithine. . . . . 2 grammes.
> Bicarbonate de soude. . . . . 5 —
> Acide citrique. . . . . 4 —

pour 10 paquets (Pouchet).

2 à 6 par jour dans un peu d'eau.

D'une façon générale on pourra donner les préparations lithinées soit au décours des accidents aigus, soit d'une façon méthodique, 10 à 15 jours par mois, en dehors des accès, dans un but préventif. Au moment des épisodes aigus ou subaigus on les associera à des analgésiques du type de l'aspirine ou du pyramidon, comme nous l'avons fait plus haut ; en dehors de ces épisodes, si la diurèse est insuffisante on les associera à des diurétiques (sirop des cinq racines, oxymel scillitique, théobromine). A ce dernier point de vue une des préparations qui nous a donné

les résultats les plus constants est le *théobrominate de lithine* à la
dose quotidienne de o gr. 3o à o gr. 5o en solution :

Théobrominate de lithine. . . . .   1^{gr},5o.
Eau distillée. . . . .   15o cent. cubes.

2 à 4 cuillers à soupe dans les 24 heures

Après les salicylates, les benzoates et les sels de lithine, il faut
mentionner la *pipérazine* (diéthylène-diamine) et ses nombreux
dérivés. D'une façon générale son action réelle est aussi discutée
que celle des sels de lithine. L'action dissolvante in vitro est
incontestable. Nous nous bornerons à les énumérer.

La PIPÉRAZINE s'emploie surtout en granulé ou en cachets — à
la dose moyenne de o gr. 5o à 1 gramme par jour.

Le chlorhydrate de pipérazine plus stable s'emploie aux mêmes
doses.

Le quinate de pipérazine ou *sidonal* s'emploie à la dose de 3 à
8 grammes en solution ou cachets.

Sidonal.. . . . .   10 grammes.
Sirop écorces oranges amères. . . .   8o   —
Eau distillée. Q. S. p. . . . . .   15o cent. cubes.

Une cuiller à soupe à la fin des repas.

Sidonal.. . . . . } āā o^{gr},5o
Bicarbonate de soude. . . . . }

pour un cachet.

6 à 8 par jour.

ou

Sidonal.. . . . .)
Urotropine.. . . . . } āā o^{gr},3o
Benzoate de soude. . . . .)

pour un cachet.

3 à 5 par jour.

Le tartrate de diméthyl (pipérazine ou lycétol) s'emploie à la
dose de 1 à 2 grammes par jour en cachets ou en granulé.

Lycétol.. . . . . } āā o^{gr},25
Benzoate de soude. . . . . }

pour un cachet.

4 à 8 par jour.

Nous croyons utile de mentionner au passage le prix relative-mentélevé de ces produits; 1 gramme de pipérazine coûte environ o fr. 8o, 1 gramme de sidonal plus d'un franc.

A côté de la pipérazine et de ses sels il faut mentionner la *ly-sidine* (méthyl-glyoxalidine) qui est in vitro un des dissolvants les plus puissants de l'acide urique, puisque d'après Rosenthaler :

1 partie d'urate acide	de soude	se dissout dans	1	150	parties d'eau.
1	—	de lithine	—	370	—
1	—	de pipérazine	—	50	—
1	—	de lysidine	—	6	—

C'est une poudre incolore ou jaune pâle, très peu sapide, ex-trêmement soluble et hygroscopique. Originellement on la trouve dans le commerce sous forme d'une solution à 5o pour 100 — dont il convient de mentionner le prix élevé (10 grammes de cette solution coûtent près de 3 fr. 5o). On pourra prescrire par jour 1 à 4 grammes de cette solution de lysidine dans un demi-litre d'eau chargée d'acide carbonique.

Associée au sidonal et à l'urotropine, la lysidine constitue la base de maintes préparations réputées antigoutteuses.

Dans un tout autre groupe chimique il faut citer **l'urotropine** ou formine (hexaméthylène tétramine) qui se présente sous forme de cristaux incolores, très solubles, de saveur amère, surtout em-ployée, comme on sait, à titre d'antiseptique des voies urinaires. On l'a recommandée préventivement dans la goutte aux doses bi ou triquotidiennes de o gr. 5o dans un demi-litre d'eau, mais il faut être bien informé que son emploi longtemps prolongé n'est pas sans inconvénients et expose à l'irritation gastro-intestinale, à l'héma-turie, à l'albuminurie, aux exanthèmes urticariformes, à la cépha-lalgie, aux vertiges, etc.

Mentionnons encore la **citarine** (anhydrométhylène citrate de soude), poudre blanche cristalline très soluble de saveur acide. D'assez nombreux observateurs attestent l'avoir employée avec succès, tant à titre préventif qu'à titre curatif, dans la goutte aiguë et chronique; ils auraient constaté avec la réduction relative des

douleurs la diminution des accès, l'augmentation de l'alcalescence
du sang et de l'élimination urique. Elle a été à vrai dire assez peu
employée jusqu'ici en France. On a signalé comme actions défavorables : la dyspepsie, la céphalalgie, la pollakiurie, la diarrhée.
On pourrait l'employer à la dose de 6 à 8 grammes par jour par
prises de 2 grammes dans de l'eau sucrée, en cachets ou comprimés.

Dans un groupe chimique encore très différent il faut citer le
dernier venu — et peut-être le plus intéressant des dissolvants de
l'acide urique — le **solurol** ou acide thyminique ou acide nucléi-
nophosphorique, qui se présente sous forme d'une poudre jaune
brun, à peu près insipide, soluble dans l'eau froide, dont l'action
solubilisante de l'acide urique est marquée in vitro et semble
rigoureusement démontrée in vivo. Il a fait l'objet de recherches fort sérieuses ; son emploi est basé sur les études les plus
rigoureuses du métabolisme des substances nucléiniques : cliniquement c'est une des préparations dont nous avons obtenu les
résultats les plus constants, tout au moins dans la gravelle urique.
On l'emploiera à la dose de o gr. 75 à o gr. 50, en paquet, cachet,
comprimés ou granulé, en 3 prises pendant ou après le repas.

Nous pourrions sans grand profit allonger la nomenclature
ci-dessus de maintes substances : acide quinique, quinate d'urotropine, citrophène, formural, lithiopipérazine, citroquinate de
lithine, vanadate de lithine, neu-sidonal, neu-urotropine, saliformine, uricédine, urisalvin, urol, urolysine, urotrophin, etc.,
qui, diversement combinées entre elles ou aux précédentes, peuvent fournir et fournissent en fait une interminable liste de préparations dont beaucoup sont spécialisées.

Cette richesse pharmacologique apparente cache au fond une
pauvreté pharmacodynamique réelle ; car c'est précisément parce
qu'il n'existe pas à l'heure actuelle d'antigoutteux véritable, avéré
incontestable, spécifique — que le commerce en peut offrir de si
nombreux. La plupart d'entre eux n'ont comme unique référence
que leur action dissolvante de l'acide urique, *in vitro* ; encore
convient-il de remarquer que, pour beaucoup, la présence d'une
quantité même faible de chlorure de sodium dans le verre à expé-

rience suffit à arrêter toute action dissolvante, à fortiori quand on a soin d'opérer, comme l'a fait Luff, en présence de sérum sanguin.

Cependant empiriquement il convient de reconnaître que des pratiques diurétiques méthodiques — cures hydriatiques sus-indiquées — associées à l'emploi intermittent, 10 jours par mois, de quelqu'une des préparations réputées solubilisantes précitées, au premier rang desquelles nous plaçons quant à nous le solurol, le théobrominate de lithine et les salicylates — les plus actifs, nous a-t-il semblé, et les moins nocifs — semblent utiles à la plupart des goutteux.

Les médications alcalines ou acides sont subordonnées aux formes cliniques, comme nous le verrons dans le chapitre suivant.

*
* *

Schémas d'ordonnances.

Si donc nous appliquons les notions précédentes à un cas de GOUTTE SIMPLE, SANS COMPLICATIONS VISCÉRALES, CHEZ UN ADULTE VIGOUREUX, EN DEHORS DES ATTAQUES, nous pourrons formuler :

I. — *Hygiène générale* :

1° Régime réduit (v. le tableau page 291), viande, volaille ou poisson à un seul repas, employer peu de sel, pas d'épices.

Manger peu et lentement, en mastiquant longuement.

Pratiquer 2 jours par semaine le végétarisme strict — sans légumineuses —; à la rigueur régime lacto-végétarien.

Ni tabac, ni alcool.

2° Rester au lit au plus 8 heures.

Travailler 8 à 10 heures.

Consacrer au moins 4 heures à des exercices physiques de plein air : marche, bicyclette, cheval, chasse, gymnastique, escrime, canotage, tennis, etc., etc.

S'entraîner progressivement à la pratique de la fenêtre ouverte jour et nuit, en prenant les précautions d'usage contre tout refroidissement.

3° *Chaque matin* tub tiède suivi d'une friction quotidienne avec :

B. de Fioravanti. . . . .)
Alcoolat de lavande. . . . . . . } ââ 60 grammes.
— de romarin.. . . . . .)

Usage externe.

2 fois au moins par semaine : grand bain alcalin, tiède, d'une durée de 20 minutes suivi ou précédé d'une friction générale, voire d'une bonne séance de massage-pétrissage profond général.

4° Prendre habituellement le *soir* au coucher et le *matin* au réveil un grand verre de 200 à 250 centimètres cubes d'eau pure ou d'infusion diurétique (feuilles de frêne, queue de cerise, pariétaire) ou d'eau minérale hypotonique (Evian, Thonon, Saint-Colomban, Martigny, Vittel, Contrexéville).

II. — *Traitement médicamenteux.*

5° 10 à 15 jours par mois porter la dose quotidienne d'eau diurétique à une bouteille — en ajoutant une prise dans la matinée et dans l'après-midi — et prendre avec 2 de ces prises :

Soit un comprimé de solurol titré à o gr. 25 ;

Soit une cuiller à soupe d'une solution de théobrominate de lithine titrée à o gr. 15 par cuiller ;

Soit un des cachets suivants :

Sidonal.. . . . . } ââ o^{gr},25
Urotropine.. . . . . }
Benzoate de soude. . . . . o 50

pour un cachet n° 20.

6° Une fois par semaine le soir en se couchant une pilule d'aloès de o gr. 10 à o gr. 15.

III. — *Traitement hydrominéral.*

Nous l'exposons dans le chapitre suivant.

TRAITEMENT PHYSIQUE ET HYDROMINÉRAL DE LA GOUTTE

TRAITEMENT PAR LES AGENTS PHYSIQUES

Nous avons indiqué à propos du traitement des arthropathies quel parti on pouvait tirer des agents physiques pour combattre les accidents locaux de la goutte.

Il y a naturellement aussi un emploi possible de la physiothérapie pour combattre l'état goutteux en lui-même dans les intervalles des manifestations arthropathiques.

On peut tirer un excellent parti de la *gymnastique* méthodique, organisée de manière à faire fonctionner le plus grand nombre possible de muscles et à activer les échanges interstitiels, mais sans jamais pousser jusqu'à la fatigue, qui déprime le système nerveux et surcharge le sang de déchets organiques.

Le *massage général*, associé aux *frictions*, convient à la plupart des goutteux.

Il faut éviter le massage abdominal chez les goutteux trop hypertendus ou artério-scléreux avancés.

L'*hydrothérapie*, tiède ou écossaise, est très utile d'une façon générale chez les goutteux encore florissants ; elle est contre-indiquée au voisinage des accès et quand il y a des complications rénales ou vasculaires — ou tout au moins elle doit être réglementée et surveillée très attentivement. Les bains ne conviennent pas toujours et il faut en calculer la fréquence, la durée, la température, en tenant compte de l'état des grands appareils.

M. Delherm résume ainsi l'utilité possible de certains autres agents physiques[1].

« Le *bain général de lumière* produit, au bout de quelques minutes, une hyperémie par suite de la vaso-dilatation ; à cette phase succède la phase de transpiration, à laquelle fait suite une

---

1. Delherm, Goutte et agents physiques (*Archives des maladies de l'appareil digestif et de la nutrition*, 1910).

sudation plus ou moins marquée. Il est des malades chez lesquels cette sudation est difficile à provoquer ; chez d'autres, au contraire, elle se produit avec facilité.

« Chez les goutteux, c'est cette sudation, aussi abondante que possible, qu'il faut tâcher d'obtenir. On peut ainsi, chez ceux qui suivent, bien entendu, le régime, diminuer le poids, et en facilitant l'élimination cutanée, soustraire à l'organisme une certaine quantité de produits toxiques.

« Les *courants de haute fréquence* en applications générales ont également été utilisés en raison des modifications physiologiques qu'ils peuvent produire dans l'organisme.

« On admet, en effet, que ces courants ont sur les échanges respiratoires une action qui se traduit par une augmentation de l'acide carbonique expiré.

« On sait aussi, d'après Tripet et Guillaume, que la haute fréquence augmente l'activité de réduction de l'oxyhémoglobine chez les malades à nutrition ralentie.

« Des expériences de d'Arsonval il résulte que la quantité de chaleur dégagée par le corps atteint presque le double de la valeur normale.

« Enfin, on s'est surtout basé sur l'action de la haute fréquence dans la sécrétion urinaire.

« Apostoli et Berlioz, Desnoyes, Martre et Rouvière ont conclu de leurs très nombreuses expériences que la haute fréquence augmentait le volume de l'acide urique, de l'azote total, le rapport azoturique, des phosphates, des chlorures éliminés ; aussi Guilloz a-t-il toujours soumis au traitement par haute fréquence, sous forme de cage ou de lit condensateur, les malades goutteux, et il déclare s'en être bien trouvé. »

TRAITEMENT HYDRO-MINÉRAL

Dans le choix d'une cure thermale pour un goutteux nous faisons entrer en ligne d'abord l'idée que nous nous faisons de la modalité pathogénique relevée chez lui, ainsi que nous l'avons exposé précédemment.

A. — Nous avons admis qu'une catégorie de goutteux se rattachait à une **perturbation fonctionnelle initiale des glandes digestives** (foie, pancréas, estomac, intestin). Les goutteux de cette catégorie sont justiciables des eaux qui à un titre quelconque peuvent modifier les fonctions des organes digestifs : Vichy et Carlsbad, Vals, Pougues, Chatel-Guyon, Wiesbaden, Kissingen, etc.

Parmi eux on distinguera ceux qui sont plus particulièrement des *dyspeptiques gros mangeurs avec troubles gastro-hépatiques* et c'est alors Vichy, Carlsbad ou Pougues.

S'il y a *constipation, signes de pléthore abdominale*, Chatel-Guyon et Brides, Carlsbad, Marienbad, Kissingen pourront être plus spécialement utiles.

B. — Parmi les goutteux qui se rattachent à la **modalité angionéphrétique** ceux qui sont manifestement en état *d'insuffisance rénale* iront à Vittel, Contrexéville, Martigny, Evian.

Ceux qui sont plus spécialement *en état d'hypertension* pourront aussi aller à Vittel et à Royat.

C. — La catégorie nombreuse des goutteux à **modalité névropathique** auront une orientation plus particulière vers les eaux sédatives du système nerveux : Néris, Plombières, Bagnères-de-Bigorre, Ragatz.

*
* *

Mais ces indications générales cèdent le pas à la constatation des *accidents actuels ou récents* du malade dans chaque cas particulier.

Quelle part doit prendre dans la direction à donner à la cure thermale l'état de l'appareil locomoteur ?

D'abord on ne doit laisser un goutteux faire une cure thermale que si l'attaque articulaire n'est plus en état d'acuité, ni même encore à l'état subaigu.

On peut envoyer aux eaux cependant un goutteux qui conserve depuis longtemps (2 mois après une attaque) des articulations encore gonflées et un peu douloureuses. Alors une diurèse activée peut achever l'amélioration locale et c'est aux eaux lixiviantes et sulfatées calciques des Vosges qu'on enverra le patient.

Mais, si toute douleur a disparu, *s'il reste des déformations* par résidus exsudatifs, *des raideurs musculaires,* nous enverrons aux sulfureuses faibles d'Aix-les-Bains, où la douche massage ramènera progressivement la facilité des mouvements.

Lorsque les arthropathies sont devenues *tout à fait chroniques,* on pourra utiliser les eaux de Bourbon-Lancy ou Bourbon-l'Archambault, si les malades sont enclins aux réactions vives, — à Bourbonne, s'ils sont peu excitables.

Lorsqu'un goutteux présente à la suite d'attaques fréquentes un *affaiblissement de son état général,* de l'amaigrissement, pâleur, diminution de l'appétit, abaissement du taux de l'urine et de l'acide urique, on peut utiliser Royat, Ems (bicarbonatées et chlorurées sodiques), des chlorurées sodiques : Châtel-Guyon, Hombourg, Wiesbaden, Kreuznach — ou, s'ils sont franchement anémiques et en marche vers la cachexie goutteuse, des ferrugineuses : Bussang, Spa, Pyrmont.

Les *goutteux albuminuriques* peuvent se trouver bien d'une cure à Saint-Nectaire, s'il s'agit d'une albuminurie inférieure à 2 grammes.

Toutefois, s'il y a un rein goutteux interstitiel, on se contentera d'Evian, ou on évitera toute cure.

Mais le plus souvent chez les goutteux existent des *indications multiples* auxquelles on peut satisfaire, en associant *dans un même été deux cures,* séparées par un intervalle de repos à la montagne. On pourra ainsi tirer parti de Vichy et des eaux Vosgiennes — ou de celles-ci et de Royat ou d'Aix, à intervalles de deux mois. Il faudra bien entendu calculer la résistance des malades et ne jamais risquer de les fatiguer.

On peut d'ailleurs associer dans une station l'usage d'une autre eau minérale en boisson.

Quant aux eaux sédatives du système nerveux et qui conviennent particulièrement aux goutteux sujets à des paroxysmes douloureux des nerfs périphériques, à des spasmes, à des troubles vaso-moteurs, — sans préjudice d'une cure aux eaux Vosgiennes, on pourra compléter leur action éliminatrice par l'action analgésiante, antispasmodique et vasorégulatrice de Néris, Luxeuil, Plombières, Bagnères-de-Bigorre, Wildbad, Schlangenbad.

Après les phlébites, Bagnoles-de-l'Orne, Luxeuil sont utilisables.

Les goutteux, dont *l'appareil respiratoire et le nasopharynx* sont souvent affectés, se trouveront bien des cures à Cauterets, à Luchon, à Ems.

Il y a donc des ressources précieuses dans la riche gamme des eaux minérales.

Mais ce n'est qu'après un examen attentif, *revisé chaque année,* des divers éléments de chaque cas clinique, que nous nous déciderons à orienter nos goutteux vers telle ou telle station.

Le tort de beaucoup d'entre eux est de s'engouer de l'une ou de l'autre suivant les résultats obtenus après une première cure — ou suivant les conseils de leurs confrères en goutte, qui n'ont ni la même forme ni les mêmes tares. On les verra alors se rendre plusieurs années de suite à la même station sans consulter leur médecin et le résultat, après avoir été favorable, pourra brusquement devenir fâcheux ou même désastreux, si quelque modification importante s'est faite à leur insu dans le fonctionnement de certains appareils.

En tout cas il sera bon de rappeler aux goutteux certains principes généraux que M. A. Robin a formulés judicieusement sous forme d'aphorismes.

« 1° Le goutteux n'ira aux eaux qu'après la disparition totale de l'attaque. Si celle-ci n'a laissé aucun reliquat articulaire, la cure de boissons suffit. Au cas contraire, y joindre une cure thermale externe.

« 2° Pendant la cure, suivre strictement les prescriptions hygiéniques et diététiques formulées plus haut. Faire un entraînement qui soit progressif et mesuré pour éviter les accès que détermine souvent un changement trop brusque dans les habitudes du sujet. Le massage général et la marche sont les meilleurs modes d'exercice. Ils devront être suivis d'une période de repos.

« 3° Il est indispensable d'éviter toute excitation du système nerveux, de se lever tôt et de se coucher de bonne heure, de fuir les casinos, le jeu et le théâtre et de se protéger contre les variations de température.

« 4° Éviter les cures trop énergiques, les eaux fortement minéralisées et les eaux sulfureuses, sauf *Aix-les-Bains* dont la sulfuration est extrêmement faible.

« 5° Avant de conseiller une cure de boisson, s'assurer toujours de la perméabilité rénale. »

V. — TRAITEMENT DES FORMES CLINIQUES DE LA GOUTTE

Comme nous l'avons dit plus haut — la goutte chronique revêt des modalités fort diverses, qu'il nous paraît conforme à l'observation clinique de diviser en

a) goutte à forme gastro-hépatique et pancréato-intestinale.
b) goutte à forme angio-néphrétique.
c) goutte à forme tropho-névrotique ou névropathique.
d) goutte saturnine.

Cette classification clinique offre le grand avantage au point de vue thérapeutique de donner lieu à des indications particulières.

GOUTTE A FORME GASTRO-HÉPATO-INTESTINALE

Ce premier groupe comprend les individus qui ont présenté avant leur premier accès de goutte articulaire des anomalies fonctionnelles de l'appareil digestif dans le sens d'une suractivité initiale, suivie souvent d'une torpeur par épuisement (exagération de l'appétit, puis bradypepsie, dyspepsie flatulente, tuméfaction du foie, azoturie, garde-robes copieuses et pluriquotidiennes tantôt fétides, tantôt semi liquides, dans lesquelles prédominent les acides gras ou de la graisse incomplètement digérée).

A ce groupe appartiennent les premiers goutteux d'une lignée ; si le premier qui fut roi fut un soldat heureux, le premier des podagres fut un mangeur copieux.

Bref ce sont les goutteux polyphages et hypernucléinophages auxquels conviendra plus spécialement le régime alimentaire restrictif de l'albumine et des purines. On réduira chez eux la ration alimentaire totale, qui devra d'ailleurs varier suivant qu'ils prennent plus ou moins d'exercice et détruisent plus ou moins de calories.

C'est aux goutteux du type gastro-hépatique et pancréatico-intestinal que conviennent surtout les préceptes classiques relatifs aux inconvénients de la suralimentation, quelle que soit d'ailleurs la nature des aliments. La ration doit être réduite à 3o calories par kilogramme et c'est au goutteux de cette catégorie que s'applique le mieux le précepte de Pétrarque : « Si tu veux être à l'abri de la goutte, il faut être pauvre ou vivre pauvrement. »

Le régime doit avoir comme objectif principal de ne pas troubler l'équilibre fonctionnel de l'appareil digestif, tout en restreignant naturellement le régime carné et en diminuant autant que possible l'ingestion des générateurs de purines.

Mais il ne faut pas perdre de vue qu'on doit se guider dans le choix des aliments sur la nature des perturbations fonctionnelles prédominantes chez chacun (estomac, foie, digestion pancréato-intestinale). Arthur P. Luff a grandement raison de dire qu'il n'est pas scientifique d'exclure tel ou tel aliment d'un régime sans tenir compte des particularités individuelles. On doit se proposer pour but d'éviter les fermentations et putréfactions intestinales, le surmenage de tel ou tel organe digestif. On devra donc étudier avec soin les diverses phases de la digestion.

Un goutteux **hyperchlorhydrique** ne se trouvera pas bien d'aliments amylacés.

A celui qui est affecté **d'atonie de la contractilité stomacale**, les herbacés et les fruits crus ne peuvent convenir et il serait maladroit de le réduire au végétarisme. On devra plutôt lui laisser un certain choix parmi les volailles et les viandes, les poissons, à la condition que les chairs soient maigres, très fraîches, accommodées simplement et qu'il en use avec modération. Il faut faire surtout la guerre à la cuisine compliquée qui comporte toujours épices et condiments. La preuve est faite que les viandes des jeunes animaux sont plus riches en nucléines et on ne conseillera donc pas au goutteux du type digestif le poulet, l'agneau et le veau, suivant un préjugé encore répandu.

Chez les goutteux du **type hépatique** les matières grasses seront rationnées comme le régime carné : les œufs frais, le lait écrémé, les fromages frais, les amylacés, les végétaux herbacés, le sucre el les fruits formeront la plus large base du régime.

Quand la digestion intestinale est défectueuse et que l'examen des selles, si nécessaire pour apprécier l'utilisation digestive des rations alimentaires, montre que les amylacés et les graisses ne sont pas bien digérés, on doit donner une plus large place au régime carné.

Les boissons devront également varier suivant le type digestif. Sans doute on devra écarter systématiquement l'alcool et les liqueurs, les vins d'Espagne, le Bourgogne, les bières fortes, le Champagne et les eaux chargées d'acide carbonique. Mais il est inutile d'exiger que tous ces goutteux soient buveurs d'eau, et il en est qui peuvent user avec discrétion des vins blancs légers, du Bordeaux vieux, des bières légères, de l'extrait de malt.

En résumé, **une alimentation modérée en quantité, un régime hypopurinique et modérément carné, une cuisine simple, peu de boissons fermentées et surtout l'orientation du régime en vue du meilleur fonctionnement possible et du moindre surmenage des divers organes qui concourent à la digestion, telle paraît être la règle générale qui convient aux goutteux de la modalité gastro-hépatique et pancréatico-intestinale.**

Il faudra surtout régulariser les fonctions digestives aussitôt qu'elles offrent des indices de troubles et on aura recours à des moyens différents suivant que les perturbations fonctionnelles se manifesteront du côté de l'estomac, du foie ou de la digestion pancréato-intestinale.

Quand l'estomac, **riche en sécrétion chlorhydrique** ou même **hypersécréteur**, amène le goutteux à manger trop et à faire abus du régime carné, de petites cures d'alcalins et de sels neutres faites périodiquement pourront diminuer la suractivité gastrique : on fera prendre pendant dix jours par mois le matin à jeun et une heure avant le repas 100 à 200 grammes d'eau de Vichy additionnée de 15 à 25 grammes de sulfate de soude par bouteille.

Lorsqu'au contraire la diminution d'un appétit autrefois très vif, la lenteur des digestions, la tendance au sommeil après les repas indiqueront une **insuffisance chlorhydro-peptique**, l'usage à chaque repas d'une certaine quantité d'acide chlorhydrique ou phosphorique sera favorable. Empiriquement certains goutteux en ont fait usage depuis longtemps avec succès ; plus récemment des auteurs étrangers (Falkenstein, Sénator) en ont vanté l'utilité, Van Loghen y voit un moyen d'empêcher la précipitation de l'acide urique. N'est-t-il pas plus vraisemblable que l'acide chlorhydrique agit avant tout comme anti-dyspeptique? On peut prescrire dix gouttes d'HCl à la fin ou au milieu de chacun des repas diluées dans un demi-verre d'eau.

Ou un verre de la solution

HCl. . . . .   4 grammes.
Eau. . . . .   1 000   —

Ou deux cuillerées d'un suc gastrique naturel connu comme la gastérine de Frémont.

On peut y associer les amers simples comme la teinture de gentiane de Colombo ou d'écorces d'oranges et les amers strychniques (noix vomique, teinture de Baumé) quand l'atonie de la musculature gastrique accompagne l'insuffisance sécrétoire.

Si c'est **l'activité du foie qui est défectueuse**, il y aura lieu de prescrire périodiquement les alcalins et les sels neutres à doses plus élevées que dans l'hyperpepsie, l'eau et le sel de Carlsbad le matin à jeun, le calomel, les résines (evonymin, podophylle), l'extrait de fiel de bœuf.

Dans le cas où **l'insuffisante digestion des graisses et des amylacés**, attestée par l'aspect et l'examen microscopique des fèces, traduira une hyposécrétion pancréatique, glandulo-duodénale ou jéjunale, la pancréatine, la pancréato-kinase, l'entéro-kinase seront des adjuvants utiles. C'est à la même catégorie de goutteux que rendent service les cures de Vichy, Carlsbad, Chatel-guyon, Kissingen, Brides.

GOUTTE A FORME ANGIO-NÉPHRÉTIQUE

On est amené à ranger le goutteux dans la modalité angio-néphrétique quand on rencontre chez lui avec prédominance les troubles fonctionnels variés de l'appareil circulatoire : épistaxis fréquentes, congestions céphaliques, refroidissement facile des pieds et des mains, angio-spasmes (doigt mort, engourdissements partiels), et vaso-dilatation, alternant sous les influences les plus légères — la diminution fréquente des urines, qui excrètent souvent peu d'acide urique quoique à d'autres moments apparaissent des crises de gravelle avec coliques néphrétiques, — l'hypertension, l'albuminurie intermittente, le bruit de galop et les perversions de l'excrétion cutanée (peau trop sèche ou hyperidrose, séborrhée) qui dépendent elles-mêmes d'un vice circulatoire et rénal.

C'est pour les goutteux de la modalité angio-néphrétique, chez lesquels il existe une perpétuelle tendance à la rétention de l'acide urique et des autres produits toxémiques de désassimilation, que nous devons nous inquiéter le plus de prévenir l'introduction des aliments générateurs de purines ou dont la décomposition aboutit à la formation de ptomaïnes ou de leucomaïnes. C'est pour eux que le régime doit être aussi peu carné que possible et que l'idéal est le régime, non pas végétarien exclusif, mais lacto-ovo-végétarien.

Si on leur permet de la viande, ce ne doit être que d'une façon intermittente, afin de laisser s'éliminer périodiquement le reliquat des produits de désintégration albuminoïde qui se sont accumulés dans l'organisme pendant la période de régime mixte. Qu'ils ne prennent de viande que tous les deux jours, une seule fois par jour, ou deux jours par semaine ; les autres jours le lait, les œufs, les matières grasses, les hydrates de carbone constituent exclusivement le régime.

Dans les périodes où apparaissent certains symptômes d'auto-intoxication (céphalée, inaptitude au travail, somnolence ou insomnie, etc.), il faut interdire absolument les aliments azotés.

Ces goutteux à type angio-néphrétique doivent à tout jamais renoncer aux boissons fermentées et aux moindres doses d'alcool ; l'eau, le lait, les infusions, peut-être le jus de raisin non fermenté leur conviennent exclusivement.

On peut leur permettre avec discrétion le café et le thé, le cacao, malgré les purines qu'ils contiennent.

Comme leur insuffisance rénale est souvent en marche vers la rétention chlorurée, on surveillera l'élimination du sel et on le restreindra ou on le supprimera, s'il y a lieu.

En résumé, pour les goutteux du type angio-néphrétique, **régime non carné, hypopurinique, non alcoolique, hypo ou achloruré, principalement lacto-ovo-végétarien.**

On se préoccupera aussi de veiller à la **régularité de la circulation centrale et périphérique, d'entretenir et d'activer la diurèse.**

On stimulera les vasomoteurs cutanés et on fera appel à l'émonction glandulaire ; on endurcira par les frictions régulièrement faites sur tout le tégument contre les refroidissements qui, en inhibant les fonctions de la peau, provoquent souvent la congestion rénale et la rétention urique.

Ici les cures thermales les plus indiquées, Martigny, Contrexéville, Vittel, Evian, Royat, Saint-Gervais, Aix-les-Bains, etc., appartiennent à la gamme des diurétiques lixiviantes, cardiotoniques et modificatives des échanges

GOUTTE A FORME NÉVROPATHIQUE OU NEUROTROPHIQUE

Le troisième groupe est celui qui paraît le plus nettement lié à l'hérédité goutteuse d'ancienne date, de plusieurs générations, et le plus fréquent de nos jours où les conditions sociales surmènent tous les systèmes nerveux. Ce type, rameau du neuro-arthritisme, se manifeste de bonne heure par des perturbations nerveuses : l'indiscipline du système nerveux inhibe soit le conflit entre les ferments et l'albumine à transformer, soit le fonctionnement des appareils producteurs de ces ferments, soit les appareils excréteurs du rein et de la peau. Cette modalité mérite le nom de *neurotrophique.*

Pour les goutteux de la modalité neurotrophique, le régime alimentaire nous paraît beaucoup moins important que dans les deux catégories précédentes en ce qui concerne le choix des régimes carné, graisseux ou hydrocarboné, — à moins que chez eux il n'y ait aussi des perturbations habituelles ou importantes de l'appareil digestif et des appareils d'excrétion.

Donc, s'ils sont du type nerveux pur, ils peuvent s'accommoder de tout régime alimentaire, pourvu qu'ils ne fassent aucun usage des excitants et des stimulants. Nous leur permettons le régime carné avec une cuisine simple ; nous leur concédons une plus large part de purines, du moins de celles qui sont inhérentes au régime animal ; mais pour eux, nous ne voulons ni épices, ni condiments, et surtout ni vin, ni café, ni thé. Nous admettrons de temps en temps le pâté de foie gras, mais jamais les truffes, plutôt le ris de veau que le riz à l'indienne et la truite saumonée que la bouillabaisse au safran.

En résumé, pour le goutteux du type nerveux, régime alimentaire varié, naturellement hypopurinique, mais surtout rigoureusement dépourvu de toute trace d'alcool et de stimulants, perturbateurs de l'équilibre nerveux.

Enfin, pour les goutteux de la modalité neurotrophique, il faut insister sur l'ensemble des moyens hygiéniques et thérapeutiques qui peuvent maintenir ou rétablir l'équilibre nerveux ; il faut viser également les fonctions cérébrales et médullaires, l'hygiène intellectuelle, morale et sexuelle.

Ils doivent être soumis sans cesse à l'hydrothérapie, aux cures d'agents physiques. Ils ont besoin de la montagne, du tourisme, des voyages en mer, des promenades en automobile. Leurs cures thermales sont : Néris, Plombières, Bagnères-de-Bigorre, Ragatz, etc.

C'est surtout à la prophylaxie de la goutte chez les fils de goutteux que s'applique la nécessité d'une éducation de nature à modifier l'intensité des réactions nerveuses. Tout doit être modéré chez eux : l'exercice physique aussi bien que le travail cérébral, les sports violents comme les distractions qui surexcitent l'émotivité, les plaisirs sexuels comme les études intensives ou l'ardeur aux affaires.

GOUTTE SATURNINE

Quant aux goutteux saturnins, on pourrait dire que chez eux le plomb perturbe le fonctionnement hépato-intestinal ; M. Bouchard pense que chez eux le plomb entrave le métabolisme cellulaire directement ou par l'intermédiaire du système nerveux. Nous sommes plutôt disposés en raison de la précocité et de l'intensité des perturbations de la fonction rénale et des altérations vasculaires, à placer les saturnins dans le groupe angio-néphrétique. **Les indications thérapeutiques indiquées pour le groupe angio-néphrétique sont applicables aux goutteux saturnins après suspension de la cause toxique professionnelle ou accidentelle.**

VI. — TRAITEMENT DES LOCALISATIONS ABARTICULAIRES, DES COMPLICATIONS ET DES ASSOCIATIONS DE LA GOUTTE

Dans les intervalles des arthropathies les goutteux peuvent

présenter des troubles de presque tous les organes ou appareils.

Ces troubles peuvent être imputés.

— Tantôt à des *localisations* de nature exclusivement goutteuse sur ces organes, localisations qui n'impliquent pas une gravité plus grande que les arthropathies elles-mêmes.

— Tantôt à des *complications,* c'est-à-dire à des circonstances exceptionnelles, mais découlant de la goutte même, qui peuvent aggraver le pronostic (artério-sclérose, néphrite interstitielle, métastases, rein goutteux, gangrènes, cardiopathie) et nécessiter des efforts thérapeutiques spéciaux.

— Tantôt enfin être liés à des *associations* morbides, c'est-à-dire dépendre de maladies autres que la goutte et coexistant avec elle, qu'elles aient existé antérieurement ou soient survenues depuis son apparition (obésité, diabète, rhumatisme, saturnisme, syphilis, lithiase biliaire, alcoolisme, tuberculose, cancer, traumatisme, infections aiguës, névroses).

Il n'est pas toujours facile de débrouiller la nature des symptômes présentés par un goutteux, surtout d'ancienne date ou héréditaire. Les bases de l'analyse pathogénique seront : — la recherche attentive des commémoratifs familiaux et personnels, — les liens chronologiques entre les manifestations articulaires et les symptômes viscéraux, — l'examen soigneux des signes physiques qui peuvent servir de substratum aux symptômes.

A. — *Traitement des localisations goutteuses abarticulaires.*

Quand on est arrivé à la conviction qu'un trouble viscéral chez un goutteux est sous la dépendance directe de la goutte, a-t-on de ce fait une indication thérapeutique précise ? — Assurément non, à moins d'admettre la réalité d'un médicament spécifique.

Autrement dit, l'*emploi du colchique permet-il de combattre victorieusement une localisation vraiment goutteuse ?*

A cette question les auteurs font des réponses différentes.

« L'influence du colchique, dit Garrod, n'est pas limitée exclusivement aux phénomènes de la goutte articulaire, elle se montre encore toute-puissante contre les formes larvées et irrégulières.

D'après les résultats d'une longue expérience Holland assure que les effets du colchique sont des plus remarquables et des plus décisifs, alors même qu'il s'agit par exemple d'ophtalmie et de bronchite goutteuse, de certaines formes de céphalalgie. Mes propres observations concordent avec celles de Holland et j'irai même jusqu'à affirmer que les seuls effets du colchique permettent quelquefois de distinguer la goutte de toutes les affections qui s'en rapprochent. »

Lecorché pensait aussi que le colchique et le salicylate de soude exercent des effets spécifiques contre la plupart des localisations viscérales de la goutte. Mais il distingue les cas où le symptôme est lié seulement à un excès d'acide urique charrié par le sang et qui provoque une simple viscéralgie ou fluxion locale, cas auquel le colchique peut agir, de ceux dans lesquels une lésion anatomique ou un phénomène mécanique sont en jeu. Ainsi, par exemple une colique néphrétique liée à l'engagement d'un calcul dans l'uretère ne peut être modifiée par le colchique, tandis que ce médicament peut produire d'excellents résultats dans les cas où le spasme de l'uretère est causé par le fait seul d'un excès d'acide urique charrié par l'urine.

Dans le même ordre d'idées le colchique ne peut rien contre l'angine de poitrine par lésion coronarienne ; il peut diminuer la fréquence et l'intensité des attaques d'angor purement névralgique

L'asthme goutteux, le catarrhe sec, les congestions partielles du poumon bénéficieraient du colchique, qui ne donnerait que des résultats nuls ou insignifiants dans le catarrhe aigu ou chronique avec expectoration, la pneumonie.

Mais le colchique serait surtout utile dans certaines manifestations qui affectent le système nerveux : céphalalgie, délire, migraine, vertige, sciatique.

Luff, qui attribue principalement la goutte à des troubles intestinaux et à la formation dans l'intestin d'une toxine dont la résorption amène le développement de la goutte, explique l'action favorable du colchique par son action excito-sécrétoire sur le canal gastro-intestinal. En dehors de son efficacité contre les manifestations articulaires aiguës ou chroniques, il l'utilise dans les accès de fausse angine de poitrine et même d'angor vrai, après avoir calmé la vive douleur du début par la nitroglycérine, dans la glycosurie goutteuse.

Œttinger ne l'emploie que comme médicament des attaques de goutte, lorsqu'elles sont franchement aiguës, ou encore lorsqu'il survient une poussée aiguë au cours d'un état chronique.

H. Rendu ne croyait guère à l'action du colchique en dehors des arthropathies.

Nous pensons qu'il faut distinguer parmi les accidents qui surviennent chez les goutteux :

1° D'abord, avec Lecorché, ceux qui sont dus à des lésions anatomiques ou mécaniques, directement ou indirectement de nature goutteuse ; — 2° ceux qui sont de simples troubles fonctionnels vaso-moteurs (angio-spasmes ou fluxions), nerveux (hyperesthésies, contractures, arythmies), engendrés directement par la goutte ; — 3° et enfin des troubles qui peuvent être de simples coïncidences, dépendant d'écarts de régime, d'intoxications ou d'infections secondaires, de neurasthénie ou d'hystérie.

Seuls sont justiciables du colchique les troubles qui sont à la fois purement fonctionnels, mais d'essence goutteuse, tandis que ce médicament ne peut rien contre les lésions ou troubles mécaniques, même de nature goutteuse, ni contre les troubles fonctionnels dépendant d'une autre influence coexistant chez le goutteux.

D'ailleurs il n'est pas toujours chose facile de démêler la vraie cause.

Aussi dirons-nous volontiers que *dans des cas douteux c'est par l'efficacité du colchique qu'on peut affirmer la nature vraiment goutteuse d'un symptôme.*

Pour notre part nous avons vu des névralgies, céphalalgies, troubles oculaires, bourdonnements d'oreille, vertiges, hoquets, accès de dyspnée asthmatique, délire, insomnie, qui avaient résisté aux médications banales, céder rapidement après l'administration du colchique.

Le Gendre et Martinet. — Maladies de la nutrition.   21

Mais, quand ces symptômes ont persisté malgré cette médication, nous n'en avons pas été surpris ; car il existait chez le sujet des causes morbides évoluant parallèlement à la goutte, telles qu'une névrose, une intoxication ou une infection. Nous insisterons sur ce point en passant en revue les diverses localisations viscérales que peut affecter la goutte et les syndromes analogues ou identiques qui peuvent dépendre d'autres affections coexistantes.

Quoi qu'il en soit, les localisations abarticulaires de la goutte peuvent affecter le tube digestif, l'appareil circulatoire, l'apparei respiratoire, l'appareil génital et l'appareil urinaire, le système nerveux, les organes des sens et la peau.

Ces localisations peuvent : 1° se produire en même temps que les fluxions articulaires, — 2° alterner avec elles en les suivant à court intervalle, — 3° se montrer d'emblée chez un goutteux qui n'a pas eu depuis longtemps d'arthropathies, — 4° précéder même exceptionnellement toute manifestation articulaire.

Les anciens ont nommé *métastases goutteuses*, *goutte rétrocédée* ou *remontée* les cas dans lesquels la disparition brusque d'arthropathies serait suivie presque aussitôt de graves manifestations viscérales, admettant ainsi que le « principe goutteux » — l' « humeur peccante » — qui aurait dû se jeter sur les articulations, s'en trouvant détourné par quelque faute d'hygiène ou quelque traitement intempestif, serait rejeté sur un viscère important et en viendrait troubler gravement les fonctions.

A vrai dire la connaissance plus parfaite de l'anatomie pathologique et de la symptomatologie de l'artério-sclérose et du ramollissement cérébral, des anévrismes miliaires du cerveau et de l'hémorragie cérébrale, de la néphrite interstitielle et de l'urémie ont permis aux contemporains de constater que les syndromes de beaucoup de prétendues métastases goutteuses sont ceux de l'une des affections précitées, qui coexistent si souvent avec la goutte ou même sont engendrées par elles, comme l'insuffisance rénale du rein goutteux. Aussi certains auteurs modernes ont-ils nettement proposé de rayer du cadre nosologique les métastases goutteuses et la goutte rétrocédée. Le plus grand nombre pourtant, et nous sommes de ceux-ci, acceptent que, si ces métastases sont infiniment plus rares que ne le croyaient les anciens, elles sont réelles.

Mais, pour que ce diagnostic soit acceptable, il faut que les troubles fonctionnels viscéraux ainsi dénommés se produisent à l'occasion d'une manifestation articulaire au moins esquissée.

Quant aux manifestations viscérales abarticulaires qui se présentent chez des goutteux tout à fait en dehors des arthropathies ou même les précédant, si on leur attribue une nature goutteuse, on doit leur donner le nom de goutte *larvée* ou irrégulière.

Encore faut-il avoir pu écarter l'hypothèse d'autres coexistences morbides si fréquentes chez les goutteux et avoir fait la part à la neurasthénie et à la psychasthénie, à l'artério-sclérose, à la syphilis, à l'obésité et au diabète.

Si nous faisons toutes ces restrictions, c'est que nous avons vu souvent dans la pratique qualifier de goutteux des accidents qui, bien que survenus chez des goutteux, pouvaient et devaient être attribués à une autre cause que la goutte elle-même; erreur d'ailleurs souvent très difficile ou momentanément impossible à éviter, et d'autant plus naturelle que la goutte peut à elle seule toucher tous les appareils et à peu près tous les organes en qualité de morbus totius substantiæ, — erreur contre laquelle il faut pourtant s'efforcer de se prémunir tant au point de vue du pronostic que de la thérapeutique.

A ce point de vue, le seul qui doive ici nous occuper, nous n'ajouterons pas beaucoup de détails à la règle générale que nous venons de donner relativement à l'essai du colchique contre les troubles morbides réputés goutteux.

Nous n'énumérerons pas tous les accidents morbides auxquels peut donner lieu directement ou indirectement la goutte et nous ne citerons que les plus fréquents ou les plus gênants à traiter.

Pour les LOCALISATIONS DU CÔTÉ DU TUBE DIGESTIF nous renvoyons à ce que nous avons dit de la modalité clinique gastro-hépato-intestinale en ce qui concerne les troubles dyspeptiques caractérisés par l'hypersécrétion ou l'insuffisance chlorhydropeptique, l'insuffisance pancréatique ou biliaire, la torpeur du foie, l'atonie gastro-intestinale.

Certains syndromes nous paraissent en outre dignes d'attirer l'attention : le syndrome douloureux, le syndrome flatulent, le syndrome spasmodique, le syndrome catarrhal.

Le *syndrome douloureux* (gastralgie, cardialgie goutteuse), indépendamment de l'hyperchlorhydrie, peut être une hyperesthésie simple : on lui opposera le sous-nitrate ou le carbonate de bismuth à hautes doses (1 à 3 fois par jour 10 grammes dans un verre d'eau), la craie préparée associée au bicarbonate de soude et à la magnésie, aux antispasmodiques : belladone, opiacés (toujours en surveillant la perméabilité rénale), à la stovaïne. Par exemple :

Stovaïne.	0^{gr},10
Teinture de belladone.	4 grammes.
Elixir parégorique.	4 —
Hydrolat de tilleul.	95 —

Deux cuillerées à soupe dans un demi-verre d'eau sucrée.

Applications très chaudes sur l'épigastre.

Le *syndrome flatulent* est souvent lié à la tachyphagie et à l'aérophagie, auxquelles pourront obvier de bons conseils relatifs à la manière de manger et aux précautions pour éviter la déglutition d'air pendant les digestions. Sinon, les strychniques, les poudres inertes, les carminatifs, le massage de l'estomac, la faradisation abdominale seront les meilleurs remèdes.

Au *syndrome spasmodique*, qui peut provoquer tantôt l'œsophagisme et le cardiospasme, avec gêne pour l'alimentation ;

Tantôt le gastrospasme avec vomissements réitérés (potions de Rivière : citrate de soude, glace).

Tantôt la stase gastrique; — on opposera les antispasmodiques par voie rectale.

> Poudre de valériane.. . . . . 10 grammes.

Faire infuser dans eau bouillante 200 grammes.
Filtrer et ajouter

> Bromure de potassium.. . . . . . . 3 grammes.
> Laudanum. . . . . 20 gouttes.

pour un lavement tiède.

> Castoreum. . . . . } ââ 0^{gr},20
> Asa fœtida. . . . . }
> Extrait de valériane. . . . . . 2 grammes.
> Beurre de cacao 3 —

pour un suppositoire matin et soir.

Hydrothérapie tiède.

A ces spasmes se joint souvent un *hoquet* très tenace, qui peut ne céder qu'aux injections de morphine (si l'état du rein le permet).

Au *syndrome catarrhal,* qui consiste en une hypersécrétion de mucus gastrique avec pituites, anorexie, langue sale, vomituritions on opposera : la diète, les amers, les alcalins, l'ipéca, au besoin le lavage de l'estomac.

L'*intestin* peut être le siège d'hypercrinies subites ou évacuer des quantités de bile qui donnent naissance à des diarrhées brutales et réitérées en peu de temps, débâcles qu'il est sage de respecter.

Les poussées de catarrhe entéritique en dehors des crises de goutte s'expliquent souvent par une mauvaise hygiène alimentaire ou par l'abus de spécialités à base de colchique ou de drastiques.

Nous rattachons à l'APPAREIL RESPIRATOIRE plutôt qu'au tube digestif l'*angine* goutteuse aiguë, bien connue par ses caractères objectifs (rougeur spéciale, douleur), à laquelle on n'a guère à opposer que des gargarismes et pulvérisations avec des solutions alcalines, salicylées et cocaïnées, des enveloppements humides et chauds du cou, des pédiluves sinapisés et qui disparaît comme par enchantement si une fluxion articulaire survient.

La *pharyngite chronique* est justiciable de soins locaux, de l'hygiène générale et de cures thermales, de même que certaines rhino-bronchites spasmodiques.

L'*asthme* se trouve quelquefois nettement arrêté par le colchique ; contre les *accidents fluxionnaires sur les bronches et le poumon* les révulsifs (ventouses, sinapismes, enveloppements humides chauds), la quinine et l'ergot de seigle à doses fractionnées peuvent être très utiles.

Comme troubles de l'APPAREIL CIRCULATOIRE nous avons à discerner ce qui peut revenir à la surcharge graisseuse chez les goutteux obèses, aux réflexes des dyspeptiques et des hépatiques, de la myocardite goutteuse et du syndrome d'angor pectoris.

Le *cœur goutteux*, à part l'hygiène déjà dite, peut réclamer outre le repos, les toniques du cœur si la pression artérielle est diminuée ; si elle est excessive, les drastiques, les diurétiques, la théobromine, la trinitrine, l'extrait de gui, les alcalins.

Les accidents du côté du système veineux, les *hémorroïdes* et autres varices n'offrent pas chez les goutteux d'indications thérapeutiques spéciales. Une hygiène minutieuse de la défécation préserverait beaucoup d'entre eux des complications des hémorroïdes infectées.

La *phlébite* est extrêmement fréquente chez certains goutteux ; elle se présente souvent sous l'aspect d'une périphlébite plutôt que d'une endophlébite ; elle touche plutôt les petites veines que les grosses et peut se montrer dans les endroits les plus insolites. L'un de nous a publié le cas d'une phlébite goutteuse de la région du scrotum, qui fut prise par des chirurgiens éminents pour une tumeur et qu'on proposait d'extirper, quand la résolution s'opéra complètement en quelques jours[1]. La rapidité de leur apparition, leur rapide résolution, leur fréquence chez le même individu (il a été donné à l'un de nous de voir un goutteux

---

1. LE GENDRE, *Bull. de la Soc. méd. des hôpitaux*, 1898.

qui avait eu une vingtaine de phlébites dans sa vie) portent
à les traiter avec moins d'importance que les phlébites d'autre
nature ; il semble bien qu'elles exposent moins aux embolies
et par conséquent l'immobilisation n'a peut-être pas besoin
d'être aussi rigoureuse ; néanmoins la prudence commande d'avertir le patient de l'éventualité toujours possible d'accidents embo-
liques s'il ne soumet pas au repos la région phlébitique ; on
y adjoindra les applications de pommade au collargol ou de compresses imbibées d'une solution de chlorhydrate d'ammoniaque
et l'enveloppement ouaté.

Une cure à Bagnoles est tout indiquée.

Il n'y a rien de particulier à dire au sujet des *artérites* qui
peuvent déterminer des accidents douloureux ou des gangrènes
(Voir Gangrènes chez les diabétiques).

Accidents nerveux.

Les uns sont d'ordre général comme l'*insomnie,* la *céphalalgie* ;
il faut s'appliquer à discerner parmi toutes les influences (hygiéniques, toxiques, professionnelles, morales) capables de s'exercer
sur un goutteux celles qui dans le cas particulier peuvent être
écartées : le tabac, la viande au repas du soir, les boissons excitantes, la soirée au cercle ou au théâtre, le travail du soir, l'atmosphère surchauffée ou confinée, etc. La première indication
à remplir est d'obtenir que le malade y renonce. On prescrira la
promenade à l'air après le dîner, l'hydrothérapie (notamment
l'affusion tiède ou la lotion fraîche au moment du coucher), la ventilation nocturne continue de la chambre, puis le voyage, la haute
montagne et le grand silence hors des villes et loin des casinos.

Il y a des céphalalgies goutteuses nettement influencées par le
colchique.

Le *vertige,* quand il n'est pas d'ordre dyspeptique ou circulatoire, n'offre pas de prise particulière au traitement.

Les troubles nerveux *douloureux et localisés* : la sciatique, les
névrites périphériques, touts les algies bizarres qu'on voit se

succéder chez certains goutteux névropathes, sont justiciables surtout des agents physiques et des cures thermales.

Parmi les accidents nerveux brusques et impressionnants nous citerons comme type permettant de discuter les indications thérapeutiques *le délire*.

Il est souvent difficile de déterminer la cause d'un état délirant chez un goutteux. Les anciens auteurs ont admis, sous les noms de goutte cérébrale et d'encéphalopathie goutteuse, bien des accidents nerveux, que les recherches modernes ont permis d'expliquer par l'intoxication urémique, l'hypertension artérielle, les troubles de l'irrigation cérébrale liés à l'artérite chronique, particulièrement chez les saturnins. L'abus fréquent des boissons alcooliques, qui favorise l'explosion d'un accès de delirium tremens à l'occasion d'un accès de goutte aussi bien qu'à l'invasion d'une pneumonie ou à la suite d'un traumatisme, le tempérament névropathique, si généralisé parmi nos contemporains et qui porte beaucoup de nos malades à réagir par des désordres intellectuels et affectifs contre toute agression de leur cerveau par une maladie quelconque, suffisent à nous rendre compte de la genèse du délire dans la plupart des cas où nous voyons délirer des goutteux, sans qu'il faille invoquer la métastase goutteuse, le déplacement d'une fluxion articulaire comme pathogénie du délire qui, dans ce cas seulement, mérite le nom de délire goutteux.

Pour rares que soient les cas cliniques auxquels convient cette étiquette, ils existent et se présentent dans les diverses circonstances suivantes.

Le plus souvent un goutteux, en proie à un violent accès articulaire, est assez imprudent pour prendre un bain de pieds froid ou appliquer sur les articulations fluxionnées des compresses d'eau glacée, ou bien il s'administre, dès le début de l'attaque, une dose excessive de colchique, ou un drastique qui lui vaut une superpurgation. Ou encore il subit, dès le début de la fluxion du pied, une violente émotion (colère, chagrin). Dans l'un ou l'autre cas, la douleur disparaît rapidement, mais quelques heures après éclate une céphalalgie intense, quelquefois des vertiges, excep-

tionnellement une perte de connaissance, et, une fois revenu
à lui, le goutteux se met à délirer, le plus souvent d'une manière incohérente, exceptionnellement avec une certaine systéma-
tisation.

Dans d'autres cas, le malade sujet à des accès de goutte plus
ou moins périodiques, au lieu de faire, à l'occasion d'une des
circonstances qui d'ordinaire lui valaient l'explosion de son accès
(traumatisme, excès de table, excès sexuels, choc moral), une
fluxion articulaire, est pris d'accidents cérébraux plus ou moins
violents, depuis la céphalalgie et la somnolence, le vertige avec
obnubilation de la vue et tintement auriculaire, jusqu'à l'ictus
apoplectiforme, et le délire s'installe parallèlement ou après ces
symptômes d'invasion encéphalique.

Donc le délire goutteux peut ou apparaître au cours d'une attaque articulaire brusquement interrompue ou remplacer une attaque qui n'apparaît que plus tard. Le vrai délire goutteux est donc
un équivalent de l'arthropathie ou le résultat d'une métastase.

Il n'y faut pas faire rentrer les phénomènes délirants qu'on peut
observer, au cours d'un accès articulaire d'une grande intensité,
chez certains goutteux très névropathes.

Sous l'influence de la douleur et de la fureur de ne pouvoir
obtenir du soulagement, ces cérébraux se mettent parfois à délirer,
même avec hallucinations, pendant les paroxysmes nocturnes,
retrouvant leur lucidité pendant les accalmies diurnes. C'est là du
délire hystérique *chez un goutteux, non du délire goutteux.*

Ainsi, quand on est appelé près d'un sujet délirant et qu'on
sait goutteux, il convient d'éliminer soigneusement — par un
examen attentif des urines, des vaisseaux et du cœur, l'exploration
des réflexes, l'auscultation, la recherche des commémoratifs et
tous les moyens cliniques dont nous disposons — les *troubles
urémiques,* les *altérations organiques de l'encéphale,* le *délire
alcoolique,* le délire symptomatique de l'invasion d'une *infection
fébrile (pneumonie, otite, sinusite grippale)* et, comme le disait
déjà H. Rendu, « de n'accepter la possibilité d'une fluxion goutteuse que par exclusion ou quand la suppression brusque de l'accès

articulaire paraît bien véritablement avoir été le point de départ des phénomènes nerveux ».

Quand on est arrivé au diagnostic de délire par fluxion goutteuse, il faut s'efforcer de rappeler ou de provoquer une fluxion articulaire par l'emploi de pédiluves sinapisés, de sinapismes, de frictions sur les jointures des pieds ou des genoux avec un liniment excitant alcoolique, ammoniacal ou térébenthiné, des fomentations très chaudes.

Administrer ensuite un purgatif drastique (jalap, scammonée), puis de grands lavements d'eau à peine tiède qui contribueront à augmenter la diurèse, en même temps que des boissons abondantes (eaux minérales diurétiques, lait écrémé, tisane de pommes, de fleurs de fèves, de feuilles de frêne) additionnées de benzoate de lithine, de pipérazine, etc.

Sangsues aux apophyses mastoïdes, et même, en cas très violent, saignée de la veine.

Les grands bains tièdes additionnés de décoction de tilleul sont généralement suivis d'une détente temporaire.

Comme médicaments, les sédatifs de l'excitation nerveuse : bromures, chloral, valériane, musc., sont tout indiqués.

Pour ce qui est du colchique nous le croyons avantageux d'emblée.

Les accidents métastatiques de la goutte rétrocédée peuvent affecter le tube digestif, le cœur, le cerveau.

1° S'il y a eu quelque arthropathie nette et brusquement supprimée ou au moins esquissée, une première indication est de chercher à provoquer ou à ramener une fluxion articulaire, quelle que soit la localisation viscérale : pédiluves sinapisés avec deux cuillerées à soupe de farine de moutarde dans cinq litres d'eau, application de cataplasmes sinapisés, frictions sur les jointures des pieds ou des genoux avec un liniment excitant alcoolique, ammoniacal ou térébenthiné ; par exemple :

Liniment ammoniacal de Rosen.. . .
Alcoolat de Fioravanti.. . . . . . . } ââ 5o grammes

Fomentations chaudes.

2° S'il s'agit de troubles gastro-intestinaux (vomissements, hoquet, gastrospasme, gastralgie, tympanite aiguë, diarrhée profuse) — on leur opposera, suivant le symptôme prédominant, la diète absolue pendant quelques heures, puis la diète hydrique ou lactée, les fomentations très chaudes sur l'épigastre, ou la sinapisation, ou la glace sur l'abdomen, ou quelque antispasmodique ou analgésique par voie gastrique, intestinale ou sous-cutanée, après s'être assuré que la perméabilité du rein n'est pas compromise.

3° En cas de troubles cardiaques (palpitations, arythmie, état syncopal, etc.), applications précordiales de glace on d'eau très chaude, du marteau de Mayor ; injections sous-cutanées d'huile camphrée à un dixième (un centimètre cube toutes les deux heures), boissons alcoolisées, toniques cardiaques en choisissant suivant la prédominance du symptôme la spartéine, la strychnine, le strophantus, la digitale, le convallaria ou un bromure alcalin.

4° S'il y a des accidents cérébraux (délire, coma ou convulsions) la thérapeutique devra être celle que nous avons indiquée à propos du délire : révulsions articulaires, drastiques, diurétiques, sédatifs du système nerveux ou stimulants diffusibles, auxquels on adjoindra des grands bains soit tièdes et prolongés, soit froids et courts, l'application de glace sur le cuir chevelu et des émissions sanguines, sangsues rétro-mastoïdiennes et saignée générale de 250 à 300 grammes, s'il s'agit d'un goutteux non cachectisé.

CHAPITRE VIII

HYGIÈNE DES LITHIASIQUES

Nous ne traiterons pas dans ce volume la lithiase biliaire et la colique hépatique, qui, si elles ont pour cause occasionnelle incontestable la plus fréquente une infection des voies biliaires et surtout l'infection éberthienne ou coli-bacillaire, ont des liens non douteux avec la diathèse arthritique qui y prédispose. On en trouvera le traitement dans le volume de cette collection consacré aux maladies du foie.

Nous agirons de même pour la lithiase urinaire. Nous nous contenterons de rappeler ici quelques indications de régime relatives à la prédisposition à la lithiase biliaire et à la gravelle.

En dehors de la prophylaxie antimicrobienne à observer dans le traitement de la fièvre typhoïde et des infections capables de se porter sur les voies biliaires (salol, salicylate de soude, urotropine), il y a lieu à un régime préventif. Nous devons pour l'établir rappeler les conditions pathogéniques qui dérivent de l'arthritisme. Les acides organiques n'étant pas brûlés, la chaux est mise en liberté, la bile devient acide ou moins alcaline et plus riche en chaux ; par suite d'une double décomposition des savons alcalins et des sels biliaires alcalins, il y a production de savons de chaux et de sels biliaires de chaux insolubles. Une sorte de laque de matière colorante et de chaux ou un précipité calcaire sert de noyau au calcul, qui se trouve formé en majeure partie de cholestérine précipitée. Or la cholestérine est précipitée d'autant plus qu'il y a dans la bile plus de cholestérine, moins d'eau, que la bile est moins rarement expulsée, qu'il y a trop peu d'acides gras fixes, trop peu d'alcalis, trop d'acides inorganiques et trop de chaux.

Or, par le régime nous pouvons influencer ces diverses conditions.

Il y a de la cholestérine alimentaire dans tous les tissus animaux, car tous contiennent de la lécithine ; on donnera donc, pour prévenir ou combattre la lithiase biliaire, peu de viande, surtout pas de viande saignante, de cervelle, peu de jaune d'œuf.

L'eau est en très forte proportion dans la bile, près de 800 grammes par jour, mais elle est en très grande partie résorbée ; elle vient surtout des boissons. On ne doit donc pas trop rationner l'eau aux lithiasiques. S'ils sont atteints de dilatation gastrique et qu'on désire réglementer la quantité des boissons prises aux repas, on peut les faire boire dans les intervalles.

Pour prévenir la stagnation de la bile, on évitera des repas trop rares : 3 par jour seront pourtant suffisants en général ; on combattra la constipation, on interdira la constriction de la région hépatique.

Pour obtenir des acides gras fixes, on ne supprimera pas les graisses, mais on ordonnera des alcalis sous forme de végétaux verts et de fruits, afin de neutraliser les acides organiques qui dissolvent la chaux, mais on ne doit pas redouter les acides végétaux, parce que dans le sang leur oxydation aboutit à la formation de bicarbonates alcalins.

Pour éviter l'excès de chaux dans la bile, on se souviendra que, plus on introduit de potasse dans l'économie, moins il y a de chaux libre. On prescrira donc encore à ce point de vue les végétaux verts et les fruits, mais on interdira les eaux séléniteuses (sulfatées calciques), ainsi que les eaux minérales contenant l'acide carbonique comme élément principal, et les boissons riches en acide carbonique, vins mousseux, bière, cidre ; on pourra conseiller l'eau distillée, en ayant soin de l'aérer ; l'eau de citerne, qui a été longtemps recherchée par les calculeux, peut être aussi utile dans la lithiase biliaire que dans la lithiase rénale ou vésicale.

En résumé, le régime dans la lithiase biliaire comprendra une alimentation carnée modérée, l'abstention du jaune d'œuf, de boudin, de cervelle ; l'usage réservé du sucre et des farineux, parce que le sucre consomme l'oxygène et entrave la destruction des acides, parce que les farineux contiennent trop de chaux et trop d'amidon.

La graisse sera prise en quantité normale ; l'abondance des légumes verts et des fruits permettra de rétablir le volume accoutumé des aliments et le rapport entre les aliments ternaires et les substances azotées ; les eaux seront légères ; on autorisera le vin rouge et le café, sauf contre-indications provenant d'un état dyspeptique ou névropathique.

Gravelle urique.

La gravelle qui doit nous occuper surtout, nous médecins, c'est la gravelle urique, dite encore diathésique (Durand-Fardel) ou gravelle rouge.

Elle est la conséquence d'une perturbation dans la destruction de la matière azotée, qui, non seulement amène une production plus considérable d'acide urique, mais *diminue sa solubilité*. L'acide urique ne se produit jamais dans les voies urinaires ; s'il s'y précipite, ce n'est pas parce que les urines sont devenues alcalines, car l'alcalinité s'oppose au contraire à la précipitation de l'acide urique.

L'acide urique est très peu soluble dans l'eau ; il faut, pour en dissoudre 1 partie, au moins 14 000 parties d'eau froide et 1 800 parties d'eau chaude. Mais il est en dissolution dans l'urine à la faveur des phosphates tribasiques qui donnent lieu à la formation d'urates plus solubles, en cédant à l'acide urique un équivalent de base.

La quantité d'acide urique excrétée en 24 heures par l'homme oscille entre 0,30 et 0,80.

Les circonstances qui augmentent la production de l'acide urique sont l'alimentation trop abondante ou trop riche en azote, la dyspepsie acide, l'insuffisance des boissons ou l'abus des boissons gazeuzes, acides, sucrées (champagne, cidre), l'insuffisance ou l'excès d'exercice musculaire, l'insuffisance de l'activité de la peau (ichthyose, absence de sudation), l'application du froid sur peau (bains froids), les obstacles apportés passagèrement ou d'une manière permanente à la respiration (dyspnée cardiaque, emphysème, pneumonie, intoxication oxycarbonée), cirrhose du foie, vie sédentaire et séjour dans un air confiné, débilité ou perversion congénitale ou acquise du système nerveux.

Il ne faut pas oublier que la surproduction d'acide urique ne suffit pas à amener la gravelle, si en même temps l'acide urique ne devient pas moins soluble. Or les conditions qui entravent sa solubilité sont : la concentration des urines (boissons insuffisantes, sudations excessives), augmentation de leur acidité par l'excès de phosphates acides, comme cela arrive quand il y a ralentissement des mutations nutritives.

Hygiène et régime. — La pathogénie nous enseigne que la gravelle suppose parfois une augmentation dans la production de l'acide urique, mais surtout une tendance à la précipitation de celui-ci. En tout cas, moins il y aura d'acide urique, moins il y aura de dépôt. En outre, quand la proportion d'eau est augmentée dans l'urine et l'acidité diminuée, il y a moins de dépôt.

Le régime peut être institué en vue de remplir uue triple indication.

L'organisme ne fabrique pas une quantité déterminée d'acide urique ; il en fabrique plus ou moins suivant la quantité de matière protéique ingérée. Il faut donc ramener au minimum la matière alimentaire azotée, et donner une quantité de gélatine qui puisse remplacer la matière protéique.

Il faut obliger l'organisme à fabriquer le plus possible de corps azotés solubles, urée, acide hippurique ; il restera moins de protéine capable d'être transformée en acide urique. Ce n'est pas avec le régime qu'on augmente l'urée sans augmenter l'azote total. Mais avec le régime on augmente l'acide hippurique ; il faut s'arranger pour fournir à l'organisme un radical auquel puisse se combiner le glycocolle, soit l'acide benzoïque, soit l'acide quinique, substances qui se trouvent fixées à la membrane de revêtement des végétaux verts. Ainsi les pommes avec leur cuticule donnent une quantité notable d'acide hippurique. Il ne faut pas négliger les petits moyens ; car un calcul urinaire qui a mis des mois à se former peut ne peser que quelques centigrammes, et il n'est pas indifférent de diminuer chaque jour de quelques milligrammes la quantité d'acide urique précipité.

Ajoutons qu'il faut réduire le combustible, le sucre et l'amidon, éviter l'alcool et les boissons qui contiennent de l'acide carbonique, c'est-à-dire les vins mousseux et les cidres, qui sont considérés à bon droit comme capables d'augmenter la production et la précipitation de l'acide urique.

Pour diminuer la tendance à la précipitation de l'acide urique, il faut augmenter l'alcalinité du sang par l'introduction d'aliments contenant de la potasse ; on donnera donc les végétaux verts et les fruits. On ne redoutera pas que la chaux introduite à la faveur des végétaux soit nuisible à la gravelle ; elle ne joue un rôle que dans les gravelles où les calculs sont constitués par du carbonate et du phosphate de chaux, ou par l'acide oxalique ; mais l'acide quinique de la cuticule compense avantageusement la présence de l'acide oxalique et la chaux n'a rien de nuisible à la gravelle urique.

Il faut augmenter la quantité de la sécrétion urinaire en donnant libéralement les boissons chaudes et froides. Les boissons chaudes au moment du coucher serviront surtout à agir sur la nutrition générale en dissolvant dans les tissus les déchets accumulés, et en activant les échanges ; l'eau froide, surtout alcaline, administrée pendant le jour ira dissoudre dans les reins et entraîner mécaniquemenl l'acide urique précipité dans les voies urinaires. L'eau distillée est bonne, l'eau de citerne convient surtout à la gravelle calcaire et biliaire.

CHAPITRE IX

RHUMATISMES

GÉNÉRALITÉS ET CLASSIFICATION

Si l'on s'entend — à peu près — quant aux concepts anato-mo-cliniques exprimés par les mots : diabète, goutte, obésité, — il n'en va plus de même pour le mot rhumatisme. L'usage a donné à ce terme un sens vague, imprécis, extrêmement défectueux parce que beaucoup trop compréhensif — que nous accepterons cependant sans gloses inutiles, notre programme essentiellement pratique nous obligeant à écarter les discussions terminologiques subtiles et stériles.

On parle donc couramment — nous entendons les médecins — de rhumatisme articulaire aigu, de rhumatisme blennorrhagique, de rhumatisme tuberculeux, de rhumatisme goutteux, de rhumatisme déformant, de rhumatisme trophonévrotique, de rhumatisme musculaire, etc., etc. Il n'est pas douteux qu'il serait de beaucoup préférable d'employer dans la plupart des cas les termes anatomiques rigoureusement concrets et bien déterminés d'arthrites, ostéo-arthrites, névralgies, myalgies, etc., etc., en faisant suivre du qualificatif spécifique (goutteux, gonococcique, tuberculeux, saturnin, traumatique, etc., etc.) et de faire précisément du qualificatif rhumatismal une appellation spécifique correspondant à certaines entités cliniques relativement bien définies comme la polyarthrite rhumatismale aiguë franche, la polyarthrite rhumatismale déformante progressive. Mais, nous le répétons, l'usage nosologique en a décidé autrement et a donné au terme rhumatisme le sens très vague d'affection caractérisée surtout par des douleurs articulaires — c'est ainsi que nous l'acceptons, si défectueux qu'il soit — et ceci d'autant plus volontiers que dans la pratique le diagnostic, — et il est souvent épineux, — se pose constamment entre les arthropathies les plus diverses infectieuses et diathésiques et qu'il nous paraît utile, essentiellement pratique, de tenter une classification d'ensemble et un exposé général de la thérapeutique usuelle des arthropathies le plus ordinairement observées.

*
* *

Pour se reconnaître et se conduire dans le labyrinthe des arthropathies, il est essentiel d'essayer de remonter à l'étiologie toutes les fois que la cause pathogénique est déterminable. Elle ne l'est pas toujours ni même le plus souvent ; force est donc d'accepter faute de mieux la classification hybride suivante, basée partie sur l'étiologie, partie sur la modalité clinique.

I. ARTHROPATHIES AIGUES.

A. *Rhumatisme articulaire aigu.*

B. *Pseudo-rhumatismes infectieux ou mieux arthrites infectieuses (infectieuses banales, infectieuses spécifiques, toxi-infectieuses):*

   blennorrhagiques
   tuberculeuses
   syphilitiques
   scarlatineuses
   polymicrobiennes
   diverses (post-grippales, post-pneumoniques puerpérales, post-angineuses, post-typhiques, etc.).

C. *Arthrite goutteuse aiguë ou pseudo-rhumatisme goutteux.*

II. Arthrites chroniques.

A. *Arthrites goutteuses chroniques.*

B. *Rhumatisme chronique généralisé.*

> *a)* à manifestations erratiques (articulaires, musculaires, névralgiques, etc.).
>
> *b)* à manifestations localisées (nodosités d'Heberden, camptodactylie, doigts en baguettes de tambour, spondylose rhizomélique, etc.).
>
> *c)* polyarthrite rhumatismale déformante progressive (rhumatisme noueux).

C. *Arthrite déformante mono- ou oligo-articulaire.*

TROPHONÉVROTIQUES. — NEURO-TROPHIQUES.

> *a)* Arthropathies consécutives aux névrites (zonas), aux myélites (tabes), aux encéphalopathies (hémiplégie), etc.
>
> *b)* Arthropathies amyotrophiques par lésion médullaire, primitives ou secondaires au retentissement de l'inflammation articulaire sur le névraxe.
>
> *c)* Dystrophie généralisée.

TRAUMATIQUES.

> (Entorses, fractures para-articulaires, plaies articulaires, corps étrangers.)

Ces dernières ne nous intéressent que quand le traumatisme est l'occasion d'une localisation consécutive infectieuse ou diathésique. De même, nous ne nous occuperons pas dans ce volume des arthropathies tropho-névrotiques avérées sus-énumérées, dont l'étude rentre évidemment dans le cadre du volume de cette collection consacré à la thérapeutique usuelle des maladies du système nerveux.

Cette classification simple rend de réels services dans la pratique, elle est suffisamment clinique, elle nous paraît recommandable, mais à la condition qu'on en connaisse bien la valeur, toute relative. En d'autres termes, l'emploi clinique de ce tableau doit être subordonné à la connaissance des 3 lois cliniques suivantes :

I. *Il n'y a pas de rapports nécessaires entre l'étiologie d'une arthropathie et la modalité clinique qu'elle revêt.*

C'est ainsi que l'arthropathie blennorrhagique peut revêtir les formes :

d'arthrite aiguë fébrile (rhumatisme blennorrhagique),
d'arthrite suppurée,
de polyarthrite plastique, fibreuse, ankylosante.

C'est ainsi que l'arthropathie tuberculeuse peut revêtir les formes de :

l'arthrite aiguë fébrile (rhumatisme tuberculeux),
l'arthrite subaiguë séreuse (hydarthrose),
l'ostéo-arthrite suppurée (tumeur blanche),
l'ostéo-arthrite fibreuse plastique ankylosante.
On a même prononcé le mot d'arthritisme tuberculeux.

Par voie de conséquence :

II. *Une même modalité clinique d'arthropathie peut relever de causes pathogéniques différentes.*

C'est ainsi que la *polyarthrite déformante progressive* peut être l'aboutissant du rhumatisme articulaire aigu, de la gonococcie, de la bacillose, et plus fréquemment encore de causes jusqu'ici mal définies parmi lesquelles on mentionne principalement le froid humide, et accessoirement l'insuffisance thyroïdienne.

C'est ainsi que *l'arthrite aiguë exsudative fébrile* peut être réalisée à l'ordinaire par le rhumatisme articulaire aigu, assez souvent par la gonococcie, exceptionnellement la bacillose, etc.

III. *Il n'y a aucune division nettement tranchée entre les trois ordres d'arthropathies (toxi-infectieuses, dyscrasiques, neuro-trophiques).*

Ou du moins, s'il existe quelques espèces cliniques parfaitement définies —, telles le rhumatisme articulaire aigu, les arthropathies goutteuses, les arthropathies tabétiques par exemple, — en revanche la plupart des espèces cliniques sus mentionnées, d'étiologie obscure et diverse, ne constituent pas des entités cliniques définies, mais de simples syndromes, — que peuvent réaliser des causes pathogéniques diverses (toxi-infectieuses, humorales (exogènes et endogènes), neuro-trophiques).

Au surplus, on conçoit fort bien qu'une toxi-infection, frappant dans leurs fonctions les glandes endocrines, par exemple, ou les cellules neurotrophiques, puisse précisément réaliser les dégénérescences humorales ou trophonévrotiques, que l'on reconnaît ou que l'on pressent cliniquement à l'origine de la plupart des arthropathies chroniques dites diathésiques, des diverses modalités du rhumatisme chronique.

Comme pour le diabète, comme pour l'obésité, on arrive donc à la conception du *rhumatisme chronique — syndrome clinique trophonévrotique à prédominance articulaire — d'origine toxi-infectieuse ou dyscrasique, ces deux ordres de cause pathogénique pouvant être isolés, combinés ou subordonnés.*

*
* *

En somme, les tissus articulaires n'ont à leur disposition, quel que soit l'agent pathogène, qu'un petit nombre de réactions : congestion, inflammation, exsudation séreuse, suppuration, transformation fibreuse.

Toute lésion articulaire, quelle qu'en soit la cause (traumatique, infectieuse, dyscrasique ou nerveuse), peut passer par trois stades distincts : stade aigu, stade chronique, stade déformant.

Certaines formes s'arrêtent au stade aigu (c'est le cas le plus ordinaire pour le rhumatisme articulaire aigu); — d'autres au stade chronique (cas fréquent dans l'arthrite tuberculeuse) ; — quelques affections débutent par le stade aigu et se terminent au stade déformant (cas fréquent dans l'arthropathie blennorrhagique); — certaines lésions sont déformantes d'emblée (rhumatisme nerveux). Toutes ces variétés sont d'observation courante.

Les lésions peuvent atteindre d'emblée ou successivement la synoviale, les aponévroses péri-articulaires, les muscles et les tendons juxta-articulaires, les surfaces osseuses péri-articulaires, les nerfs, l'axe médullaire ; tous les tissus enfin, — peau, tissu cellulaire, vaisseaux — peuvent être atteints par la dégénérescence tropho-névrotique, — et le fait est d'observation courante dans les rhumatismes chroniques.

Pathogénie et prophylaxie des affections dites rhumatismales et de l'arthritisme[1].

I

Quelles sont, parmi les constatations étiologiques et les interprétations pathogéniques actuellement admises au sujet des affections dites rhumatismales, celles qui peuvent fournir des indications fondamentales pour le choix des moyens prophylactiques et thérapeutiques ?

Il n'y a pas lieu de discuter, comme nous le disions précédemment, s'il serait avantageux de renoncer à l'étiquette « rhumatismale », imprécise, qui a été attachée à des états pathologiques de causes si diverses.

La médecine échappera difficilement à la tyrannie de ces vieux mots. Ce legs de nos anciens est un des procédés par lesquels,

1. P. Le Gendre, Communication à l'Académie de Médecine. 9 mai. *In Bulletin Médical* (10 mai 1911).

suivant la saisissante expression d'Aug. Comte, « les morts gou-
vernent les vivants ». Malgré tous les changements que les progrès contemporains ont apportés à leur signification primitive,
l'heure n'a pas sonné d'abandonner les mots diabète, goutte,
hystérie, rhumatisme. L'effort des nosographes n'aboutit guère
qu'à proposer pour ces mots des synonymes tirés aussi d'autres
radicaux gréco-latins ou l'adjonction de qualificatifs.

D'ailleurs, si au point de vue de la médecine scientifique l'idéal
est de tendre vers une terminologie logique — une science
achevée étant, a-t-on pu dire, une nomenclature bien faite, —
au point de vue de la médecine professionnelle il serait imprudent
de renoncer trop tôt à ces mots qui, familiers au public, servent
de truchement entre le médecin et le malade, satisfait de s'imaginer qu'il comprend sa maladie lorsqu'il peut lui appliquer un
nom traditionnel.

Il suffit que les médecins s'entendent sur la signification con-
ventionnelle de ces vieux mots, grâce à une revision périodique des
acquisitions scientifiques relatives aux maladies qu'ils désignent.

Pour ce qui est du rhumatisme, depuis que Baillou, à la fin
du XVIe siècle, l'eut séparé de la goutte sous le nom de « douleurs
des parties externes », l'historien a vu successivement le bloc des
états hétéroclites que le rhumatisme englobait se désagréger en
affections localisées d'après des considérations anatomiques (pé-
riostites, synovites, arthrites, myosites, etc., dites rhumatismales).

De notre temps, en considération des causes qui localisent
leur action sur les articulations, M. Bouchard a mis à part les
lésions produites par des maladies infectieuses déterminées (érysipèle, angine, dysenterie, blennorrhagie, infection puerpérale,
etc.), et seules capables de suppurer, en les étiquetant *pseudo-
rhumatismes*.

Le nombre des infections capables de produire dans les tissus
constitutifs des articulations des désordres d'allure rhumatismale
s'est accru, avec les travaux de M. Poncet, par l'adjonction de
la tuberculose qui, avant lui, ne possédait que les arthrites à
follicules tuberculeux.

L'impossibilité de démontrer la présence des agents infectieux eux-mêmes dans bon nombre de pseudo-rhumatismes, et la notion des poisons solubles que les microbes fabriquent, ont conduit à admettre des pseudo-rhumatismes par toxi-infections, trait d'union avec les arthropathies par autres poisons organiques ou minéraux, exogènes ou endogènes.

On a encore isolé comme pseudo-rhumatisme le rhumatisme déformant généralisé progressif, dit noueux, dont les uns veulent faire une trophonévrose, d'autres une forme de rhumatisme tuberculeux, d'autres la conséquence d'une auto-intoxication par insuffisance des glandes endocrines (thyroïde, ovaire).

Il semble bien d'ailleurs qu'il faille renoncer à trouver dans la forme anatomo-clinique une caractéristique de chaque espèce de rhumatisme. L'appareil locomoteur, disions-nous plus haut, n'a qu'un petit nombre de procédés réactionnels contre les multiples agressions morbifiques : fluxion, exsudation, épaississement périostique, bourgeonnements ostéophytiques, érosions cartilagineuses, sclérose et rétraction des ligaments, amyotrophies de voisinage ; en somme, rhumatisme sérocartilagineux, osseux, fibreux, musculaire, toutes ces altérations, processus aigus ou chroniques, peuvent se rencontrer dans un grand nombre d'infections et dans les intoxications les plus diverses. Leur étude, sans être négligeable, puisqu'elle peut conduire à adopter ou à écarter certaines interventions, ne peut servir de pivot à l'institution d'un traitement fondamental, ni surtout d'une prophylaxie.

Quand on a eu isolé du bloc rhumatismal les maladies à microbes connus ou à criterium chimique spécifique, il est resté un groupe d'affections qui a paru posséder une autonomie, et par conséquent pouvoir garder l'étiquette de rhumatisme. En tête de ce groupe on a laissé la polyarthrite aiguë fébrile, malgré sa nature évidemment microbienne, et les diverses formes de rhumatisme subaigu, ou chronique partiel (mono ou oligo-articulaire), les nodosités d'Heberden, les rhumatismes fibreux, musculaire, vague, erratique, abarticulaire, pour lesquels aucune étiologie microbienne n'a été prouvée, dont s'est emparé Poncet et que les théories toxique et humorale revendiquent également. Nous ne disons pas que Poncet ait tort d'en revendiquer certains cas; mais, par analogie, il semble naturel aussi d'admettre qu'ils peuvent être expliqués par l'action de bien des poisons fabriqués dans le tube digestif ou dans les tissus, ou mal éliminés par les glandes excrétoires, ou non détruits par les glandes à sécrétions internes ou fabriqués en excès par celles-ci. Bref, si on considère, ce qui est logique, les dyscrasies humorales comme les résultats d'auto-intoxications, nous pouvons dire que toute conception des affections rhumatismales a été ramenée à la *toxi-infection* et à l'*intoxication*.

II

Mais on ne s'est pas encore demandé, comment il se fait que *chez certains sujets seulement* l'action de tant d'infections et intoxications auxquelles sont exposés plus ou moins tous les individus, se localise sur les diverses parties de l'appareil locomoteur.

L'un de nous a été amené à penser, d'après des interrogatoires nombreux de malades atteints d'affections rhumatismales, en prenant le mot dans le sens le plus large, que, antérieurement à toute manifestation de cet ordre, *il a existé chez eux, par suite d'une mauvaise hygiène, un fonctionnement défectueux de l'appareil locomoteur*, SOIT PAR DÉFAUT, SOIT PAR EXCÈS.

Cet appareil constitue une part considérable du corps; la mise en jeu régulière de ses divers éléments constitutifs ne peut être impunément troublée. Le jeu des muscles, des articulations, du squelette, doit être *quotidien, suffisant, mais non excessif*.

Or, en relevant le genre de vie de la plupart des rhumatisants, on note qu'ils ont été de bonne heure, et pendant une partie plus ou moins longue de leur vie, trop peu actifs physiquement, — ou bien qu'ils ont abusé de leurs muscles et de leurs articulations par un surmenage prolongé, habituel ou intermittent. Pour des raisons inhérentes à l'état social, il y a eu, depuis le développement de la civilisation, et il y a toujours, des gens laissant leur appareil locomoteur dans une excessive inertie et d'autres le surmenant, soit par obligation professionnelle, soit par plaisir.

Cette *viciation par déséquilibration fonctionnelle,* quand elle a existé chez des individus, doit mettre les diverses parties de l'appareil locomoteur dans un état défectueux, où *il devient accessible à des influences qui, d'ordinaire, ne sont pas perçues par les gens bien portants* ; ce sont les influences du milieu dans lequel nous sommes plongés, *les influences cosmiques.*

Parmi ces influences, la mieux étudiée est celle du *froid,* que l'on considère même comme étiologique ; froid *humide* surtout et longtemps *prolongé,* ou *refroidissement.*

S'agit-il là, vraiment, d'une influence étiologique? Ou bien la sensibilité au froid n'apparaîtrait-elle pas plutôt comme une conséquence déjà du fonctionnement défectueux, insuffisant ou excessif, dont nous avons parlé plus haut?

Pour ce qui est du *rhumatisme articulaire aigu,* il y a lieu de relever cette notion, qu'il apparaîtrait plus souvent dans la saison chaude. Mais, comme son étiologie par un microbe déterminé et spécifique tend à être acceptée, on pourrait dire que sa plus grande fréquence dans la saison chaude et dans certains pays découle de conditions plus favorables à la *multiplication* ou à l'*exaltation de la virulence de ce microbe* dans cette saison et dans ces pays.

Quelle que soit l'influence originelle et causale du refroidissement, il est certain que *chez les rhumatisants chroniques* la sensibilité à cette influence physique est évidente, — mais elle n'est pas exclusive : les *variations brusques* de température, *l'état hygrométrique,* la *pression barométrique,* l'orientation du *vent régnant,* et très certainement aussi les *variations dans l'état électrique de l'air,* sont des influences multiples qui réveillent ou exaspèrent les souffrances et les troubles fonctionnels des rhumatisants.

Ces influences provoquent alors des réactions anormales : douleur, fluxion, vaso-constriction ou vaso-dilatation excessives, avec

leurs conséquences (sensation de froid ou de chaleur, engour-
dissement, fourmillement), gêne des mouvements, etc.

Mais cette sensibilité exagérée aux influences du milieu cos-
mique n'exclut pas, d'ailleurs, une *diminution de résistance aux
agents toxiques ou infectieux,* ou aux poisons contenus dans l'organisme.

Les deux tares coexistent; nous verrons tout à l'heure si l'une
tient l'autre sous sa dépendance.

En tout cas, il est naturel que ces tares, ces prédispositions,
qui peuvent être *acquises,* puissent aussi être *transmises héréditairement,* comme tant d'autre méiopragies ou insuffisances fonctionnelles.

III

Ainsi il y a lieu d'invoquer, pour expliquer la genèse des
affections rhumatismales et leurs recrudescences, deux séries
parallèles d'influences : 1° celle des intoxications et des toxi-infections, — 2° celle de la mauvaise hygiène de l'appareil locomoteur.

Cette dernière serait initiale et primitive, constituerait le terrain
favorable aux agents de la première ; elle planerait sur toute l'histoire du rhumatisme, sur toutes les espèces du genre, sur celles
qu'on a isolées sous le nom de pseudo-rhumatismes, comme sur
celles, de moins en moins nombreuses, auxquelles on accorde
encore la qualité de vrai rhumatisme.

Pour celles-ci, M. Bouchard a fait ressortir, par l'étude des
coexistences avec d'autres états morbides, leur *parenté avec les
maladies par ralentissement de la nutrition* (obésité, diabète,
goutte, migraines, lithiases, asthme, etc.), avec les maladies
dites arthritiques. C'est dire qu'elles sont aussi gouvernées par
l'arthritisme, la diathèse bradytrophique de M. Landouzy, ou
dystrophique, pour employer l'expression proposée par M.
Fernet. Cette parenté nous paraît aussi ressortir de l'observation
clinique des antécédents personnels et des commémoratifs familiaux.

Mais ne pourrait-on pas concevoir cette parenté comme la *conséquence d'une influence de la mauvaise hygiène de l'appareil locomoteur sur la nutrition générale ?*

Il n'est pas possible qu'un appareil aussi important dans l'organisme ne joue pas un rôle très grand dans l'activité des échanges interstitiels. Nous voyons en lui et dans le tube digestif et dans le système nerveux, les trois grands générateurs des troubles de la nutrition par des mécanismes différents, souvent conjugués.

Une *alimentation défectueuse par excès ou mauvais choix des aliments,* une mauvaise élaboration de ceux-ci par des digestions viciées, l'auto-intoxication par les poisons d'origine gastro-intestinale résultant d'une stase prolongée des résidus digestifs dans tel ou tel segment (dilatation de l'estomac, dyspepsie avec stase iléo-cæcale, coprostase colique liquide ou solide), fonctionnement défectueux du foie, voilà sans doute des causes d'arthritisme.

Un *fonctionnement excessif, déréglé, du système nerveux,* inhibant les échanges interstitiels ou l'élaboration par les glandes endocrines qui fournissent les ferments indispensables à ces échanges, doit aussi être pris en considération dans la genèse de certaines maladies arthritiques, et nous avons eu à l'invoquer dans la pathogénie de l'obésité, du diabète, de la goutte, suivant qu'il s'agit des processus lipo, glyco, urico-poiétiques ou lipo, glyco, uricolytiques.

Parallèlement à ces influences, nous admettrons qu'il existe une variété d'affections d'ordre bradytrophique qui découlent d'un *déréglement primaire de l'appareil locomoteur* et que *c'est ce déréglement qui engendre les affections dites rhumatismales vraies,* — en prédisposant les diverses parties constituantes de cet appareil à ressentir d'une manière excessive les influences cosmiques ainsi que les influences toxiques endogènes, et à réagir contre elles par des manifestations douloureuses, congestives, exsudatives ou proliférantes.

Peut-être cette dystrophie des systèmes séreux, fibro-conjonctif, ostéo-cartilagineux, musculaire, les prédispose-t-elle aussi à subir avec moins de résistance les agressions microbiennes ou toxiques d'ordre exogène, et à réagir contre elles par des altérations diverses qui peuvent aller jusqu'à la suppuration.

La diathèse bradytrophique a parmi ses conséquences caractéristiques une excessive sensibilité de l'appareil vaso-moteur ; c'est, comme l'ont dit Cazalis et Sénac, une diathèse congestive qui favorise les hyperémies, les œdèmes, les hypersécrétions ; elle manifeste aussi une excessive tendance aux phénonèmes douloureux, aux algies. Elle porte donc avec elle la disposition à réagir d'une manière excessive aux influences cosmiques par les congestions, les œdèmes, les hydropisies des séreuses articulaires et des gaines synoviales, et à traduire par la douleur tous les troubles fonctionnels des parties constitutives de l'appareil locomoteur.

En résumé, l'appareil du mouvement contribue à deux points de vue au fonctionnement général de l'organisme.

Par ses séreuses, ses tissus conjonctifs et fibreux, son tissu osseux médullaire, *il fait partie du système défensif conjonctif,* lymphatique, hémoleucocytaire ; il sert de lieu de décharge et de destruction pour les agents microbiens, les poisons microbiens solubles ou organiques, ou minéraux.

Par le fonctionnement de ses masses musculaires, *il prend part aux phénomènes de nutrition* ; il consomme du glycogène, il fabrique de l'acide lactique et bien d'autres substances de désintégration.

Au premier point de vue, il est voué à être le siège des rhumatismes infectieux, des *pseudo-rhumatismes.*

Au second, il peut contribuer à *engendrer la diathèse bradytrophique* et, quand il en subit lui-même les conséquences, il devient le siège de ce qu'on appelle encore le *rhumatisme vrai* avec son extraordinaire sensibilité aux agents cosmiques.

Mais toujours, à l'origine, existe une mauvaise hygiène de l'appareil locomoteur.

Cette conception pathogénique n'est peut-être pas, à vrai dire, une théorie nouvelle ; c'est une interprétation en tout cas plus compréhensive des faits connus et des notions courantes, capable de servir de trait d'union entre des théories antérieures qui ne sont discordantes qu'en apparence : c'est un terrain de conciliation.

Elle offre surtout l'avantage de servir de base à des indications thérapeutiques et surtout prophylactiques.

En effet, au point de vue de la prophylaxie de la dystrophie arthritique et des maladies de la nutrition, — à côté des règles concernant l'hygiène alimentaire, sur lesquelles on a beaucoup insisté, et avec raison, dans les travaux contemporains, — à côté de l'hygiène du système nerveux qui a été un peu plus négligée, et sur laquelle nous avons si souvent insisté dans ce livre à propos du traitement de certaines catégories de goutteux, nous voyons des indications fort importantes :

1° A *réglementer* avec le plus grand soin l'*hygiène de l'appareil locomoteur dès le jeune âge,* chez tous les enfants et plus spécialement chez les descendants de rhumatisants : *exercice suffisant,* mais *jamais excessif,* régulier surtout, *quotidien,* de tous les organes du mouvement ;

2° A mettre en état de défense ces organes contre les agents cosmiques et plus particulièrement contre le refroidissement, par *un entraînement méthodique, progressif à l'accoutumance au froid, par la stimulation des fonctions cutanées* : au lieu de se défendre passivement contre les influences cosmiques, il vaudrait mieux activer le jeu des réflexes vasomoteurs et des excrétions cutanées par les frictions sèches et alcooliques, les lotions froides, l'hydrothérapie d'endurcissement.

D'autre part, quand la disposition rhumatismale, c'est-à-dire la diminution de résistance de l'appareil locomoteur aux agents cosmiques et aux agressions endogènes s'est révélée, il faut *rechercher et tarir,* dans la mesure où cela est possible, *les sources d'infection et d'intoxication* que peut recéler l'organisme. On les découvrira par un examen clinique attentif du fonctionnement du tube digestif et de ses glandes annexes, des cavités naso-pharyngiennes, des organes génitaux, des glandes endocrines, par l'a-

nalyse du sang et des urines. S'il y a des rhumatisants à hyperacidité urique, lactique ou oxalique, il paraît y en avoir
d'hypoacides.

On tarira les sources d'intoxication par les moyens les meilleurs actuellement connus ; on favorisera l'activité des émonctoires ; on modifiera dans la mesure possible l'état chimique défectueux des humeurs.

Tout cela, sans préjudice des médications qui peuvent modérer
les réactions rhumatismales ou agir sur leurs conséquences anatomiques, médications empruntées à la pharmacie et surtout à la
physiothérapie.

RHUMATISMES ET PSEUDO-RHUMATISMES AIGUS

RHUMATISME ARTICULAIRE AIGU SIMPLE NON COMPLIQUÉ

Le rhumatisme articulaire aigu est une maladie générale fébrile
probablement spécifique, — dont l'élément pathogène n'a pas
été déterminé encore avec une absolue rigueur, — se manifestant
surtout par une polyarthrite fluxionnaire aiguë, mais pouvant
se localiser aussi sur d'autres organes et plus particulièrement
sur les tissus fibro-séreux, fréquemment sur les séreuses du
cœur (ce qui est la règle en cas de rhumatisme articulaire aigu,
violent, généralisé), quelquefois sur la plèvre, exceptionnellement
sur les méninges.

Le rhumatisme articulaire aigu, correctement traité, aboutit généralement et plus ou moins rapidement, en quelques
jours ou quelques semaines, à la guérison complète avec resti-
tutio ad integrum : *rhumatisme articulaire aigu simple.*

Plus violent, il peut se localiser sur différents viscères, comme
nous l'avons dit dans la définition et spécialement sur les séreuses : *rhumatisme articulaire aigu compliqué viscéral.*

Enfin la résolution peut être incomplète, laisser après elle des
dégénérescences fibreuses, des adhérences ; quelques observations

semblent même démontrer que des attaques répétées de rhumatisme articulaire aigu ou subaigu peuvent marquer le début d'une évolution ultérieure de *polyarthrite déformante progressive : rhumatisme articulaire aigu avec tendance à la sclérose, à la dégénérescence fibreuse, à la chronicité.*

*
* *

Nous possédons à l'endroit du rhumatisme articulaire aigu, un remède que nous pouvons considérer comme spécifique, le *salicylate de soude*[1].

Nous ne ferons que mentionner les théories qui ont eu et qui ont encore cours pour expliquer le mode d'action du salicylate de soude dans le *rhumatisme articulaire aigu* : 1° le salicylate agit par ses propriétés analgésiantes ; — 2° vaso-dilatateur général, il atténue de ce fait les fluxions rhumatismales ; — 3° antipyrétique, il modère les centres calorigènes ; — 4° diurétique, il favorise l'excrétion de l'acide urique ; — 5° les effets curatifs sont la conséquence de son action antiseptique s'exerçant sur certains microbes.

Cette dernière explication, qui fait du salicylate de soude un véritable spécifique, est probablement la bonne ; car, comme le fait remarquer si justement M. Barth, « il n'est guère anesthésique en dehors des affections rhumatismales, il ne semble pas vaso-contricteur, son action antipyrétique n'est supérieure à celle de la quinine que dans le rhumatisme ; son action éliminatrice paraît aussi insuffisante à invoquer, car il ne semble pas capable de détruire l'acide lactique ou les corps analogues fabriqués pendant le rhumatisme ».

Mais le fait clinique est là : administré correctement et à doses suffisantes, l'acide salicylique et ses dérivés (salicylate de soude, salicylate de méthyle, aspirine, etc.) enrayent et guérissent l'attaque de rhumatisme articulaire aigu.

---

1. Voir le chapitre consacré à ce médicament dans les *Médicaments usuels.*

On trouvera dans les « Médicaments usuels » de cette collection tous les détails utiles relatifs à l'administration des salicylates dans le rhumatisme articulaire aigu. Nous ne rappellerons ici que les règles essentielles.

1° *Diluer* le sel dans une assez grande quantité de liquide *alcalin*, de façon à éviter l'action irritante sur les parois stomacales.

2° *Fractionner* la dose quotidienne en *prises réparties régulièrement* toutes les 2 ou 3 heures, *nuit et jour,* à cause de l'élimination rapide du médicament.

3° *Donner dès le premier jour la dose maxima jugée nécessaire* (o gr. 40 en moyenne par jour et par année d'âge, 6 à 8 grammes en moyenne pro die pour un adulte).

4° Continuer à pleine dose 3 jours après la chute complète de la température ; *diminuer alors graduellement* jusqu'au 20e jour, date après laquelle la guérison pourra être considérée comme définitive s'il n'y a aucune recrudescence fébrile.

Avant d'administrer aucune préparation salicylique, il faut *analyser les urines,* rechercher la présence de l'albumine, la doser même, si elle est abondante, s'assurer en un mot de la perméabilité du rein, et au cours du traitement pratiquer fréquemment la réaction qui décèle l'élimination régulière de l'acide salicylique (coloration pourpre foncé par addition de perchlorure de fer).

A l'intérieur on pourra prescrire *le salicylate de soude de préférence en solution.*

Solution :

> Salicylate de soude. . . . .   6 à 8 grammes.
>
>   pour un paquet.

Dissoudre un paquet dans une bouteille d'eau de Vichy (Célestins) à prendre dans les 24 heures par verre à Bordeaux toutes les 3 heures.

Potion :

> Salicylate de soude.. . . . . . .   16 grammes.
> Rhum vieux.. . . . ., ...   60   —
> Sirop d'écorces d'oranges amères. . } ãã 100   —
> Hydrolat de tilleul.. . . . . . .   }

Une cuiller à soupe toutes les 3 heures (8 par jour) dans une tasse d'infusion ou un demi-verre d'*eau de Vichy.*

Le Gendre et Martinet. — Maladies de la nutrition.   23

En cachets, forme peu recommandable :

Salicylate de soude. . . . . $0^{gr},60$
Bicarbonate de soude. . . . . $0\quad40$

pour un cachet.

Un toutes les 3 heures, jour et nuit, soit 8 dans les 24 heures, chaque cachet avec une tasse d'infusion chaude.

En capsules glutineuses ne se dissolvant que dans l'intestin :

Salicylate de soude. . . . . $0^{gr},25$

pour une capsule.

2 à 3 toutes les 3 heures, jour et nuit, soit 16 à 24 dans les 24 heures avec une tasse d'infusion chaude.

Ces dernières formes pharmaceutiques sont en somme peu pratiques et à prescrire seulement chez les personnes particulièrement difficiles et qui ne peuvent supporter le goût même atténué du salicylate.

Injections hypodermiques à 3 pour 100 multipliées au pourtour des articulations fluxionnées.

Cette méthode de traitement local a été préconisée par le professeur Bouchard ; elle est douloureuse pour certains malades et n'est applicable qu'autour de certaines articulations.

Pommade.

On a formulé des pommades à base de salicylate de soude telle la suivante :

Salicylate de soude. . . . . 10 grammes.
Vaseline. . . . . $\Big\}$ āā 25 —
Lanoline. . . . .

Usage externe.

Le salicylate de méthyle — et ses variétés — est certainement supérieur pour les applications externes.

Le salicylate de soude reste pour nous la meilleure des préparations salicylées antirhumatismales.

L'action antithermique, analgésique de l'*antipyrine* en fait un adjuvant très rationnel du salicylate dans le rhumatisme. En général, les résultats sont des plus favorables et souvent là où le salicylate seul a échoué ou a donné une rémission incomplète, ladite association fait merveille. On pourra dans les formules précédentes introduire l'antipyrine soit à parties égales avec le salicylate de soude, soit de préférence à doses moitié moindres. Il sera alors prudent d'y associer un stimulant cardiaque. On se rappellera d'autre part que le mélange de salicylate de soude et d'antipyrine est déliquescent, ce qui oblige à rejeter la forme de cachets.

Ladite association est d'ailleurs parfaitement réalisée par la *salipyrine*, combinaison d'antipyrine et d'acide salicylique, qui se prescrit à peu près aux mêmes doses que le salicylate :

Salipyrine.	6 grammes.
Sulfate de spartéine.	$0^{gr},10$ centigr.
Glycérine.	20 grammes.
Sirop de fleurs d'oranger.	40 —
Eau distillée..	60 —

A prendre dans les 24 heures par cuiller à soupe de 3 en 3 heures.

Le cas échéant on pourrait lui substituer l'ASPIRINE (V. Médicaments usuels) — dont l'action analgésique est peut-être plus rapide, mais dont l'action antirhumatismale nous a paru moins profonde et l'action dépressive neuro-cardiaque plus considérable.

L'aspirine est, comme on le sait, un éther acétique de l'acide salicylique, qui diffère surtout des salicylates alcalins en ce que :

1. *Dans les conditions normales l'aspirine ne se dédouble qu'en milieu alcalin,* c'est-à-dire *dans l'intestin,* en sorte qu'*en général* l'aspirine est mieux supportée par l'estomac et moins bien par l'intestin — ce qui peut être l'occasion d'indications spéciales.

De ce fait découle l'*indication formelle d'administrer l'aspirine avec de l'eau neutre ou légèrement acidulée ou alcoolisée ou mieux avec une infusion chaude, mais jamais avec une eau alcaline.*

2. *Dans les conditions habituelles l'absorption et l'élimination*

sont plus rapides que celles des salicylates; c'est probablement à cause de cela que l'action de l'aspirine est plus rapide, mais aussi plus brutale et plus fugace. Il semble que de ce fait on puisse dire que l'aspirine convient surtout dans les cas où l'on veut frapper vite et fort, que les salicylates doivent être préférés dans les cas où l'on recherche une action moyenne et durable, où l'administration doit être prolongée.

3° *L'action antithermique de l'aspirine est plus précoce, plus marquée, plus brutale, plus dangereuse aussi que celle des salicylates alcalins.* Elle expose aux sueurs profuses et aux lipothymies et ne doit être prescrite de ce fait qu'avec la plus extrême prudence et associée à des toni-cardiaques chez les cardiaques, les débilités, les asthéniques.

4° *L'action analgésique est en général plus marquée que celle des salicylates,* ce qui explique la faveur du public.

5° Au point de vue de l'administration *l'aspirine présente sur les salicylates l'avantage de pouvoir être administrée en paquets en suspension dans l'eau (neutre ou acidulée ou alcoolisée); car sa saveur n'est pas désagréable — ou en cachets, car en général l'action irritante sur l'estomac est minime ou nulle, l'aspirine ne s'y dédoublant pas.* C'est une seconde raison pratique qui explique pourquoi public et médecins lui accordent souvent la préférence.

On en prescrira 3 à 8 grammes dans les 24 heures en cachets de 0^{gr},50 à 1 gramme, en comprimés ou en solution alcoolisée. Si on craint le moins du monde l'asthénie cardio-vasculaire, on l'associera à un tonique neuro-cardiaque (strychnine, spartéine, caféine) et on le prescrira avec une infusion chaude alcoolisée.

> Aspirine. . . . . 0^{gr},60
> pour un cachet.

5 à 8 par jour, à 3 heures d'intervalle, avec une infusion de sauge chaude, sucrée et alcoolisée.

> Caféine. . . . . 0^{gr},05
> Aspirine.. . . . . o 60
> pour un cachet.

5 à 8 dans les 24 heures, comme plus haut.

Strychnine (sulfate). . . . . . .   1/2 milligramme.
Spartéine (sulfate). . . . .   deux centigrammes.
Aspirine. . . . .   0^{gr},5o

                                         pour un cachet.

5 à 8 dans les 24 heures, comme plus haut.

De nombreux succédanés des salicylates alcalins et de l'aspirine existent, la plupart sous forme de spécialités, qui ne présentent pas d'avantages bien marqués sur les précédents : aspirophon
(acide acétylsalicylique–amidophénacétine), benzosaline (éther
méthylique de l'acide benzo-salicylique), diaspirine (éther succinique de l'acide salicylique), glycosal (éther monosalicylique
de la glycérine), novaspirine (éther méthylcitrique de l'acide salicylique), rheumatin (salicylchininum salicylicum), salacétol
(éther salicylique de l'acétol), saliformine (salicylate d'hexamé-
thylentétramine, salicylate d'urotropine), salipyrine, salit (éther
salicyliqne du bornéol), salophène (acétyl-p-amidosalol), etc.,
etc. Quelques-unes de ces préparations ne sont pas sans valeur.
Ce serait sortir de notre cadre que d'en esquisser même l'étude
(V. Médicaments usuels).

Certains éthers et certains sels dérivés de l'acide salicylique, tel
le *salicylate de méthyle* (V. Médicaments usuels), très volatils, jouissent de la propriété d'être très rapidement et très complètement
absorbés par la peau et éliminés par les urines, après avoir exercé
sur l'organisme une action analgésique locale et antirhumatismale générale de tous points comparable à celle obtenue avec les
salicylates alcalins ou organiques. Ils constituent un adjuvant
précieux dans le traitement du rhumatisme.

Nous avons dit que l'on pouvait prescrire le *salicylate de
soude* en pommade pour applications externes ; — il est très médiocrement absorbé et en somme très peu recommandable sous
cette forme.

Le *salicylate de méthyle* est un liquide incolore, d'odeur sui
generis très pénétrante et très persistante, qu'on a comparée à
celle de la jacinthe : elle est insupportable à certains malades,
surtout aux femmes nerveuses, en tout cas très révélatrice et ce

n'est pas un des moindres inconvénients de cette substance. Il est peu soluble dans l'eau, un peu plus dans l'alcool. On l'emploie à peu près exclusivement en applications externes. On peut admettre cliniquement que 2^{gr},5o de salicylate de méthyle, appliqués comme il va être dit, équivalent à 2 grammes de salicylate de soude.

Le mode d'application du salicylate de méthyle est des plus simples. Il peut se formuler comme suit :

Répandre sur de la gaze, de l'ouate hydrophile ou de la flanelle la quantité de salicylate de méthyle jugée nécessaire (8 à 12 grammes); appliquer sur l'articulation malade; recouvrir d'une épaisse couche d'ouate, puis d'une feuille de taffetas gommé, ou gutta-percha laminée; fixer avec soin par une bande de flanelle, ou de crêpon; renouveler au bout de 24 heures.

C'est une pratique dont l'odeur seule restreint l'usage. Elle peut rendre les plus grands services dans les cas d'intolérance stomacale. On peut d'ailleurs l'employer concurremment avec l'administration stomacale de salicylate de soude, mais alors il convient de tenir compte de l'addition des effets dans la prescription des doses internes et externes.

Si l'odeur paraît trop insupportable au malade, on pourra essayer les 2 liniments suivants :

> Acide salicylique. . . . .)
> Essence de térébenthine. . . . . } āā 10 grammes.
> Lanoline. . . . .)
> Axonge.. . . . . 8o   —
>
> (Bourget.)

ou

> Chloroforme. . . . . } āā 5 grammes.
> Acide salicylique.. . . . . }
> Huile de jusquiame. . . . . . . 3o   —
> Lanoline. . . . . 8o   —
>
> (Blache.)

Des nombreux succédanés et substitutifs du salicylate de méthyle nous ne retiendrons que l'*Ulmarène* (français) et le *Mesotan* (allemand).

L'*ulmarène* est un mélange d'éthers salicyliques et d'alcools de poids moléculaire élevé. C'est une poudre orange, insoluble dans l'eau, soluble dans l'alcool, et dont la solution alcoolique a une odeur faible rappelant celle du salol ; elle renferme 75 pour 100 d'acide salicylique.

La solution alcoolique originelle peut parfaitement être substituée au salicylate de méthyle. On l'emploiera dans les mêmes conditions que cette dernière substance aux doses quotidiennes moyennes de 4 à 15 grammes.

On pourrait l'associer à l'huile de jusquiame à parties égales.

Le *Mesotan* (éther méthonyméthylique de l'acide salicylique) est très irritant pour l'épiderme et détermine facilement des dermatites artificielles assez violentes ; aussi ne l'emploiera-t-on et avec prudence qu'en pommade.

Mesotan. . . . . 25 grammes.
Vaseline. . . . . 100 —

Usage externe.

Son application, certainement efficace, est fort délicate et commande les précautions suivantes :

1° Ne pratiquer que des onctions *légères*.

2° Les applications successives doivent être faites circulairement, de telle façon que toute région traitée par le mesotan ne subisse pas de nouvelle application avant que 2 jours au moins se soient écoulés depuis la dernière.

3° Le traitement doit être immédiatement interrompu, si l'on constate la production d'un érythème marqué.

4° L'application sera des plus simples et consistera exclusivement en une onction *légère* avec une quantité déterminée de la pommade susindiquée, recouverte d'une ou deux épaisseurs de flanelle très légèrement fixée.

5° Les érythèmes légers qui peuvent être provoqués par les applications céderont promptement à l'application d'une pâte à l'oxyde de zinc.

Nous mentionnerons seulement pour mémoire le Dermosan, le

Petrosal, le Rheumasol, le Spirosal, le Salène, etc., etc. qui sont tous des éthers volatils et absorbables de l'acide salicylique, dont les propriétés, le mode d'application, le mode d'action sont comparables à ceux des composés précédents.

L'intolérance aux préparations salicylées peut se traduire par des vomissements, des vertiges, des bourdonnements d'oreille, des troubles cardiaques, du délire. Toutefois il faut bien savoir qu'un bon nombre des accidents réputés salicyliques sont à proprement parler provoqués par des fluxions rhumatismales. Aussi devra-t-on contrôler, dans les cas suspects, l'élimination urinaire des salicylates au moyen du perchlorure de fer et, si cette élimination est régulière, on pourra continuer la médication salicylée.

Mais c'est dire que toute cause pathologique d'insuffisance rénale (la vieillesse, l'artério-slérose, l'insuffisance hépatique, l'alcoolisme, le mal de Bright surtout) commandent une prudence particulière dans l'administration des salicylates. On a signalé chez les enfants (Langmead) des accidents d'intoxication salicylée rappelant de tous points le tableau du coma diabétique (torpeur, dyspnée, acétonurie, odeur acétonique de l'haleine, etc.) et justiciables, comme cet état morbide, des alcalins (bicarbonate de soude) à hautes doses et des purgatifs.

*
* *

Pendant la période fébrile *l'alimentation sera purement liquide et exclusivement constituée par du lait et des laitages et des boissons abondantes* (eau et infusions) — de façon à assurer par une diurèse abondante et régulière l'élimination tant du salicylate que des principes morbifiques encore mal connus engendrés par l'infection rhumatismale.

Il sera même prudent de commencer comme dans la plupart des infections le traitement général par un *purgatif,* soit salin — soit une bonne dose de calomel.

L'articulation ou les articulations malades seront naturellement immobilisées avec soin et protégées contre tout heurt et tout refroidissement par un enveloppement ouaté assez épais.

Bref on peut formuler comme suit l'ordonnance schématique relative à un cas de :

Rhumatisme articulaire aigu d'intensité moyenne sans complications viscérales chez un adulte

1. Enveloppement ouaté soigneux, immobilisation absolue des articulations malades.

2.   Salicylate de soude.. . . . . . 16 grammes.
    Bicarbonate de soude. . . . . . 8 —
    Rhum vieux.. . . . . 60 —
    Sirop d'écorces d'oranges amères. . ⎫ āā 100 grammes.
    Hydrolat de tilleul.. . . . . . . ⎭

Une cuiller à soupe toutes les 3 heures (8 par jour) dans une tasse d'infusion ou un demi-verre d'eau de Vichy.

a) Diminuer la dose en cas d'insuffisance de l'élimination rénale (épreuve du perchlorure de fer, taux des urines) ou de tendance à l'intolérance (vertiges, vomissements, etc.).

b) Dans le cas contraire maintenir la pleine dose jusqu'à sédation marquée de la douleur et de la fièvre et continuer ensuite à doses progressivement décroissantes.

c) En cas d'intolérance stomacale, substituer l'application externe d'*ulmarène* et l'administration interne d'*antipyrine*.

    Ulmarène. . . . . ⎫ āā 40 grammes.
    Huile de jusquiame. . . . . . . ⎭
Usage externe.

Une cuiller à soupe, sur de l'ouate, pour pansement occlusif de l'articulation malade 2 fois par jour avec taffetas gommé et ouate ordinaire.

3. Le *premier jour* du traitement, *purgation* avec :

Citrate de magnésie 50 grammes
et *diète hydrique* (boissons abondantes, eau et infusions).

Les jours suivants :

Régime lacté strict (lait, thé, café, tapioca, vermicelle au lait chaud ou froid, sucré ou non, additionné ou non d'Eau de Vichy) par prises de 3 à 400 centimètres cubes *toutes les 3 heures* — 6 prises par jour — 2 litres à 2 litres et demi.

Dans l'intervalle — eau pure (Evian, Thonon, Saint-Colomban) ou infusions (chiendent, queue de cerise, stigmates de maïs, etc.)

Lactose ad libitum par cuillerées à café dans le lait et les infusions.

N. B. — Bocal à urine gradué — établir la courbe des urines, aussi soigneusement que celle de la température.

Surveiller principalement :

      la température,
      le pouls,
      le taux des urines,
      le cœur,
      la plèvre.

RHUMATISME ARTICULAIRE AIGU
VISCÉRAL COMPLIQUÉ

Le rhumatisme articulaire aigu — en dehors de sa localisation articulaire habituelle et qui lui a valu son nom — peut se jeter sur les viscères et plus particulièrement sur les séreuses. Le cœur, la plèvre, les méninges sont, par ordre de fréquence, les organes les plus fréquemment touchés par le rhumatisme articulaire aigu. Dans la pratique il y a donc lieu d'envisager le traitement :

Du rhumatisme articulaire aigu à localisations cardiaques (*rhumatisme cardiaque*).

Du rhumatisme articulaire aigu à localisation pleurale (*pleurésie rhumatismale*).

Du rhumatisme articulaire aigu à localisation méningée (*rhumatisme cérébral*).

Rhumatisme cardiaque. — On sait que l'honneur de la découverte de l'endo-péricardite rhumatismale revient en grande partie à Bouillaud ; il promulgua les lois fameuses de coïncidence qu'il énonça comme suit et qui ont conservé leur intégrale valeur clinique.

Première loi : Dans le rhumatisme articulaire aigu, violent, généralisé, la coïncidence d'une endocardite, d'une péricardite ou d'une endopéricardite est la règle, la loi et la non-coïncidence l'exception.

Deuxième loi : Dans le rhumatisme articulaire aigu, léger, partiel, apyrétique, la non-coïncidence d'une endocardite, d'une péricardite ou d'une endopéricardite est la règle et la coïncidence l'exception.

Le rhumatisme articulaire aigu est avec la sclérose cardio-artérielle le facteur pathogénique le plus fréquent des cardiopathies chroniques.

Les lois précédentes enseignent qu'il faut prévoir et s'efforcer de prévenir la localisation endo-péricardique dans tous les cas de rhumatisme articulaire aigu, violent, généralisé.

Le traitement se présentera donc à 3 périodes de la maladie :

Préventif : dès le début du rhumatisme articulaire aigu violent généralisé.

Curatif : lors de la constatation des signes cliniques de l'endo-péricardite aiguë rhumatismale.

Palliatif : quand le rhumatisme est guéri laissant après lui une cardiopathie chronique.

Nous ne nous occuperons ici que des deux premières périodes, car la troisième appartient plus particulièrement à l'étude de la thérapeutique des cardiopathies.

*
* *

Dès le début du rhumatisme articulaire aigu violent généralisé, caractérisé par la multiplicité, la violence des localisations articulaires et par l'hyperthermie, on s'efforcera donc *préventivement* de « couper » aussi rapidement que possible ladite crise, de façon à éviter la localisation cardiaque.

Le meilleur traitement préventif est encore *la médication salicylée méthodique et intensive, à doses fractionnées et suffisamment fortes* (6 et 8 grammes et plus pro die), la seule réellement capable d'amener la résolution rapide d'une attaque de rhumatisme.

Le salicylate de soude a été accusé, au début, de provoquer le rhumatisme cardiaque et le rhumatisme cérébral ; l'expérience clinique a nettement démontré qu'il n'en était rien et que tout au contraire la médication salicylée réduisait dans une forte mesure la proportion des localisations cardiaques du rhumatisme.

Tout au plus peut-on admettre une action dépressive neuro-cardiaque légère, qui indique d'associer dans ces cas les salicyliques à des toni-cardiaques (strychnine et spartéine en particulier) ; mais, si l'on peut admettre une action dépressive d'ailleurs légère sur l'innervation et la musculature cardiaque, aucune observation clinique ou expérimentale n'autorise à admettre une action quelconque sur l'endocarde ou le péricarde précisément touchés par le rhumatisme, sauf précisément l'action spécifique curatrice recherchée.

Donc on instituera, comme il a été dit ci-dessus, la *médication salicylée*.

Il semble logique de renforcer dans ces cas l'action spécifique particulière des préparations salicyliques par une action thérapeutique anti-infectieuse générale du type de celle que l'on obtient avec les *métaux colloïdaux*. Il sera indiqué de pratiquer une ou plusieurs injections quotidiennes successives *d'électrargol de 5 à 10 centimètres cubes* ou de faire pratiquer sur la région cardiaque une friction quotidienne prolongée avec le contenu d'une des cartouches suivantes :

> *Onguent à l'argent colloïdal* à 15 pour 100.   3 grammes..
> pour une cartouche.

Les émissions sanguines locales (ventouses scarifiées précordiaques) sont probablement des défluxionnements utiles.

Le régime lacté est de rigueur.

Le reste du traitement (enveloppements articulaires, etc.) se confond avec celui indiqué précédemment.

*
* *

Si, en dépit de ce traitement préventif, les signes caractéristiques de l'endopéricardite se manifestent, *le traitement salicylé sera continué* — hors le cas de myocardite, de dilatation aiguë du cœur se traduisant par de la dyspnée, de l'angoisse, des tendances syncopales ou une expectoration spumo-sanguinolente.

La médication colloïdale sera instituée par *voie endo-veineuse* (voir Médicaments usuels) ; elle donne parfois les résultats les plus brillants, son efficacité est malheureusement inconstante.

La révulsion locale sera pratiquée, soit sous forme de ventouses scarifiées, soit sous forme de vésicatoires volants (mouches de Milan) pansés aseptiquement, soit sous forme de pointes de feu ou de teinture d'iode digitalinée.

Nous nous sommes souvent beaucoup loués de l'application permanente d'un *sac de glace* léger, séparé de la peau par une flanelle et maintenu par un ruban autour du cou, surtout en cas de péricardite.

Il est tout à fait exceptionnel que la péricardite rhumatismale détermine un épanchement assez abondant pour nécessiter la paracentèse.

On a conseillé d'autre part et employé avec des succès divers des *injections de sérum streptococcique de Menzer* aux doses de 2, puis de 5 centimètres cubes (Ratzeburg, Therapie der Gegenwart, mars 1910) ou des *injections de Wright-vaccin,* c'est-à-dire d'une émulsion de bacilles morts (bacille d'Achalme, variété rhumatismale), de l'hémobioculture dans la solution salée physiologique (Rosenthal)[1].

Ces 2 tentatives de bactériothérapie montrent assez que bactériologues et cliniciens sont encore loin de s'entendre sur la nature

---

1. L'un de nous a publié des cas favorables à l'emploi du sérum de Rosenthal. P. Le Gendre (*Soc. méd. des hôpitaux,* 1910).

exacte de l'élément pathogène du rhumatisme articulaire aigu ; car les injections de sérum antistreptococcique sont basées sur la théorie du rhumatisme articulaire aigu considéré comme pyémie non spécifique atténuée (Menzer, Chwosteck, Sahli, Singer, etc.), tandis que les injections de Wright-vaccin en partant du bacille d'Achalme sont basées sur la théorie du rhumatisme articulaire aigu admis comme infection spécifique due au bacille d'Achalme, variété rhumatismale (Achalme, Thiroloix, etc.).

Les auteurs de ces tentatives invoquent les uns et les autres à l'appui de leur méthode un certain nombre de faits cliniques favorables. Les résultats sont jusqu'ici inconstants et les auteurs précités conseillent d'employer concurremment à leur sérum les médications salicylée et colloïdale.

*
* *

Quand la phase aiguë est passée, que la fièvre a disparu, que la lésion cardiaque est en voie d'organisation scléreuse, on pourra essayer d'activer la résorption des exsudats valvulaires, d'en retarder et d'en atténuer l'évolution scléreuse par l'administration alternée des *iodures* (o gr. 5o à 1 gramme) et des *arsenicaux*.

L'asthénie cardiaque, la tendance à l'hyposystolie seront combattues par les *préparations digitaliques* (V. Médic. usuels) ; l'éréthisme, par la *valériane* et les *bromures*.

L'application prolongée de révulsifs : mouche de Milan, pointes de feu, teinture d'iode paraît utile.

Peter était convaincu que l'application et l'entretien d'un *cautère* à la pâte de Vienne avait une efficacité incontestable. C'est une affirmation difficile à contrôler.

En somme, le traitement peut s'ordonner comme suit :

A) RHUMATISME ARTICULAIRE AIGU VIOLENT GÉNÉRALISÉ AVANT TOUTE LOCALISATION CARDIAQUE AVÉRÉE.

Traitement comme p. 361.

et en plus

1° Injection quotidienne de 10 centimètres cubes d'*Electrargol*

ou frictions quotidiennes, prolongées 20 minutes, avec le contenu
d'une des cartouches suivantes :

> Onguent à l'argent colloïdal à 15 pour 100.   3 grammes.
>
> pour une cartouche n° 6.

2° Appliquer 3 ou 4 jours de suite sur la région précardiaque
3 ou 4 ventouses scarifiées.

B) RHUMATISME ARTICULAIRE AIGU AVEC ENDO-PÉRICARDITE COM-
MENÇANTE.

Traitement comme I
en modifiant comme suit la potion salicylée :

> Sulfate de spartéine. .   . .. .   vingt centigrammes.
> Salicylate de soude. . .   . .   16 grammes.
> Cognac vieux.   40   —
> Sirop des cinq racines. .   .   . ⎫ ââ 100   —
> Julep gommeux. . .   . . . ⎭

6 cuillers à soupe dans les 24 heures (potion pour 2 jours).

et en y ajoutant :

1° Injection intra-veineuse de 5 à 10 centimètres cubes d'*Electrargol.*

2° Applications précordiales quotidiennes de *ventouses scarifiées*, — puis d'un *sac de glace.*

3° Injection de Wright-Vaccin (?) ou de sérum Rosenthal (?)
ou de streptococcique (?).

C) ENDOPÉRICARDITE RHUMATISMALE A LA PÉRIODE D'APYREXIE
(début de la sclérose mitrale).

1° Alterner de 10 en 10 jours les deux médications suivantes :

> Sulfate de spartéine. .   . . . .   cinquante centigr.
> Iodure de sodium. .   . . . .   8 grammes.
> Sirop des cinq racines. .   .   . . ⎫ ââ 100 cent. cubes.
> Hydrolat de tilleul. .   . . . . ⎭

Une cuiller à dessert *matin* et *soir* (potion pour 10 jours).

> Arséniate de soude.. .   . . . .   dix centigrammes.
> Eau distillée.. . .   . .   100 cent. cubes.

Une cuiller à café *matin* et *soir* (potion pour 10 jours).

2° Badigeonnage précordial quotidien avec :

Teinture de digitale.. . . . . 10 grammes.
Teinture d'iode. . . . . 100 —

Usage externe.

*
* *

La pleurésie rhumatismale apparaît d'ordinaire dans la deuxième semaine du rhumatisme articulaire aigu, quelquefois plus tard ; son début peut être franc, avec point de côté typique et recrudescence de la température, plus souvent elle s'installe sournoisement, insidieusement — elle ne s'annonce pas, il faut la chercher — ; elle est habituellement séro-fibrineuse, à liquide assez abondant ; son évolution est rapide : le liquide augmente rapidement et disparaît de même.

Elle peut exceptionnellement s'accompagner de fluxion, de congestion pulmonaire (fluxion de poitrine).

Son traitement sera celui des pleurésies séro-fibrineuses en général (Voir Thérapeutique usuelle des maladies de l'appareil respiratoire).

Le traitement salicylé est souvent remarquablement efficace ; il est exceptionnel que la thoracentèse soit nécessaire, on n'hésiterait cependant pas à y avoir recours, si l'indication était formelle.

La coexistence fréquente d'une endo-péricardite amène à conseiller souvent la révulsion pré-cardiaque et l'association à des toniques cardiaques (spartéine, digitale, etc.).

*
* *

Le rhumatisme dit cérébral est caractérisé par la localisation des fluxions temporaires et des hyperémies persistantes caractéristiques du rhumatisme articulaire aigu sur les méninges, la pie-mère intra-ventriculaire, et la substance cérébrale. Il peut coexister avec le *rhumatisme spinal* frappant la moelle épinière et ses enveloppes et se manifestant par les signes ordinaires des méningo-myélites aiguës (douleurs rachidiennes plus ou moins violentes avec irradiations vers les membres, signe de Kernig plus ou moins accusé, signes de paraplégie et de contracture).

Le rhumatisme cérébral se traduit cliniquement à l'ordinaire par de l'hyperpyrexie (40 ou 41°) avec atténuation très rapide ou disparition brusque des douleurs articulaires, céphalée, insomnie tenace, délire plus ou moins violent, qui aboutit en 2 ou 3 jours soit à la rémission, soit au contraire — et c'est le cas le plus fréquent — à la stupeur, au coma, entrecoupé parfois de convulsions, à la mort.

Le rhumatisme cérébral frappe, semble-t-il, à peu près exclusivement les prédisposés (surmenés, déprimés, alcooliques, névropathes).

Comme pour le rhumatisme cardiaque, le salicylate de soude a été souvent incriminé comme un agent provocateur du rhumatisme cérébral. Le fait que le rhumatisme cérébral est devenu beaucoup moins fréquent depuis la généralisation de la médication salicylée suffit à faire justice de cette croyance injustifiée.

La médication salicylée est au contraire le meilleur agent préventif du rhumatisme cérébral.

Quand celui-ci aura éclaté, on instituera sans retard la *balnéation systématique froide* — bains à 22° de 10 à 20 minutes avec compresses glacées sur la tête — toutes les 3 ou 4 heures, selon la technique classiquement en usage dans la fièvre typhoïde et vessie de glace sur la tête dans les intervalles des bains.

On sera pleinement autorisé dans ces cas à faire des injections intra-veineuses de collargol ou d'electrargol ou des injections sous-cutanées de sérum anti-rhumatismal (?) (Rosenthal).

Néphrite rhumatismale. — Quand on recherche systématiquement l'albuminurie chez les malades atteints de rhumatisme articulaire aigu, on en trouve encore assez souvent. Il s'agit d'une albuminurie légère et fugace, qui ne contre-indique pas l'emploi du salicylate de soude et qui disparaît au contraire au bout de quelques jours.

Exceptionnellement cette albuminurie peut être assez abondante, avec oligurie et présence dans les urines d'hématies, de cellules épithéliales du rein et de tubuli.

On fera appliquer des ventouses scarifiées sur les triangles de J.-L. Petit, puis des cataplasmes sinapisés.

On insistera sur les boissons abondantes, le régime lacté, et, sans supprimer en général le salicylate de soude, on en diminuera la dose pro die et on en fractionnera le plus possible les prises, en surveillant son élimination.

RHUMATISME ARTICULAIRE SUBAIGU
AVEC TENDANCE A LA SCLÉROSE, A LA DÉGÉNÉRESCENCE FIBREUSE, A LA CHRONICITÉ.

Séquelles de certains rhumatismes articulaires.

Il n'est pas très rare de voir les attaques de rhumatisme articulaire, surtout subaigu, — et peut-être quand la thérapeutique salicylique n'a pas été appliquée assez tôt ou assez méthodiquement, — ne pas entrer en résolution définitive et absolue, laissant après elles soit des phénomènes douloureux, soit de la gêne des mouvements.

Contre les DOULEURS PERSISTANTES on aura surtout à se louer des agents physiques :

Les *révulsifs* réitérés : pointes de feu, vésicatoires, iode.

Les *applications chaudes* : bains sulfureux, sable chaud, radiation des lampes à incandescence, douches d'air chaud'.

Le *massage et la mobilisation* soit manuelles soit au moyen d'appareils (mécanothérapie).

Les *cures thermales* : de Bourbon-Lancy, Aix-les-Bains, Bourbonne, Royat.

Les *boues végéto-minérales* (Dax, Saint-Amand-les-Bains, ou en applications locales (illutation).

On trouvera dans les volumes de cette collection : — Clinique hydrologique, et les Agents physiques usuels — toutes les indications utiles à ce sujet.

Mais, quand il s'agit surtout de séquelles tendant à l'ANKYLOSE, on utilisera avec grand profit la *thérapeutique ionique* sur laquelle nous nous appesantirons, d'après les publications de l'un de nous et de P. Desfosses.

Technique de la thérapeutique ionique.

Personne n'ignore les beaux travaux de M. Stéphane Leduc : *Les nouvelles théories des solutions dans leurs rapports avec la médecine*[1].

Grâce à lui nous connaissons la propriété que possède le courant électrique de faire pénétrer dans les tissus vivants certaines substances médicamenteuses actives. Ces substances sont les acides, les bases et les sels ; dissoutes, elles sont capables de transmettre l'électricité, c'est-à-dire de se laisser dissocier par l'électricité ; on les appelle *électrolytes*. Tandis que les substances qui ne conduisent pas l'électricité, comme le sucre, l'alcool, sont appelées *non électrolytes*.

Lorsqu'on fait passer un courant électrique dans un électrolyte, les radicaux acides se dégagent toujours autour du pôle positif ; ils remontent le courant, on les appelle des anions (ανα, en haut, ιω, je vais). Les métaux, y compris l'hydrogène et les radicaux métalliques, se dégagent au pôle négatif, à la cathode ils descendent le courant ; on les appelle des cathions (κατα, en bas, et ιω, je vais).

L'organisme humain en raison de sa teneur en chlorure de sodium (5 grammes par litre d'après les physiologistes) peut être considéré comme un électrolyte. La conductibilité du corps humain n'est autre que la conductibilité électrolytique.

---

1. STÉPHANE LEDUC, « Les nouvelles théories des solutions dans leurs rapports avec la médecine ». *La Presse médicale*, 1906, septembre, nᵒˢ 70, 72, 74 et 76.

Si on emploie des électrolytes comme électrodes appliquées sur le corps humain et qu'on fasse passer un courant électrique au pôle +, à l'anode, le corps humain abandonne ses anions, reçoit les cathions de l'électrode ; au pôle —, à la cathode, le corps abandonne ses cathions et reçoit les anions de l'électrode.

Pour fixer les idées, supposons les électrodes constitués aux deux pôles par une solution d'iodure de potassium, le métal K au pôle positif descendra le courant et pénètrera dans le corps humain ; au pôle négatif l'ion iode se rendant au pôle positif pénétrera dans les tissus (voy. fig. 1).

Les électrodes formées de solutions salines introduisent sous la cathode leurs radicaux acides, qui agissent en grande partie sur les tissus comme les sels de sodium correspondants, iodure, sulfate, phosphate, salicylate de soude. On peut donc présumer les effets produits par les ions d'un sel lorsqu'on reconnaît les actions des sels de sodium de son acide.

Fɪɢ. 1. — Schéma de la migration des ions.

Entre le corps humain et les plaques métalliques où aboutissent les fils électriques, on a interposé l'électrolyte KI, iodure de potassium ; si on fait passer le courant, le potassium K pénètre dans le corps à l'anode, l'iode I pénètre dans le corps à la cathode.

Si, par exemple, nous dit Leduc, on se sert d'une solution de permanganate de potasse sur chaque bras, après le passage du courant on ne constatera aucun changement au pôle positif par lequel est entré le courant, tandis qu'au pôle négatif sous la solution de permanganate de potasse servant de cathode la peau est

constellée d'un pointillé brun impossible à enlever résultant de
la pénétration de l'ion permanganique.

*
* *

Dans les diverses substances médicamenteuses, on peut employer soit les anions, soit les cathions.

Salicylate de soude. — L'ion salicylique est un anion, la
solution de salicylate de soude devra être placée au pôle négatif.

Iodure de potassium. — Si on veut utiliser l'ion iode, on emploiera une solution d'iodure de potassium ou d'iodure de sodium placée au pôle négatif, car l'ion iode I est un anion.

Sulfate de quinine. — Dans le sulfate de quinine on veut utiliser l'ion quinine qui est un cathion +, on placera donc la solution au pôle positif.

Chlorure de zinc. — On utilise l'ion zinc qui est un cathion
+, et qui pénètre en conséquence sous le pôle positif. Il se
montre hémostatique et antiseptique ; il est applicable au traitement des tuberculoses articulaires.

*
* *

La technique de la thérapeutique ionique n'est pas très compliquée ; elle est à la portée de tous les médecins ; elle n'exige
qu'un courant électrique convenable, une substance active et des
électrodes appropriées.

Le courant électrique. — Le courant électrolytique ne doit
posséder qu'une très faible intensité qui n'atteint qu'exceptionnellement 100 milliampères, mais il doit avoir une assez forte ten-

sion, 3o à 5o volts, car la résistance du corps humain est considérable.

Ce courant peut être emprunté aux piles, aux accumulateurs, ou au courant d'éclairage urbain.

Piles. — Le courant demandé aux piles pour l'électrolyse doit : 1° avoir une assez haute tension ; 2° être très constant. Pour une installation de cabinet, la *pile Leclanché,* la plus répandue pour les sonnettes électriques, le télégraphe, le téléphone, et dont la force électro-motrice est de 1,48 volt, est excellente ; il faut une batterie de 20 à 3o éléments qui donne une tension de 3o à 45 volts ; cette pile est donc difficilement transportable.

Pour les appareils portatifs on emploiera une pile au *bisulfate de mercure.*

Accumulateurs. — Les accumulateurs sont des appareils qui emmagasinent, sur des plaques de plomb tapisées d'oxyde de plomb et plongées dans de l'acide sulfurique dilué, l'électricité qui leur est fournie par diverses sources, piles ou machines dynamo-électriques. Le médecin peut les recharger lui-même, soit avec des piles, soit avec le courant de la ville, ou les faire recharger à l'usine d'électricité.

La force électro-motrice d'un accumulateur étant de 2 volts, il faudra pour l'électrolyse 20 à 3o accumulateurs couplés en tension.

Courant urbain[1]. — Le courant continu de 110 volts peut être

---

1. Le devis pour une installation électrolytique marchant sur le courant urbain est d'environ 25o à 3oo francs.

Réducteur de potentiel..	13o francs.
Milliampèremètre.	80 —
Fils, électrodes, accessoires.	6o —
	27o francs.

Le prix d'une batterie de piles pouvant donner de 3o à 45 volts serait, avec le milliampèremètre et les accessoires, d'environ 25o francs.

On sait que le watt est produit par un courant qui a une tension de 1 volt appliqué à l'électrolyse à condition d'interposer dans le circuit des réducteurs de potentiel ou rhéostats.

Les **rhéostats** usuels sont essentiellement formés d'une spirale de fil métallique peu conducteur en nickeline ; le courant y rencontre une grande résistance qui affaiblit son intensité ; une manette mobile permet d'introduire dans le circuit tout ou partie de cette spirale ; on peut faire varier à volonté le degré de la résistance et par suite l'intensité du courant.

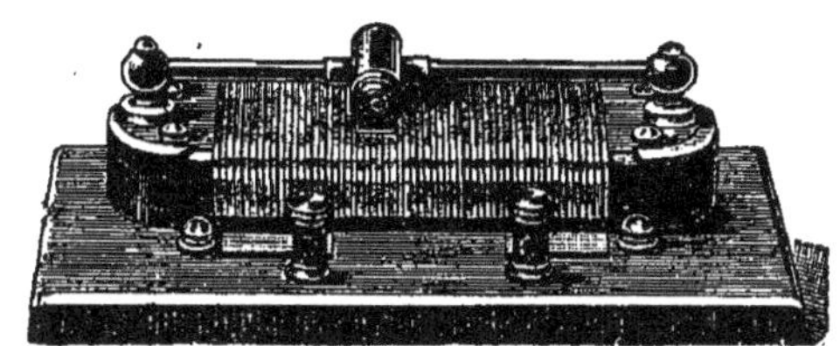

Fig. 2. — Réducteur de potentiel.

Si le médecin dispose pour son éclairage d'un courant alternatif (à Paris, le secteur électrique des Champs-Élysées est à courant alternatif), il devra s'il veut se servir pour l'électrolyse du courant urbain employer un *transformateur de courant alternatif en continu*. Cet appareil se compose d'un moteur à courant alternatif et d'un dynamo à courant continu ; le moteur est actionné par le courant alternatif de la station centrale et met en mouvement la dynamo génératrice du courant continu.

Tout médecin disposant chez lui d'un éclairage électrique, et c'est le cas pour beaucoup de praticiens de petite ville, ne devra pas hésiter à se procurer des appareils électriques fonctionnant di-

et un débit de 1 ampère. Si l'on désigne le nombre de watts par W, la tension en volts par V, l'intensité en ampères par I, on a $W = I \times V$.

Une lampe de 16 bougies qui éclaire un bureau de médecin et qui est branchée sur un secteur de 110 volts consomme un demi-ampère ; l'énergie qu'elle consomme est donc de 55 watts ; en une heure elle absorbera 55 watts heure.

Pour faire l'électrolyse vous avez besoin, par exemple, de 50 milliampères ; avec une force électro-motrice de 30 volts il vous suffirait de dépenser en conséquence $30 \times 0{,}050 = 1{,}5$, soit 1 watt et demi à l'heure ; vous dépensez avec votre courant à 110 volts, $110 \times 0{,}050 = 5$ watts et demi, vous perdez donc beaucoup d'électricité dans le réducteur de potentiel. En réalité, cette dépense est peu onéreuse pour le porte-monnaie, car en somme l'électrolyse vous dépensera encore moins en une heure que votre lampe d'éclairage, soit moins de 10 centimes à Paris et moins de 4 centimes à Londres.

rectement sur le courant urbain. Le courant des stations d'éclairage a une tension extrêmement constante ; on est donc toujours sûr d'avoir à sa disposition, d'une façon parfaitement régulière,

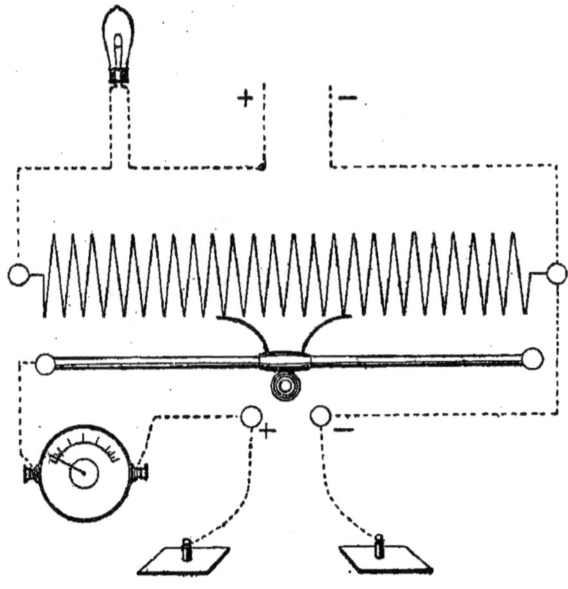

Fig. 3. — Schéma du montage d'une installation de thérapeutique ionique.

Au milieu de la figure on voit le réducteur de potentiel, au-dessus une lampe témoin, au-dessous le milliampère-mètre. Il faut de plus un interrupteur à l'arrivée ; il peut être utile d'ajouter un renverseur de courant à la sortie.

l'intensité de courant dont on a besoin. La dépense de courant est si minime qu'il n'y a guère à en tenir compte ; même à Paris elle est inférieure à dix centimes par heure. Ces appareils n'ont pour ainsi dire jamais besoin de réparation, tandis que les piles occasionnent beaucoup d'ennuis : le remplissage, le remplacement des électrodes, les épanchements d'acide, etc., etc.

Dans certaines petites villes le secteur d'éclairage ne fournit du courant que le soir ou la nuit ; on devra donc emmagasiner l'électricité dans des accumulateurs et emprunter le courant à ces accumulateurs pendant la journée.

Galvanomètre. Milliampèremètre. — Les galvanomètres sont des appareils qui servent à mesurer l'intensité du courant pendant qu'il traverse le patient et permettent au médecin de doser exactement le courant, malgré les grandes différences de résistance d'un sujet à l'autre. Ils sont aussi nécessaires en électrothérapie qu'une balance en pharmacie.

On emploie des milliampèremètres apériodiques : apériodique

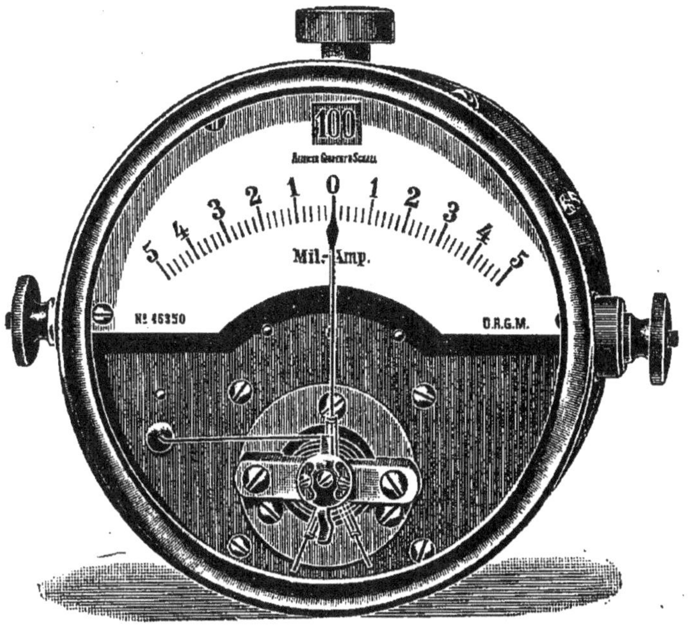

Fɪɢ. 4. — Milliampèremètre apériodique.

veut dire simplement que leur aiguille atteint rapidement sans oscillation et néanmoins avec une exactitude rigoureuse sa position d'équilibre correspondant à chaque mesure.

On emploie généralement les milliampèremètres Deprez-d'Arsonval, s'employant indifféremment dans une position verticale, horizontale ou inclinée. Voici comment sont construits ces instruments :

Une bobine mobile, montée sur pointes et formée d'un fil isolé très mince enroulé sur un cadre métallique, est disposée dans le champ d'un aimant permanent puissant. Cette bobine peut tourner librement dans l'espace très étroit qui existe entre les pôles à évidement cylindrique de l'aimant et un cylindre en fer doux qui se trouve au milieu. Deux ressorts en spirale, agissant en sens contraire et servant en même temps à amener le courant à la bobine, maintiennent cette dernière dans la position qui correspond à la ligne joignant les deux pôles.

Dès qu'un courant traverse la bobine, celle-ci se trouve déviée, et l'angle de déviation est proportionnel à l'intensité, puisque, avec ce mode de construction, l'intensité du champ magnétique est la même pour tous les points de l'espace où se meut la bobine. Lorsque celle-ci se déplace, son cadre métallique fermé est parcouru par des courants induits, qui produisent un amortissement empêchant les oscillations (fig. 5).

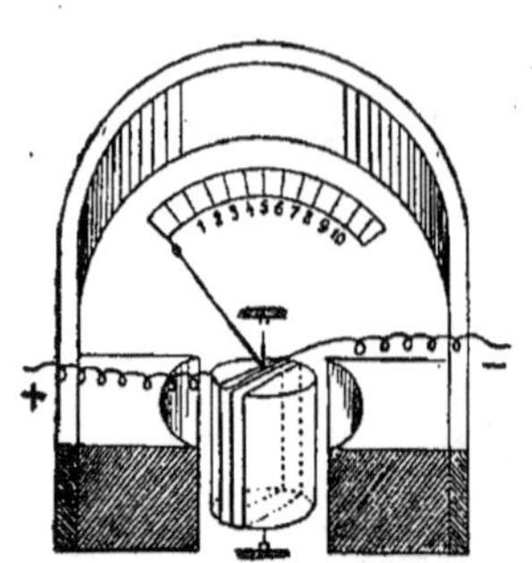

Fig. 5. — Schéma de milliampèremètre Deprez-d'Arsonval, d'après Richard Heller.

Dérivation ou « shunt » du galvanomètre. — Tous les galvanomètres médicaux sont divisés en MA. Afin de pouvoir, avec le même instrument, mesurer des courants faibles et des courants puissants, la plupart des galvanomètres sont munis d'une ou de deux dérivations réductrices ou « *shunts* », dont la résistance est ordinairement de $1/9$ et de $1/99$ de la résistance même de la bobine du galvanomètre.

Suivant l'intensité présumée du courant à mesurer, on intercale l'un ou l'autre des shunts ou on n'en intercale aucun. Leur mise en circuit se fait très commodément, soit à l'aide de vis de contact marquées en conséquence, soit au moyen d'un petit disque de contact ; dans ce dernier cas, un index solidaire du disque marque si un shunt est intercalé et lequel (fig. 6).

Aussi longtemps que le shunt n'est pas intercalé, le courant tout entier doit passer par le très long fil bobiné, qui produit alors une déviation de l'aiguille. Si maintenant on intercale le shunt en serrant la vis marquée 10, de manière que le contact se trouve établi, le courant trouve immédiatement un second passage par un fil dérivé plus gros et plus court, enroulé de telle sorte qu'il n'influence pas l'aimant. Deux voies sont par conséquent ouvertes au courant, qui se répartit de telle façon que les intensités sont inversement propor-

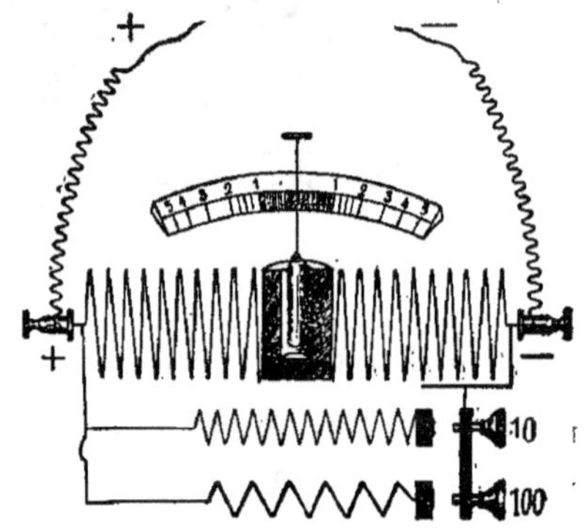

Fig. 6. — Schéma de « shunt », d'après Richard Heller.

tionnelles aux résistances des chemins respectives ; de sorte que si, par exemple, la résistance du shunt est $1/9$ de celle du fil bobiné, ce dernier ne sera traversé que par $1/10$ du courant, tandis que les $9/10$ passeront par le shunt. L'aimant n'est donc influencé que par $1/10$ du courant qui circule dans le circuit, et le nombre de divisions indiqué par l'aiguille doit donc être multiplié par 10 pour donner la valeur réelle du courant.

Ainsi, un galvanomètre qui, sans shunt, marque de 1 à 25 MA, indiquera avec le shunt de 10 à 250 MA. La résistance peut aussi se calculer de telle façon que les nombres de divisions indiqués doivent être multipliés par 100 (fig. 6).

Un galvanomètre dont la sensibilité a été diminuée par l'intercalation d'un shunt est naturellement impropre à indiquer les courants très faibles ; d'un autre côté, le courant d'un seul élément suffit déjà à dévier l'aiguille d'un galvanomètre, de toute l'étendue de l'échelle, si la résistance d'un corps ou d'un rhéostat n'est pas intercalée dans le circuit. C'est pourquoi, en procédant à des essais, on fera en sorte qu'il y ait toujours une résistance suffisante dans le circuit, afin de prévenir toute détérioration du galvanomètre par un courant trop intense.

Fils. — Les fils qui conduisent la force électro-motrice aux électrodes seront fins et souples ; on emploie des fils de différentes couleurs ; on fixera un fil rouge au pôle négatif et un fil vert par exemple au pôle positif.

Électrodes. — Les électrodes seront larges, elles seront constituées par des plaques métalliques que l'on sépare de la peau par d'épaisses couches de tissu de coton hydrophile imprégné soit d'eau salée, soit de l'électrolyte choisi.

Les dimensions de la plaque importent peu ; il vaut mieux qu'elle soit trop grande que trop petite, car, si on veut circonscrire exactement la surface d'introduction, on découpe un orifice dans une feuille de taffetas gommé que l'on applique sur la peau et sur laquelle on comprime l'électrode électrolytique.

Il est essentiel, nous l'avons dit, de bien connaître à quel pôle doit être reliée chaque électrode, aussi est-t-il bon de vérifier les pôles auxquels correspond chaque fil. Pour cela on applique l'extrémité des fils sur un papier spécial dit *papier-pôle*. On voit se former une tache rouge au pôle négatif, d'où le conseil précédemment donné de fixer le fil rouge au pôle négatif.

Solutions actives. — Les solutions actives doivent être faites avec de l'eau aussi pure que possible, distillée et conservée à l'abri de l'air.

Les corps spongieux, les étoffes, ne doivent contenir aucune trace de substance électrolytique autre que celle que l'on veut employer ; on peut employer des compresses de coton hydrophile qui doivent être lavées à l'eau distillée.

On mettra entre la peau du patient et la plaque métallique une épaisseur d'étoffe spongieuse suffisante pour préserver le corps humain contre l'introduction des sels formés au contact du métal des électrodes.

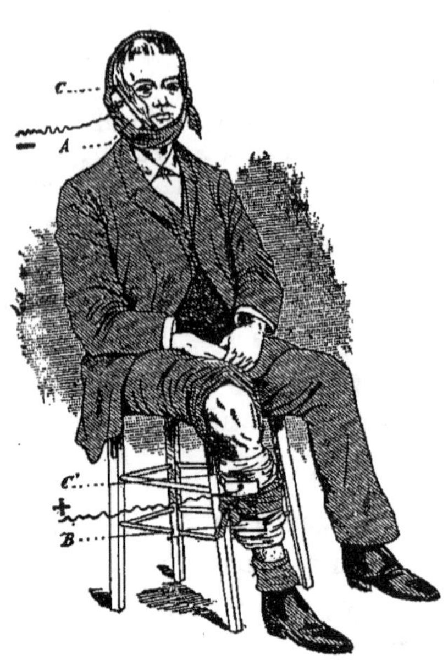

Fig. 7. — Application de la thérapeutique ionique dans le tic douloureux de la face.

A, B, plaques métalliques ; c, c′, compresses de coton hydrophile imbibées de la solution électrolytique.

Technique de l'application. — Supposons qu'il s'agisse d'appliquer l'ion salicylique au traitement du tic douloureux de la face. On fait asseoir le malade près de la table où sont installés rhéostat et miliampère-mètre ; on recouvre toute une moitié de la face et de la tête avec une compresse d'un tissu de coton hydrophile plié en seize épaisseurs et imprégné d'une solution de 2 pour 100 de salicylate de soude ; on applique sur cette compresse une plaque d'étain et le tout est maintenu avec quelques tours de bande. Au niveau du mollet, on applique de même seize épaisseurs de tissu hydrophile imbibé d'une solution de chlorure de sodium à 2 pour 100 et une plaque d'étain maintenue par une bande.

A l'aide du papier spécial on vérifie quel est le pôle négatif et on le met en rapport avec la plaque d'étain faciale ; le pôle positif est relié à la plaque du mollet. On établit le courant électrique avec lenteur et régularité jusqu'à ce que l'aiguille du galvanomètre marque 20 à 40 miliampères ou plus, suivant la tolérance du patient ; on laisse passer le courant à cette dose pendant trente ou soixante minutes.

Au bout de ce temps on abaisse lentement et graduellement le courant jusqu'à zéro, puis on détache les électrodes.

La douleur produite par le courant est généralement minime ; elle consiste en une sensation plus ou moins forte de picotement, de brûlure, assez comparable à celle provoquée par l'urticaire ; elle dépend surtout de la vitesse avec laquelle on élève l'intensité ; elle dépend aussi de la nature de l'ion administré ; elle diminue ou disparaît lorsque, ayant atteint son maximum, l'intensité devient invariable ; elle dépend enfin de l'accoutumance et de l'individu : tel patient supportera facilement 50, 60, voire 100 milliampères ; chez tel autre, on pourra difficilement dépasser 40 ; en général, l'accoutumance, l'entraînement augmentent sensiblement la tolérance du patient. Cette application sera répétée deux ou trois fois par semaine.

Pour obtenir des résultats rapides les séances doivent être prolongées, pas moins d'une demi-heure avec l'intensité maxima. En général, les applications ne doivent pas être de plus de trois par semaine, la peau et les tissus restant très longtemps modifiés par chaque application.

Si les applications ioniques sont bien faites, il n'y a point à craindre d'accidents. Quand le malade accuse une vive sensation de brûlure localisée, il faut diminuer graduellement le courant, l'interrompre, lever l'électrode, chercher l'écorchure, essuyer avec un tampon de coton hydrophile imprégné d'alcool, recouvrir d'une goutte de collodion élastique et recommencer la séance.

Les effets locaux des ions varient avec l'intensité du courant ; la cocaïne, les métaux alcalino-terreux introduits électriquement déterminent facilement des lésions cutanées.

*
* *

Le médecin ne doit s'avancer dans ce champ thérapeutique, en grande partie inexploré, qu'avec une extrême prudence ; en dehors d'instructions précises il doit faire précéder, toutes les fois que la chose est possible, l'application thérapeutique par l'expérimentation animale.

L'ion salicylique.

L'ion salicylique s'emploie de la façon suivante :
Le salicylate de soude

$$C^7H^5O^3.Na = \underset{}{\bigcirc}\ CO.ONa$$

est dédoublé par le courant galvanique en un ion positif $\overset{+}{Na}$ et en un ion négatif $C^7\overline{H}^5O^3$ qui constitue l'ion salicylique. *Cet ion salicylique négatif pénétrera dans l'organisme comme tous les radicaux acides, sous l'électrode négative.* C'est donc, dans ce cas, l'électrode négative qui sera l'électrode active.

*
* *

Pour l'administration thérapeutique, si la région s'y prête, on peut employer un bain salicylé dans lequel on plongera la région qu'on désire traiter ; on le réalisera d'une façon très simple avec un récipient approprié en tôle émaillée et une électrode, en charbon de préférence. Voici, quant à nous, le dispositif que nous adoptons pour le pied, par exemple : nous employons un récipient type bain-de-pied en tôle émaillée, tel qu'on en trouve couramment dans les bazars ; à l'une des extrémités du bain nous appliquons une petite plaquette de bois qui repose par ses bords sur le bord du récipient ; elle est ajourée en son milieu par une fente rectangulaire assez large pour laisser passer l'électrode de charbon qu'on trouve de même dans les bazars d'électricité, assez étroite pour retenir l'armature de bois à laquelle est fixée cette électrode ; nos fils conducteurs sont fixés à l'armature de l'électrode ; nous couplons, si cela nous semble utile, une, deux, trois électrodes du même type.

A la rigueur une poissonnière simplement étamée pourrait être utilisée, mais à la condition qu'elle soit garnie de taffetas gommé isolant, empêchant le contact de la peau avec la paroi métallique du vase. Car, si ce contact a lieu et que la précaution précédente n'ait pas été prise, le patient accusera à ce niveau une douleur plus ou moins vive et une brûlure sera constatée. Pour les mêmes raisons, il est utile d' « habiller » les électrodes avec une bonne épaisseur de tarlatane.

Si la région ne s'y prête pas, comme au cou ou à l'épaule, l'électrode sera constituée par des doubles de tarlatane ou de l'ouate hydrophile. Cette technique a été décrite précédemment, nous n'y insistons donc pas. Rappelons seulement qu'une bonne épaisseur (16 à 48 épaisseurs) de tarlatane doit séparer l'électrode métallique de la peau et que cette couche de tarlatane doit dépasser largement l'électrode pour éviter tout contact métallique escarrotique.

*
* *

Le *titre de la solution de salicylate de soude* employée est habituellement de 2 à 4 pour 100 ; des recherches ultérieures permettront de fixer de façon rigoureuse le taux optimum de la solution.

Les électrodes positives et négatives étant convenablement appliquées, on fera passer le courant. *Il conviendra de n'élever la tension et l'intensité que très lentement* ; on mettra cinq à dix minutes pour arriver à l'intensité maxima désirée. C'est qu'en effet les sensations désagréables accusées par le patient sont en rapport beaucoup plus avec les variations brusques de la tension et de l'intensité qu'avec l'intensité même ; de plus, la tolérance du patient croît avec le temps. Cette tolérance est d'ailleurs en fonction directe de la grandeur de la surface de l'électrode : avec des électrodes de 100 centimètres carrés environ de surface, nous avons généralement atteint sans difficulté des intensités de 5o à 8o milliampères.

Un caractère très important à signaler de l'application de l'ion salicylique, caractère que présentent d'ailleurs d'autres ions diffusibles, est la *diminution de la résistance dans les premières phases de l'application*. Si, les électrodes étant appliquées, on élève rapidement, en une minute par exemple, la tension à 20 volts et, que laissant cette tension constante, on note l'intensité de minute en minute, on voit cette intensité croître pendant les premières minutes pour atteindre un maximum qui reste constant pendant toute la durée ultérieure de l'application : la tension restant constante, l'intensité a augmenté jusqu'à un maximum, la résistance a diminué jusqu'à un minimum fixe.

La séance, pour être utile, doit durer de vingt à quarante minutes, à une intensité moyenne de 5o à 100 milliampères pour des électrodes de 100 centimètres carrés.

*
* *

Les sensations accusées par le patient sont des picotements, des fourmillements, des démangeaisons plus ou moins comparables à ceux ressentis au cours d'une urticaire ou d'une sinapisation. Ces sensations croissent avec l'intensité et diminuent avec le temps ; bref, il y a une accoutumance manifeste : un patient qui ne supporte pas 20 milliampères au début d'une séance en supporte 8o et plus à la fin ; il y a d'ailleurs de grandes variations individuelles. Il ne faut jamais dépasser la limite des sensations facilement supportables. Le patient ne ressent de secousses plus ou moins douloureuses que si l'on élève ou l'on diminue brusquement la tension ou si, par suite de mauvais contacts de la résistance en particulier, le courant présente de brusques oscillations. La sensation de picotement initial est généralement ressentie sous l'électrode négative ; toutefois quelques sujets l'accusent d'abord au pôle positif.

Quand on cesse l'application, la peau se montre surtout sous l'électrode négative, très rouge ; il y a congestion vasomotrice intense comme après une sinapisation prolongée.

L'ion salicylique traverse la peau de part en part, et passe dans le tissu cellulaire sous-cutané.

Il est probable que, chez le vivant, l'ion salicylique est, après cette pénétration, entraîné dans le torrent circulatoire ; il est même certain qu'il en est ainsi, puisque après une application suffisamment prolongée la réaction salicylique est constatée dans l'urine. Toutefois, l'apparition relativement tardive (plusieurs heures après la séance) de cette réaction dans la plupart des cas, le rein étant indemne, permet de supposer que l'ion salicylique peut rester momentanément fixé dans les tissus sous-jacents à l'électrode.

Les recherches de MM. Tuffier et Mauté[1], confirmant celles du professeur Leduc, démontrent que la pénétration des ions à travers la peau saine se fait par les glandes, les gaines des poils et le revêtement épidermique. Ces auteurs concluent du reste que l'action médicamenteuse vraie reste absolument localisée à la peau et qu'il faut en distinguer l'action due aux phénomènes biologiques et aux modifications osmotiques provoquées par le déplacement des ions de l'organisme, indépendante de la solution employée au niveau des électrodes ; c'est à cette conclusion que nous a conduits de même l'observation clinique, mais *seulement en ce qui concerne l'action sclérolytique*, qui nous paraît constituer en effet une propriété pharmacodynamique générale de l'ionisation.

*
* *

L'action thérapeutique de l'ion salicylique semble surtout

---

1. Tuffier et Mauté, « A propos de médications ioniques ». *Société de biologie*, 1907, 19 janvier.

Le Gendre et Martinet. — Maladies de la nutrition.   25

s'exercer contre les *douleurs du type névralgique,* contre les *dou-leurs rhumatismales et rhumatoïdes,* contre le *ankyloses,* scléroses articulaires d'origines diverses.

Le professeur Leduc a publié plusieurs cas de *tic douloureux de la face,* de *névralgies rebelles du trijumeau,* améliorés ou guéris par l'administration systématique de l'ion salicylique. Il en est de même des *névralgies intercostales,* des *névralgies scia-tiques ;* nous-mêmes avons traité le plus souvent avec succès par l'ion salicylique diverses névralgies rebelles des types sus-énumé-rés. Il y aura lieu de l'essayer dans tous les cas de névralgies ayant résisté aux traitements ordinaires : quelques séances d'une demi-heure, avec une intensité de 5o à 7o milliampères, vien-dront le plus souvent à bout des névralgies invétérées.

Le professeur Bergonié et ses élèves, le professeur Bordet (d'Alger) ont montré tout le parti qu'on pouvait tirer de l'ion salicylique, qu'on pouvait *a priori* prévoir quasi-spécifique dans le traitement des *affections rhumatismales.* Ils en ont obtenu les meilleurs résultats dans les *diverses variétés d'arthrites rhuma-tismales (rhumatisme chronique, arthrite sèche, arthrite blennor-rhagique, séquelles locales du rhumatisme articulaire aigu avec tendance à la chronicité),* dans les rhumatismes musculaires et tendineux. Nous l'avons employé dans ces divers cas, mais tou-jours à une période subaiguë ou chronique ; les résultats ont été des plus satisfaisants, ils nous ont paru surtout marqués au point de vue trophique et moteur ; la douleur est certainement influen-cée, mais moins que la trophicité et la motricité. L'assouplisse-ment des tissus péri-articulaires, la récupération plus ou moins complète des mouvements perdus sont des phénomènes d'obser-vation constante, et cela est considérable si l'on pense à l'incura-bilité presque complète de ces cas par les méthodes thérapeutiques actuellement en usage.

Cette action est surtout remarquable pour les articulations très superficielles, comme celles de la main ou du pied, où nous avons vu plusieurs fois des patients, au cours même de la pre-mière séance, fermer une main fixée depuis longtemps en demiextension. Chez une femme atteinte de rhumatisme chronique et qui était dans l'incapacité de se servir de sa main gauche depuis deux mois, trois séances ont suffi pour rendre les mouvements aux articulations.

Le rhumatisme chronique déformant s'est montré jusqu'ici rebelle à cette médication ; cela n'est pas autrement surprenant, si l'on réfléchit à l'inefficacité absolue de la médication salicylique en pareil cas. On obtient toutefois en général un assouplissement relatif, mais les séances doivent être longues (au moins une heure) et rapprochées.

$$* \quad * \quad *$$

Il est intéressant de calculer approximativement la quantité d'ion salicylique introduite dans l'organisme par le courant électrique. On sait qu'un ampère-heure décompose $\dfrac{1}{27}$ d'un équivalent gramme électro-chimique quelconque, et qu'il y a proportionnalité entre la quantité d'électricité ayant parcouru un électrolyte et la somme des produits décomposés pendant ladite électrolyse. Si donc on fait une application d'une demi-heure à 80 milliampères, on fera passer 80 milliampères $\times$ 1/2 $=$ 40 milliampères-heures $= \dfrac{1}{25}$ ampère-heure qui décomposent $\dfrac{1}{25} \times \dfrac{1}{27} = \dfrac{1}{675}$ d'équivalent gramme électro-chimique. Le salicylate de soude $C^7\overline{H}^5O^3.\overset{+}{N}a$ étant univalent, son équivalent gramme électro-chimique est $7 \times 12 + 5 + 16 \times 3 + 23 = 160$, l'application précipitée décomposera $\dfrac{160}{675} = 0^{gr},23$ de salicylate de soude ; c'est donc une quantité d'ions salicyliques correspondant à $0^{gr},23$ de salicylate de soude qui sera introduite au maximum sous l'électrode négative. Ceci nous explique entre autres choses pourquoi la recherche du salicylate de soude dans l'urine est si délicate dans ces cas et, par ailleurs, combien, à se placer au point de vue toxique, la zone maniable est étendue.

*
* *

Mentionnons, pour finir, deux petits incidents qui nous ont paru plus particulièrement sous la dépendance de l'ion salicylique. Deux patients ont présenté régulièrement après chaque application d'ion salicylique une *éruption urticariforme* au point d'application ; l'éruption disparaissait en vingt-quatre heures. Il est digne de remarque que cette éruption urticariforme a été signalée dans quelques cas d'administration de salicylate par voie buccale. Il s'agissait bien d'idiosyncrasies individuelles à l'endroit de l'ion salicylique ; car, d'une part, les patients réagissaient de cette façon à chaque application, et, d'autre part, la même solution appliquée à d'autres patients dans les mêmes conditions ne provoquait jamais cette réaction.

Dans deux cas, dont un de ceux qui présentaient la réaction urticariforme, la fin d'une séance fut marquée par des *vertiges*, avec *tendances syncopales* ; à vrai dire, il s'agissait dans ces deux cas d'éthyliques avérés chez lesquels l'application était faite peu de temps après le repas dans une salle surchauffée : nous n'avons jusqu'ici jamais constaté ces phénomènes à nouveau depuis que nous opérons dans une salle de température normale ; il nous est donc impossible de dire si ces phénomènes étaient vraiment sous la dépendance de l'ion salicylique, ce qui paraît peu probable, étant donnée la très faible dose introduite.

Dans deux cas enfin, nous avons noté incidemment la disparition quasi-immédiate d'un prurit vulvaire ancien chez un diabétique, et d'un prurit lié à un eczéma localisé chez un rhumatisant chronique ; dans l'un et l'autre cas l'application n'avait aucun rapport avec la région prurigineuse.

La sclérolyse ionique.

L'action aujourd'hui la mieux connue de la thérapeutique électro-ionique est l'action résolutive qu'elle exerce sur les raideurs, les ankyloses, les scléroses périarticulaires. Sous l'influence de cette thérapeutique, on voit très rapidement s'assouplir, se mobiliser des tissus raidis par un processus inflammatoire ou par un traumatisme. On a donné à cette action le non d'*action scléro-lytique*, de *sclérolyse*.

Cette action avait été remarquée et signalée par des auteurs déjà anciens. C'est ainsi que Remak préconisait comme très efficace l'emploi du courant galvanique dans « les rhumatismes articulaires, les inflammations articulaires subaiguës et chroniques, traumatiques et rhumatismales » ; il pensait, par l'emploi judicieux du courant continu, « accélérer dans les tissus l'écoulement des liquides ».

Il y a plus de quinze ans que le professeur Leduc a signalé pour la première fois cette influence résolutive ; il y est revenu depuis à plusieurs reprises.

*
* *

La technique à employer est exactement celle que nous avons indiquée plus haut.

La cathode exerce une action sclérolytique puissante. C'est donc elle que l'on appliquera de préférence sur la région à traiter. A moins d'indications spéciales, on emploiera comme solution électrolytique une solution de chlorure de sodium à 1 pour 100; on pourrait, si l'on cherchait à exercer en même temps une action analgésique ou antirhumatismale, employer une solution de salicylate de soude à 2 pour 100.

Comme dans les autres applications ioniques, la limite de l'intensité sera marquée par la limite de la tolérance du malade ; pour les applications articulaires, les seules que nous aurons en vue dans cet article, avec des électrodes de grandeur moyenne de 100 centimètres carrés environ, on peut admettre comme intensité utile 40 à 80 milliampères.

*
* *

Cette action sclérolytique a été jusqu'ici surtout étudiée dans des cas d'ankyloses articulaires ou tendineuses d'origine *trauma-tique, inflammatoire* ou *rhumatismale.*

La plupart des cas publiés par le professeur Leduc se rapportent à des *ankyloses post-infectieuses* (ankylose ancienne complète des doigts de la main consécutive à un phlegmon de la main — ankylose ancienne complète du genou consécutive à une arthrite fongueuse — ankylose ancienne douloureuse du genou post-typhique — ankylose post-syphilitique, etc.); tous ces cas cédèrent en quelques séances, trois à huit, d'une durée d'une demi-heure environ, avec des intensités moyennes de 20 milliampères, cathode sur la région ankylosée, électrode constituée par des compresses imbibées d'une solution de chlorure de sodium. Ces résultats sont d'autant plus remarquables qu'il s'agit là d'espèces cliniques difficilement curables par les moyens thérapeutiques ordinaires.

Personnellement, nous avons surtout traité avec un plein succès des cas d'*ankyloses traumatiques* de sièges variés et plus ou moins anciennes.

Quant aux *ankyloses d'origine rhumatismale*, nous n'en avons encore traité qu'un petit nombre ; elles nous ont semblé les plus rebelles, mais, cependant, toujours le traitement a été efficace, et il l'a été d'autant plus que le processus rhumatismal était plus éteint. L'action sclérolytique nous a paru d'autant plus nette et rapide qu'il n'y avait pas à lutter contemporairement avec un état rhumatismal actuel. Toutefois il est bien évident que les cas très anciens où l'ankylose date de plusieurs années se montreront les plus rebelles ; le moment le meilleur est celui où, la période de crise rhumatismale étant terminée, l'ankylose est en voie de constitution.

On obtient des résultats même dans des cas en apparence désespérés : nous avons observé un rhumatisant chronique, ancien, ayant depuis plus de quatre ans, à la suite d'attaques répétées, une soudure de la colonne cervicale et dorsale ; l'ankylose paraissait absolument totale, aucun mouvement de flexion ou de tor sion n'était possible, le malade ne percevait aucun craquement, aucune douleur ; son état avait résisté à divers traitements, entre autres à des cures thermales à Aix et à Royat.

Après dix séances (une demi-heure, 60 à 80 milliampères, cathode à tampon, solution de salicylate de soude à 2 pour 100), le patient, les épaules et le tronc étant fixés, fléchit nettement la tête dans le sens antéro-postérieur, le sommet décrivant un arc d'une quinzaine de centimètres, quelques mouvements de torsion furent possibles ; en même temps le malade perçut nettement des craquements articulaires. Or, ici, l'ancienneté des lésions (quatre ans), leur étendue (colonne cervicale et dorsale), la grande profondeur des articulations à atteindre (muscles de la nuque) étaient des facteurs particulièrement défavorables.

En résumé, nos expériences cliniques sont franchement concordantes et nous permettent d'affirmer :

1° L'action sclérolytique du courant continu est incontestable, elle paraît bien supérieure *au massage,* au point de vue de la résolution des ankyloses.

2° Elle se manifeste sous l'électrode négative ;

3° Les électrolytes de choix paraissent être les solutions de chlorure de sodium et de salicylate de soude à 2 pour 100 ;

4° Les séances doivent être prolongées (une demi-heure à une heure), les électrodes doivent être larges (100 à 200 centimètres carrés), l'intensité moyenne doit être de 50 à 80 milliampères ;

5° Il semble qu'au point de vue de la facilité et de la rapidité de la résolution, on doive classer les ankyloses de la façon suivante :

a) Ankyloses post-traumatiques ;

b) Ankyloses post-infectieuses ;

c) Ankyloses post-rhumatismales.

*
* *

Comment expliquer cette action sclérolytique avec la théorie ionique ?

Au point de vue ionique strict, il y a, d'une part, sous la cathode, *pénétration des ions négatifs* ($\overline{Cl}$, $C^7\overline{H^6}O^3$) qui sont, au point de vue chimique, des *radicaux acides*. Si on se rappelle le rôle important joué par la calcification des tissus dans les processus de sclérose, si l'on se rappelle que les phosphates et les carbonates des métaux alcalino-terreux insolubles quand ils sont neutres ou basiques sont solubilisés par les acides, par HCl en particulier, on conçoit que le fait de l'introduction des radicaux acides puisse être un facteur important de sclérolyse ; il y a, d'autre part, *extraction des ions positifs* ($\overset{+}{Na}$, $\overset{+}{Ca}$, etc.) de l'organisme, extraction des *métaux alcalino-terreux*, qui sont précisément des facteurs de sclérose[1] ; les deux actions : introduction des radicaux acides, extraction de métaux alcalino-terreux, sont concordantes et peuvent, dans une certaine mesure, expliquer l'action résolutive de la cathode.

Le fait qu'on obtient l'action sclérolytique, peut-être le plus aisément, avec des électrodes formées d'une solution de NaCl qui, comme on le sait, est précisément la solution électrolytique constitutive de nos tissus, le fait qu'on peut l'obtenir d'une façon générale sous la cathode avec diversions négatives, amènent à penser qu'il s'agit là, au moins dans une certaine mesure, d'une action interpolaire exercée dans l'intérieur même des tissus par la dissociation ionique des milieux organiques et les modifications d'ordres divers qui en résultent.

En résumé, nous pensons que l'action sclérolytique de l'électro-

---

1. L'extraction des ions positifs de l'organisme n'est pas une simple vue de l'esprit. En 1873, Engel soutint une thèse à Nancy sur l'extraction des métaux du corps humain au moyen de l'électrolyse ; Fritz Frankenhaüser démontra récemment expérimentalement l'extraction possible des ions organiques, et Bordier se sert de cette propriété avec succès pour extraire l'ion urique des tophi goutteux. Poey fit absorber à un patient une certaine quantité de sels métalliques, puis l'installa dans une baignoire en zinc isolée du sol et remplie d'eau acidulée ; une électrode négative fut reliée à la baignoire, une électrode positive fut tenue en main par le patient ; au bout d'un certain temps l'expérimentateur put constater sur les parois de la baignoire un dépôt des substances métalliques ingérées, évidemment extraites par le courant.

ionisation dépend en grande partie du seul passage du courant électrique et de l'ébranlement moléculaire, de la dissociation ionique que ce courant détermine.

PSEUDO-RHUMATISMES INFECTIEUX

ARTHRITES BLENNORRHAGIQUES ET SIMILAIRES

Les arthropathies infectieuses — pseudo-rhumatismes infectieux — trouvent d'autant plus naturellement place à côté du rhumatisme articulaire aigu que, comme nous l'avons déjà dit, nous ne sommes pas encore parfaitement fixés sur la nature exacte de ce dernier, les uns en faisant une infection spécifique due au bacille d'Achalme (Achalme, Thiroloix, etc.), les autres en faisant une infection streptococcique ou une pyémie non spécifique atténuée (Menzer, Chvostek, Sahli, Singer, etc.) ordinairement consécutive à une infection amygdalienne (de Saint-Germain, Œttinger, Broelkaert, Gurich, Schrethold et Curschmann, etc.)

« Toutes les maladies infectieuses peuvent présenter parmi leurs manifestations contingentes des déterminations articulaires distinctes du vrai rhumatisme et relevant de l'infection générale de l'économie »(Bouchard). Cette proposition résume et condense l'étiologie de tous les pseudo-rhumatismes infectieux.

On peut y trouver *exceptionnellement l'agent spécifique de l'infection primitive* (bacille d'Eberth, gonocoque), *fréquemment des microbes d'infection secondaire* (staphylocoques, et surtout streptocoques), *ordinairement rien*, l'agent infectieux agissant à distance par les toxines qu'il sécrète (toxi-infections).

Dans la pratique clinique ces pseudo-rhumatismes infectieux se groupent en 3 grands groupes au point de vue thérapeutique.

1. *Les pseudo-rhumatismes* ou mieux *les arthrites infectieuses consécutives à la blennorrhagie, aux accidents puerpéraux, à la pneumonie, à la dysenterie, etc.,* — dont les modalités cliniques

sont très comparables — dont le traitement comporte les mêmes
médications générales, et dans lesquels on peut parfois tenter avec
plus ou moins de succès une médication spécifique sous forme de
Wright vaccin.

2. *Les pseudo-rhumatismes* ou mieux *les arthrites tuberculeuses.*

3. *Les pseudo-rhumatismes* ou mieux *les arthrites syphilitiques.*

*
* *

Les pseudo-rhumatismes infectieux peuvent servir de transition entre le rhumatisme articulaire aigu et les rhumatismes
chroniques à cause du polymorphisme de leurs manifestations,
qui varie de l'arthralgie simple à l'arthrite suppurée dans les
formes aiguës, pour aboutir à l'ankylose dans les formes subaiguës et chroniques.

Leur pathogénie relève à la fois de la localisation des microbes
et de l'imprégnation toxinique.

L'origine tonsillaire du rhumatisme articulaire aigu a été,
comme nous l'avons dit, soutenue par nombre d'auteurs ; elle a
été de même reconnue au début de maints rhumatismes infectieux
et il s'est trouvé des auteurs pour généraliser et édifier une théorie tonsillaire des rhumatismes infectieux.

La vérité, c'est que l'infection articulaire peut avoir eu son
origine au niveau d'une muqueuse quelconque : urètre, prostate,
utérus et annexes, tonsilles, sinus nasaux, oreille moyenne,
tube digestif, et que cette toxi-infection à distance a d'autant
plus de chances de se produire et de durer qu'une stricture, une
coudure, un hiatus, une adhérence en empêchent le parfait drainage (rétrécissements de l'urètre, déviations utérines, adhérences
péri-amygdaliennes, ptoses intestinales, etc.).

La première indication thérapeutique causale consistera précisément dans la correction de cette stricture ou de ce vice de
position.

Leur thérapeutique participe tantôt des méthodes énergiques

et rapidement victorieuses que requièrent les arthrites d'ordre chirurgical, tantôt des traitements locaux et généraux qu'on oppose avec des succès moins brillants et plus lents à tant de rhumatismes chroniques de natures diverses.

Qu'ils soient liés à la blennorrhagie, à la fièvre puerpérale, à la dysenterie, à l'amygdalite, à la pneumonie, etc., les pseudo-rhumatismes infectieux ont des allures communes et nous pouvons prendre pour type dans l'étude de leur traitement les pseudo-rhumatismes blennorrhagiques.

*
* *

Le point de départ dans ce cas est la présence du gonocoque dans les voies urinaires (homme) ou dans les voies génitales (femmes) ; tant que celui-ci y persiste, il y a possibilité de déterminations articulaires. Pour obtenir un résultat thérapeutique, il faut donc anéantir l'infection urétrale ou utéro-vaginale, dont les localisations articulaires peuvent être dues soit aux métastases du gonoccoque lui-même, soit à l'imprégnation par des toxines.

Lavages de l'urètre ou du vagin au permanganate de potasse, instillations urétrales ou utérines de sels d'argent ; — ingestion de balsamiques (santal, cubèbe, copahu, etc.) ou d'autres antiseptiques plus modernes (salol, urotropine, etc.) ; — traitement d'un rétrécissement urétral par la dilatation, l'urétrotomie ou l'électrolyse ; — traitement d'une métrite par la dilatation, les pansements utérins (crayons, mèches, instillations, etc.), les pansements vaginaux (lavages, tampons, ovules, etc.).

Tel est le schéma du traitement causal, que l'on trouvera traité avec développements nécessaires dans le volume de cette collection consacré à la thérapeutique usuelle des affections cutanées et vénériennes.

Les formes cliniques principales sont :

1º L'arthralgie simple ou suivie d'hypersécrétion synoviale

séreuse, que nous désignerons brièvement sous le nom *d'arthrite blennorrhagique séreuse aiguë.*

2° *L'arthrite blennorrhagique suppurée.*

3° *L'arthrite blennorrhagique plastique déformante,* qui peut être l'aboutissant de l'une ou l'autre des deux formes précédentes.

Le traitement causal est évidemment identique pour ces trois formes ; *le traitement symptomatique et général diffère.*

I. — TRAITEMENT DE L'ARTHRITE BLENNORRHAGIQUE AIGUË SIMPLE.

C'est surtout à ce stade — alors que la localisation infectieuse n'a encore abouti ni à la suppuration, ni à la sclérose ankylosante, — que le traitement causal correctement appliqué peut être abortif ; il sera donc appliqué avec une particulière rigueur.

L'immobilisation absolue du membre malade soit dans une gouttière bien ouatée, — soit même en cas de très grandes douleurs avec un plâtre léger temporaire appliqué par-dessus un bon pansement ouaté, — procure le plus souvent une réelle sédation et est tout à fait recommandable. Les patients en éprouvent toujours un grand soulagement.

Mais *il ne faut pas prolonger trop longtemps cette immobilisation,* sous peine de rendre plus probable l'ankylose, qui est toujours possible.

Dès que les douleurs sont atténuées, il faut procéder à la *mobilisation graduelle* par très courtes séances quotidiennes.

Si la sédation n'est pas suffisante, on pourra essayer les applications *d'onguent napolitain belladoné.*

On d'un *liniment calmant* du type suivant :

<pre>
Acide salicylique. . . . .)
Essence de térébenthine. . . . . } ââ 10 grammes.
Axonge.. . . . .)
Lanoline.   80   —
</pre>

Usage externe (Bourget).

Traitements locaux.

Divers agents physiques donnent souvent les résultats les meilleurs ; tels sont, pour ne parler que des plus usuels :

1° *Les révulsifs* : badigeonnages de teinture alcoolique ou chloroformique d'iode, pointes de feu, vésicatoires pansés aseptiquement.

2° *Le froid intense*. L'un de nous a obtenu pour les articulations facilement accessibles, telles que le coude, le poignet, le genou, des résultats très favorables par l'application du froid intense. On peut utiliser des cataplasmes de farine de lin refroidis et mélangés de petits fragments de glace — ou les sacs de caoutchouc contenant de la glace.

3° *La galvanisation intensive ou l'ionisation* de l'articulation malade (courants de 5o à 7o milliampères, durée 4o à 6o minutes, larges et épaisses électrodes constituées par 4o à 6o épaisseurs de tarlatane, imbibées d'une solution à 5 pour 1oo de salicylate de soude, pôle négatif à l'articulation malade) a été aussi assez souvent employée avec un réel succès.

4° *Les douches d'air chaud* (voir Agents physiques usuels) et les *bains hyperthermaux de chaleur et de lumière* selon la méthode de Tallermann ont donné aussi de bons résultats, ils nous paraissent surtout recommandables, comme l'ionisation d'ailleurs, dans les cas subaigus ou chroniques avec tendance à l'ankylose. A la vérité l'une et l'autre de ces médications sont d'autant plus efficaces que leur application est plus précoce.

5° On a préconisé aussi le traitement du rhumatisme blennorrhagique par les *injections intra-articulaires ou péri-articulaires de sels insolubles de radium,* en l'espèce de sulfate de radium, à la dose de 2o à 4o microgrammes. Le nombre des cas publiés est encore trop restreint pour qu'on puisse formuler un jugement équitable et le prix relativement élevé (5o à 1oo francs) en restreint évidemment l'emploi.

His sur 1oo cas de rhumatisme chronique, traités à la Charité de Berlin, 47 furent améliorés, 29 très améliorés, 5 presque guéris ; 13 ne furent pas modifiés. Il préconise la respiration dans une atmosphère chargée d'émanation de radium, dans quelques cas il employa l'injection de sels insolubles et solubles au voisinage immédiat des articulations malades.

On pourrait en tout cas tenter les applications externes *de boues* et *de toiles radifères* qui paraissent exercer parfois une action sédative réelle.

6° Souvent enfin l'arthrite est très améliorée et cède rapidement sous l'influence de *l'application de la bande compressive de Bier* (voir Agents physiques usuels) : la douleur cesse, la tuméfaction cède, la guérison sans ankylose est la règle après une période subaiguë, pendant laquelle on peut tenter rapidement et sans douleur la mobilisation précoce si importante pour éviter l'ankylose.

7° Les applications d'une couche *d'onguent mercuriel* belladoné recouverte d'ouate et de taffetas gommé.

*
* *

Comme médication interne, en dehors des médications hypnotiques ou analgésiques purement symptomatiques (morphine, antipyrine, pyramidon, etc.) qu'on sera autorisé à employer en cas de douleurs vives et rebelles ou d'insomnies, 2 médicaments nous ont paru utiles :

1° *Le salicylate de soude ou l'aspirine* aux doses de 4 à 6 grammes qui, sans exercer une action quasi-spécifique comparable à celle que l'on peut constater dans le rhumatisme articulaire aigu, ne paraît pas moins avoir une action réelle dans quelques cas sur la douleur et sur l'exsudat.

Mais il conviendra ici d'examiner tout particulièrement au moyen de l'épreuve du perchlorure de fer la perméabilité rénale à l'endroit du salicylate (voir Médicaments usuels).

2° *Le salol* (2 à 4 grammes) par doses fractionnées, mais il faut surveiller l'action sur les reins de l'acide phénique, qui est mis en liberté après le dédoublement dans l'intestin grêle, et suspendre si les urines deviennent brun foncé ou noires.

3° *Le bleu de méthylène* aux doses de o gr. 20 à o gr. 40 en globules ou en cachets, dont l'action analgésique et résolutive est parfois manifeste.

*
* *

A une date tout à fait récente enfin *on a essayé d'opposer à ces manifestations articulaires d'origine gonococcique une thérapeutique spécifique.*

De nombreuses tentatives de traitement ont été faites avec des Wright-vaccins, constitués, comme on sait, par des émulsions stérilisées de cultures gonococciques, ou en d'autres termes par des émulsions de gonocoques morts, en vue de réaliser une vaccination, une immunisation active.

Les résultats — probablement à cause d'une technique non encore parfaitement réglée — se sont montrés fort inconstants. On est encore très mal fixé sur la posologie desdites injections.

Le contrôle de l'index oposonique paraît superflu.

Toutefois on peut dire que lesdites vaccinations, qui se pratiquent fort simplement avec une technique absolument identique à celle des injections hypodermiques ordinaires, sont pour le moins inoffensives, qu'elles semblent parfois exercer une action nettement favorable, et qu'enfin, comme on peut, par suite d'une spécificité pathogénique probablement plus étroite du gonocoque, se servir de stock-vaccins que l'on trouve tout préparés dans le commerce, — la méthode est d'une application facile et vraiment pratique, alors qu'elle serait quasi-impraticable s'il fallait avoir recours aux vaccins personnels, c'est-à-dire préparés directement par culture, si délicate comme on sait, des gonocoques recueillis sur le patient même.

Se basant sur l'affinité qui existe entre le gonocoque et le méningocoque, on a tenté aussi, surtout en Allemagne et en Roumanie, le *traitement de diverses manifestations gonococciques* (urétrites, septicémies, arthrites, etc.) *par les injections intramusculaires de sérum antiméningococcique de Wassermann.* Le plus

souvent la technique suivie a été la suivante : injections intra-
musculaires pratiquées dans la région fessière de 10 à 20 centimètres cubes de sérum anti-méningococcique ; l'intervalle des
injections a été d'ordinaire de 2 jours, leur nombre de 4. Quelques
résultats publiés semblent très remarquables : un certain nombre
de cas rebelles ont guéri en 8 à 15 jours et la médication généralement inoffensive ; néanmoins, après la troisième et quatrième
injections, la plupart des patients ont eu des accidents sériques,
les uns légers avec élévation de température, les autres avec des
éruptions papuleuses cutanées et des adénopathies ganglionnaires.

C'est évidemment une suggestion thérapeutique à retenir dans
les cas rebelles. Dans quelques cas une seule dose de 20 centimètres cubes s'est montrée suffisante pour produire la disparition
rapide des douleurs spontanées et à la pression, la résorption des
épanchements. Nous avons vu quelques cas favorables. La
sérothérapie n'a pas empêché l'ankylose dans les cas tardivement
traités et ses résultats se sont montrés d'autant plus brillants au
point de vue fonctionnel qu'elle a été plus tôt appliquée.

Bref *jusqu'ici la sérothérapie antiméningococcique s'est certainement montrée plus efficace que la vaccinothérapie,* mais la crainte
des accidents possibles d'anaphylaxie nous amène à déconseiller les
injections multiples.

II. — Traitement de l'arthrite blennorrhagique suppurée.

Tout ce que nous venons de dire du traitement de l'arthrite
blennorrhagique séreuse s'applique exactement à l'arthrite blennorrhagique suppurée, qui en est d'ailleurs souvent l'aboutissant.

Dans la période d'invasion et tant que la présence du pus
n'est pas avérée, immobilisation, révulsion, bleu de méthylène,
méthode de Bier sont particulièrement recommandables.

Les applications locales d'onguent napolitain belladoné donnent
souvent dans ces cas d'excellents résultats.

Les vaccins bactériens (Wright vaccins) auraient donné parfois
des résultats résolutifs remarquables.

A la période d'arthrite séreuse grave (hyperthermie, hyperémie, hyperesthésie locales) on a préconisé les ponctions articulaires capillaires avec injections antiseptiques intra-articulaires (sublimé à 1/4.000, collargol, etc.)

A la période d'arthrite purulente avérée (douleur localisée spontanée pongitive et à la pression, œdème succédant à la rougeur, simples oscillations thermiques quotidiennes, a fortiori fluctuation) c'est encore l'intervention chirurgicale large et *précoce* : *arthrotomie avec lavage et drainage*, qui donne les résultats les plus rapides et les meilleurs et qui évite le mieux la complication redoutable entre toutes les arthrites suppurées : l'ankylose.

III. — TRAITEMENT DE L'ARTHRITE BLENNORRHAGIQUE PLASTIQUE DÉFORMANTE.

Une fois que l'état aigu ou subaigu est passé, la maladie a une tendance trop connue à l'ankylose ; il faut alors substituer la mobilisation à l'immobilisation, mais à quel moment ? — C'est là un point capital ; si vous laissez passer ce moment favorable, vous ne pouvez plus mobiliser qu'au prix d'affreuses douleurs ou sous le chloroforme.

Il faut guetter ce moment favorable, qui est celui où les douleurs sont atténuées et où il n'y a plus de fièvre dans les cas fébriles. Faites alors des tentatives *d'effleurage,* puis *de mobilisation manuelle,* très douces, avec massage tous les jours. Suspendez les tentatives si la douleur se réveille, pour les recommencer promptement aussitôt après l'accalmie.

On combinera, ou associera *le massage méthodique, la mobilisation progressive, les mouvements passifs, la mécanothérapie, l'ionisation salicylique* des articulations à assouplir, *l'électrisation galvanique et faradique des muscles voisins* pour combattre l'atrophie inévitable.

On s'efforcera de faciliter la résolution des exsudats par des applications locales de *vasogène iodé,* par des *bains locaux de*

LE GENDRE ET MARTINET. — Maladies de la nutrition.   26

chaleur et de lumière, des bains de sable chaud, par des *douches sulfureuses.*

On conseille quelquefois les pointes de feu, la teinture d'iode, les vésicatoires ; à cette période de la maladie ces médications nous semblent inopportunes, car elles empêchent précisément, ou du moins retardent temporairement, l'emploi des médications sus-énumérées (massage, ionisation, etc.) plus particulièrement efficaces.

A cette période il pourra être utile d'instituer dans un but reconstituant et résolutif une *médication interne arsenico-iodurée* par exemple :

> Arséniate de soude. . . . . $0^{gr},10$ centigr.
> Iodure de potassium.. . . . . . . 5 grammes.
> Eau distillée. . . . . 3oo cent. cubes.
> Une cuiller à soupe le *matin* et à *midi* au moment des repas.

On peut utiliser les *injections hypodermiques de solution iodo-iodurée* de Gram au pourtour des articulations.

Ultérieurement les *cures thermales* s'imposeront. Ce sont surtout les *sources sulfureuses* qui donnent les meilleurs résultats (Aix-les-Bains, Luchon, Barèges, Cauterets, etc.) et les *sources hyperthermales* (Bourbonne, Néris, La Malou, Aix-la-Chapelle). *Les boues végéto-minérales de Dax et de Saint-Amand* sont certainement parmi les agents les plus puissants de cette série.

Toute cette médication n'a rien de bien spécifique, c'est celle qui convient à tous les cas d'ankylose, quelle qu'en soit l'étiologie.

*
* *

Comme nous l'avons dit au début, les cas de pseudorhumatismes consécutifs aux accidents puerpéraux, aux infections staphylococciques, à la pneumonie, à la dysenterie ont des modalités cliniques très comparables à celles que nous venons d'énumérer à l'occasion de la blennorrhagie ; elles comportent les mêmes indications thérapeutiques :

Traitement causal, qui varie évidemment suivant le siège de l'infection initiale.

Traitement local et général du symptôme arthropathie, de tous points comparable à celui que nous venons de décrire.

Traitement spécifique enfin — encore mal établi —, mais qui a déjà donné des résultats encourageants. Aussi croyons-nous nécessaire de revenir ici sur la question des vaccins bactériens spécifiques appelés certainement à jouer un rôle important dans la thérapeutique des affections qui nous occupent.

Les vaccins bactériens.

La vaccinothérapie, qui comptait à son actif, avant même la période pastorienne, les conquêtes incontestables et de tout premier ordre de l'inoculation préventive de la petite vérole (small-pox de Lady Mary Wortley Montagu) et de la vaccine de génisse (cow-pox de Jenner), prend un nouvel essor sous l'influence prédominante des travaux de A.-E. Wright[1].

Chaque jour voit des tentatives nouvelles de traitement d'infections variées par des vaccins bactériens.

Cette méthode très générale de traitement, à la vérité encore exceptionnelle, est appelée, à n'en pas douter, à prendre une part importante dans la thérapeutique des infections courantes. Il est particulièrement opportun, pour éviter bien des déboires, d'en rappeler les conditions essentielles et les acquisitions actuelles.

1) *Une thérapeutique spécifique nécessite un diagnostic spécifique.* Telle est la première et fondamentale proposition de la vaccinothérapie. Une pyémie streptococcique ne sera pas influencée par un vaccin staphylococcique et inversement. Le médecin devra donc, s'il veut pratiquer la vaccinothérapie, être suffisamment bactériologue pour faire un diagnostic bactériologique correct. Si l'emploi d'un vaccin personnel est reconnu nécessaire, il devra même être un bactériologue rompu aux pratiques des ma-

1. WRIGHT, « Studies ou immunisation ». Londres, 1909.

nipulations bactériennes les plus délicates et ayant à sa disposition un laboratoire bien outillé.

2) Les avantages et indications respectifs des *stock-vaccins,* c'est-à-dire des vaccins, des émulsions microbiennes, préparés en stock, en bloc, au moyen de cultures types « standarisées » de microbes spécifiques et des *vaccins personnels,* c'est-à-dire préparés avec des microbes isolés des propres lésions du malade en traitement constituent le nœud du problème thérapeutique, tant au point de vue effectif qu'au point de vue pratique. Les stock-vaccins se trouvant couramment dans le commerce sont en effet d'un emploi aussi facile que le sérum antidiphtérique par exemple, mais se montrent souvent inefficaces ; les vaccins personnels sont certainement d'une activité beaucoup plus marquée et constante, mais dans la pratique on se heurte pour leur obtention à des difficultés incontestables qui en font nécessairement une thérapeutique d'exception.

Il est des vaccins bactériens d'une obtention si délicate, tels ceux de la gonococcie et de la tuberculose, qu'on doit presque nécessairement employer des stock-vaccins. En ce qui concerne le vaccin staphylococcique, on peut commencer le traitement par un stock-vaccin et le continuer par le vaccin personnel en cas d'échec.

Cette question des stock-vaccins et des vaccins personnels se rattache à la question beaucoup plus générale et particulièrement délicate de la classification des groupes, des genres, des espèces et des variétés animales et végétales. L'immunité dite spécifique n'est pas toujours, en fait, étroitement limitée à une espèce ou à un genre. Par exemple, le sérum sanguin d'un lapin immunisé par du sang de cheval n'hémolysera pas exclusivement le sang de cheval, mais aussi quoique à un degré moindre le sang d'âne et de zèbre. Le sérum sanguin d'un lapin immunisé contre le sang humain hémolysera dans une certaine mesure le sang des singes supérieurs. Un antisérum de sang de mouton réagira plus ou moins au sang de bœuf ou d'antilope.

Dans le même ordre d'idées, l'injection d'une variété particulière de streptocoques immunisera le patient non seulement contre cette variété, mais plus ou moins contre le groupe entier des streptocoques. C'est précisément cette extension de l'immunité aux espèces et variétés voisines de celle employée qui légitime l'emploi et explique le succès possible des stock-vaccins. Si, comme cela arrive fréquemment avec les vaccins polyvalents, le stock-vaccin renferme une variété identique ou voisine du germe morbide considéré, le résultat thérapeutique sera excellent. Si, au contraire, il ne renferme aucun élément bactérien correspondant à l'espèce microbienne pathogénique, le résultat sera pratiquement nul et l'emploi d'un vaccin personnel sera nécessaire.

3) La *posologie vaccinale* est particulièrement délicate et pour appliquer la vaccinothérapie avec une entière rigueur la méthode opsonique est souvent nécessaire [1].

Le but à atteindre est en somme de provoquer l'augmentation la plus puissante et la plus longue de l'indice opsonique, réaction positive, et la réaction négative (diminution de l'indice opsonique, qui comme on sait précède toujours la réaction positive) la plus faible et la plus courte. A se placer au point de vue clinique pratique, il n'est pas absolument impossible de contrôler par la clinique pure ce mode de réaction, ainsi que Jameson [2] l'a bien montré pour la gonococcie. C'est aussi l'opinion de Mauté.

Dans chaque cas particulier, le mode plus rationnel consistera à administrer une dose certainement inoffensive et à l'augmenter graduellement dans les jours qui suivront jusqu'à production d'une phase négative légère et brève se traduisant en somme cliniquement par une recrudescence temporaire et bénigne des accidents.

Il faut convenir d'ailleurs que cette posologie est encore bien

1. Wright, *Loco citato.* — Milhit, « Les opsonines, étude physicochimique et biologique ». *Thèse,* Paris, 1909.

2. Jameson, « The dosage of gonococcic vaccine ». *Therapeutic Gazette,* n° 5, 15 mai 1910, p. 311.

incertaine et aléatoire. On reste stupéfait quand, lisant les observations produites par différents observateurs et relatives au vaccin
gonococcique, par exemple, on constate des variations posologi-
ques énormes allant de quelques millions à des centaines de
millions et même à des milliards (Miller, Jameson, *loco citato*).
Ces différences sont évidemment dues en partie aux variétés différentes de gonocoques et aux techniques différentes employées
pour la fabrication des stock-vaccins.

En règle générale, on peut admettre que dans les états aigus
les intervalles doivent être plus courts (2 à 3 jours) et les doses
plus faibles que dans les états chroniques (7 à 10 jours). Le
plus souvent d'ailleurs le patient accusera lui-même le moment
où la période positive correspondante à l'amélioration sera terminée ; l'injection devra être répétée un peu avant ce moment.

L'administration hypodermique est la méthode de choix.
Les voies buccale et rectale n'ont jusqu'ici donné aucun résultat.

4) *Il faut se garder de considérer la vaccinothérapie comme une
panacée.*

On a espéré un moment pouvoir appliquer la sérumthérapie à
toutes les infections ; en fait, elle a été reconnue n'être utile que
dans un petit nombre de maladies (diphtérie, tétanos, méningite
cérébro-spinale) où les toxines microbiennes dominent la situation
et peuvent être neutralisées « in vivo » par les antitoxines obtenues par immunisation animale.

Quand le facteur pathogénique dominant n'est pas la toxine
mais le microbe envahissant lui-même, le problème est plus
complexe.

L'immunisation conférée à un animal est difficilement trans-
missible au patient. C'est dans ce cas que les tentatives d'immunisation directe par vaccins bactériens sont légitimes.

Il est probable que le champ de la vaccinothérapie sera limité
comme celui de la sérumthérapie.

Il est impossible d'en prévoir actuellement les limites, mais
voici ce qu'on peut dire des résultats obtenus à ce jour :

Dans les staphylococcies, les stock-vaccins et surtout les vaccins personnels ont souvent donné les résultats les plus remarquables dans les staphylococcies primitives (furoncles, anthrax), dans quelques cas de septicémies staphylococciques et dans un grand nombre de staphylococcies secondaires (acné pustuleux de la face, ostéomyélites, abcès du psoas, etc.).

Dans les streptococcies, de nombreuses streptococcies locales, quelques cas d'endocardite et d'érysipèle ont été traités avec succès. Les résultats n'ont pas été encourageants dans la scarlatine. L'emploi de vaccins personnels et le contrôle opsonique ont été le plus souvent nécessaires.

Dans les gonococcies aiguës les résultats sont des plus discutables. Dans les gonococcies chroniques, si rebelles comme on sait, de très beaux résultats ont été publiés. L'emploi de stock-vaccins s'impose par suite des difficultés inhérentes à la culture des gonocoques. Nous avons dit combien la posologie était incertaine et troublante.

Pour parler d'infections qui sont capables aussi de produire des arthropathies pseudo-rhumatismales, et par conséquent qui rentrent dans notre cadre, ajoutons que le vaccin pneumococcique s'est montré efficace dans les pneumococcies locales auriculaires, mastoïdiennes, etc., désastreux dans la pneumonie lobaire.

Le vaccin typhique n'a été jusqu'ici d'aucune valeur curative ; sa valeur préventive temporaire est admise par l'Académie.

On a rapporté quelques observations favorables au traitement de certaines infections biliaires et génito-urinaires par un stock-vaccin colibacillaire.

Des tentatives de vaccinothérapie du rhumatisme articulaire aigu sont en cours ; nous avons résumé dans un chapitre précédent l'état actuel de la question.

*
* *

Si nous condensons sous forme d'ordonnances schématiques les prescriptions précédentes nous obtenons les types suivants :

I. Arthrite blennorrhagique séreuse aigue.

A. — *Traitement de l'urétrite causale* (Voir Thérapeutique usuelle des voies urinaires).

B. — *Traitement local de l'arthrite.*

a) Immobilisation soignée de l'articulation malade — en gouttière ouatée — avec douce compression.

b) Appliquer 3 fois par jour sur l'articulation malade — une cuiller à soupe du liniment suivant :

Acide salicylique.	⎫	
Essence de térébenthine..	⎬ áá 10 grammes.	
Axonge..	⎭	
Lanoline.	80 —	

Usage externe.

ou bien une couche d'*onguent napolitain belladoné.*

Recouvrir d'*ouate* et de taffetas gommé.

c) En cas de *grandes douleurs* — avoir recours aux applications de *cataplasmes de glace* (fragments de glace dans un cataplasme froid de farine de lin) — à l'extrême rigueur avoir recours à la morphine.

C. — *Traitement interne* :

a) Salicylate de soude.	20 grammes.
Cognac vieux.	40 —
Sirop des cinq racines.	120 —
Julep simple. Q. S. p.	300 cent. cubes.

4 cuillers à soupe dans les 24 heures avec une tasse d'infusion diurétique (orge, chiendent, queue de cerise, etc.).

b) *Globules glutineux de Bleu de méthylène titrés à.* . 0^{gr},05
2 à 4 par jour.

c) Régimé lacté, boissons abondantes.

D. — *Traitement spécifique* :

Dans les cas violents ou rebelles on sera autorisé à tenter :

a) Une injection de 20 centimètres cubes de *sérum anti-méningococcique de Wassermann.*

b) *Les injections répétées à doses progressives d'un stock-vaccin gonococcique.*

II. Arthrite blennorrhagique suppurée ou avec menace de suppuration.

A. — *Traitement de l'urétrite causale.*

B. — *Traitement local.*
Tenter la *méthode de Bier* — et les *applications* locales d'*onguent napolitain belladoné.*

C. — *Traitement spécifique : sérum antiméningococcique de Wassermann* ou *stock-vaccin antigonococcique.*
En cas d'arthrite purulente avérée : *arthrotomie large avec lavage et drainage.*

III. Arthrite blennorrhagique avec tendance a l'ankylose

Traitement local.

A. — *Séances méthodiques* :
a) d'ionisation salicylique (pôle négatif à l'articulation malade, intensité 40 à 80 milliampères, durée une demi-heure à une heure) — suivie
b) de massage (effleurage, pétrissage) suivi :
c) de mobilisation progressive soit manuelle, soit mécanique.

B. — *Accessoirement dans l'intervalle :*
a) faradisation des muscles péri-articulaires.
b) bains de sable chaud ou de lumière et chaleur ou *bains sulfureux ;*
c) le soir : onctions, frictions avec du vasogène iodé.

C. — *Traitement général.*

a) Arséniate de soude. . . . . 0^{gr},10 centigr.
Iodure de potassium. . . . . . . 5 grammes.
Eau distillée. . . . . 300 cent. cubes.
Une cuiller à soupe le *matin* et à *midi* au moment des repas.
b) Ultérieurement : saison à Dax ou Saint-Amand, Bourbonne ou Néris, Aix ou Luchon.

ARTHROPATHIES TUBERCULEUSES

Rhumatisme tuberculeux.

La notion du rhumatisme tuberculeux est due surtout à
M. Poncet (de Lyon) qui dans de nombreux mémoires s'est efforcé
de démontrer, et avec succès pour certains cas, que la tuberculose peut, à elle seule, déterminer des manifestations articulaires
purement inflammatoires, non folliculaires, et qu'*à côté de la
tuberculose articulaire classique, de la tumeur blanche, il existe
une tuberculose articulaire reproduisant soit le type du rhumatisme
articulaire aigu, soit celui du rhumatisme chronique.*

Bref on peut, on doit admettre avec MM. Poncet et Maillaud
qu' « il existe un rhumatisme tuberculeux ou pseudo-rhumatisme
d'origine bacillaire au même titre que les autres rhumatismes
infectieux ou pseudo-rhumatismes. Confondu jusqu'à ces dernières années, dans ses localisations articulaires, avec le rhumatisme
franc et d'autres pseudo-rhumatismes, il doit en être complètement séparé.

. . . .

« Les inflammations d'autres séreuses (plèvres, méninges, endocarde, etc.) sont aussi à redouter. Ce ne sont pas des complications au sens propre du mot, mais de nouvelles localisations parfois très graves, du rhumatisme tuberculeux. Le balancement de
ces lésions articulaires et extra-articulaires rappelle tout à fait la
physionomie des atteintes du rhumatisme franc et des pseudo-
rhumatismes.

. . . .

« Les lésions viscérales et articulaires permettent quelquefois
une longue survie, qui se chiffre par quinze, vingt ans et au delà.
De tels sujets forment la grande classe des arthritiques tuberculeux, distincte des autres bacillaires par la bénignité des lésions,
leur curabilité, etc. — Mais on aurait tort de chercher dans leur
arthritisme articulaire l'explication de cette défense contre la ba-

cillose, ces arthrites n'étant elles-mêmes, dès le premier jour, que des manifestations mitigées de l'infection tuberculeuse. »

Nous avons tenu à reproduire textuellement ces quelques lignes si nettes et si formelles, qui expriment de façon précise la conception étiologique et pathogénique de ces auteurs ; pour eux l'arthritisme n'est qu'un syndrome que toute cause d'infection ou d'intoxication longtemps agissante peut progressivement produire et que l'hérédité peut transmettre et fixer. L'arthritisme ne serait ainsi souvent qu'un terrain que des poussées antérieures bénignes et locales de tuberculose ont vacciné contre la tuberculose maligne.

Cliniquement, ces auteurs admettent comme pouvant être d'origine tuberculeuse non seulement les diverses modalités rhumatismales, mais encore l'obésité, nombre de dermatoses, la camptodactylie, la maladie de Dupuytren, etc.

Peut-être les auteurs précités ont-ils eu, comme cela est inévitable pour tous les novateurs, quelque tendance à vouloir faire rentrer dans le rhumatisme tuberculeux un trop grand nombre d'espèces cliniques ; il n'en reste pas moins vrai que la tuberculose, comme toutes les autres infections, peut réaliser : le syndrome rhumatismal aigu ou subaigu, le syndrome rhumatismal chronique et qu'il y a lieu de tenir le plus grand compte de cette notion cliniquement et thérapeutiquement.

*
* *

Au point de vue thérapeutique *le pseudo-rhumatisme tuberculeux aigu et subaigu* nous paraît comporter exactement les mêmes indications que celles que nous avons précédemment exposées à l'occasion des pseudo-rhumatismes infectieux.

Traitement causal : qui est le traitement général hygiéno-diététique et médicamenteux anti-tuberculeux que l'on trouvera exposé à l'article Tuberculose pulmonaire dans la Thérapeutique usuelle des maladies de l'appareil respiratoire.

Traitement local et général du syndrome arthropathie, identique dans ses grandes lignes à celui que nous avons exposé précédemment pour les pseudo-rhumatismes infectieux.

Traitement spécifique : La question de la tuberculinothérapie est, comme on sait, encore à l'étude, il serait prématuré de formuler actuellement une opinion formelle sur l'emploi de la tuberculine dans les arthropathies bacillaires, — mais c'est une suggestion à retenir.

Lorsque l'arthropathie affecte la forme de l'ostéo-arthrite tuberculeuse, classiquement dénommée tumeur blanche, son traitement est d'ordre surtout chirurgical.

*
* *

Le *traitement du rhumatisme chronique* (nerveux, déformant, etc.) *d'origine tuberculeuse* se confond de même avec celui du rhumatisme chronique en général. — Toutefois la notion étiologique peut orienter la thérapeutique, en sus du traitement général, vers le traitement antituberculeux hygiéno-diététique et médicamenteux — et peut-être vers des tentatives de tuberculinothérapie.

ARTHROPATHIES SYPHILITIQUES

Les arthropathies aiguës, les pseudo-rhumatismes d'origine syphilitique n'ont guère été signalés à notre connaissance. — En revanche un certain nombre de cas d'arthrite chronique et d'hydarthrose ont été rattachés à la syphilis, traités spécifiquement et la guérison obtenue.

D'après Heekmann[1] et Hartung[2] non seulement la forme mono-articulaire de l'arthrite déformante, mais encore une forte proportion des cas qui se rattacheraient à la forme polyarticulaire se développent sur un fond de syphilis. C'était déjà l'opinion de Lancereaux (voir Traité de la syphilis), qui décrivait des arthropathies syphilitiques secondaires ayant les allures du rhumatisme articu-

---

1. *Münchener medicin. Wochenschrift,* 1909, n° 3, p. 1358.
2. *Medizinische Klinik,* 1909, n° 27, p. 991.

laire aigu ou subaigu et des arthropathies syphilitiques tertiaires réalisant certaines formes du rhumatisme chronique.

C'est là, en tout état de cause, une suggestion à retenir, et il sera rationnel d'instituer la médication spécifique dans les cas rebelles — et ils le sont tous par définition — de rhumatisme chronique et dans les cas de rhumatisme aigu ou subaigu dont la durée dépasse l'ordinaire.

Les frictions locales d'onguent napolitain, l'administration interne d'iodure sont donc à tenter dans la cure de maints cas de rhumatisme chronique.

RHUMATISMES CHRONIQUES

Les rhumatismes articulaires chroniques constituent un groupe complexe, dans lequel les cliniciens et les pathologistes n'ont pu encore démêler avec précision les influences étiologiques et pathogéniques.

Il est impossible de les classer, au point de vue de la thérapeutique, d'après leur aspect clinique ; car il semble bien que toutes les causes puissent également provoquer des réactions variables sur les différents éléments constituants des articulations (séreuses gaines synoviales, tissus fibreux, cartilages et os, muscles périarticulaires). On ne peut donc se baser utilement sur les divisions en rhumatisme fibreux, osseux, synovial pour instituer la thérapeutique, pas plus que sur l'existence de déformations plus ou moins accentuées, plus ou moins généralisées. Qui peut dire quelle est la distinction fondamentale entre un rhumatisme chronique polyarticulaire qui rend infirme, mais respecte la santé générale, et le rhumatisme déformant progressif aboutissant à la cachexie ?

On ne peut que se borner à rechercher dans le passé des malades, et dans les coexistences morbides la ou les causes possibles des désordres de leur appareil locomoteur : modifications chimiques de l'état humoral, troubles neuro-trophiques, infection et intoxication.

Les modifications chimiques de l'état humoral sont elles-mêmes sans doute actionnées par les poisons exogènes ou endogènes, qui sont fabriqués ou introduits plus vite et en plus grande quantité qu'ils ne sont détruits ou éliminés, que ces poisons soient supposés d'ordre microbien, ou cellulaire, que la saturation de l'organisme par eux puisse être attribuée à l'insuffisance des émonctoires ou des glandes endocrines, et on en pourra déduire des indications thérapeutiques diverses. Destruction de foyers microbiens gonococciques ou suppuratifs, tuberculeux, stimulation des appareils d'émonction (foie, reins, peau), administration de tissus glandulaires, opothérapie peuvent découler de ces indications.

Mais il y a toujours place pour le traitement symptomatique de la douleur et des troubles fonctionnels résultant des lésions de l'appareil locomoteur grâce à des mouvements et déformations.

Ces dernières indications sont même bien souvent les seules qui s'imposent avec évidence à nous.

Dans le traitement des rhumatismes chroniques, il y a donc lieu d'envisager d'abord séparément les médications qui visent leurs causes générales et celles qui s'attaquent uniquement aux altérations ostéo-articulaires et musculo-tendineuses. Ces dernières sont, dans l'état actuel de la science, celles dont l'utilité est le moins contestable et sur lesquelles l'accord est fait entre les médecins; nous les passerons en revue en second lieu.

I. — TRAITEMENT GÉNÉRAL.

Pour s'orienter au milieu des multiples médications à action générale, dyscrasique, le mieux est de se reporter aux grands processus par lesquels on a expliqué les diverses catégories de rhumatismes : modifications chimiques de l'état humoral, troubles neuro-trophiques, infection et intoxication.

A serrer de près les choses, ces processus sont réductibles à un plus petit nombre, puisque l'état humoral chimique peut découler de l'intoxication exogène ou endogène, et que les troubles trophiques peuvent résulter de l'imprégnation des centres trophiques articulaires du système nerveux par des toxines.

Mais, comme certaines médications en faveur visent surtout les variations possibles dans l'acidité ou l'alcalinité des humeurs, nous les grouperons en un premier groupe comme *modificatrices de l'état humoral*.

Un deuxième groupe sera celui des médications antitoxiques. Avec cette classification nous pourrons comprendre tous les traitements proposés.

A. — Médications modificatrices de l'état humoral.

On a depuis longtemps admis que l'état des urines était un reflet de l'état humoral. On utilise donc des médications :

a) Modificatrices de l'acidité urinaire.

1° *Dans beaucoup d'états rhumatismaux, on a vu que les urines étaient souvent excessivement acides et que cette acidité était due à un excès d'acide urique*. On en a déduit l'utilité des *alcalins*, la possibilité en particulier de modifier l'état humoral par les sels de sodium, de potassium et même d'ammonium. Charcot prescrivait de hautes doses (3o-4o gr. par 24 h.) de bicarbonate de soude.

Les médecins anglais emploient plutôt le bicarbonate de potasse.

Nous avons essayé bien des fois cette méthode, mais nous n'avons vu que rarement des modifications des douleurs ou des lésions articulaires à la suite de son application.

Charcot conseillait encore la teinture ammoniacale de gaïac à la dose 1 à 4 grammes, mais c'est ici moins l'ammoniaque que l'action sudorifique du gaïac qu'on utilise.

2° M. Joulie, pharmacien et arthritique, a été le promoteur d'idées nouvelles. Il n'avait jamais obtenu de résultats sur lui-même par l'administration de médicaments alcalins. Il analysa ses urines en saturant l'acidité du phosphate acide de soude par le sucrate de chaux jusqu'à précipitation du phosphate de chaux et, examinant ainsi l'urine, émise le matin à jeun, — moins influencée par les produits de la digestion et qu'il considéra comme représentant mieux la composition du sang que celle de

24 heures, — il constata que dans un grand nombre de cas où l'on croyait l'acidité urinaire normale ou exagérée, il y avait en réalité *hypoacidité*.

En examinant des malades atteints de rhumatismes aigus ou chroniques, on peut en effet constater qu'à une période d'hyper-acidité, entraînant la précipitation de l'acide urique à l'état d'urates dans les tissus, succède souvent une période d'hypoacidité, dans laquelle le phosphate de chaux serait précipité et pourrait produire des lésions des cartilages et des tissus fibreux périarticulaires.

Pour combattre cette hypoacidité, on a donné de *l'acide phos-phorique* officinal aux doses de 2 à 4 grammes, chaque gramme correspondant à 15 gouttes ; on peut associer l'acide phospho-rique au phosphate de soude. Il est incontestable que certains rhumatisants chroniques se trouvent bien de cette médication.

A côté des méthodes basées sur la réaction chimique des urines et des humeurs, on peut placer les médications comme l'iode et l'arsenic qui exercent une action

b) Modificatrice des échanges interstitiels et de la vie cellulaire dans tout l'organisme.

L'iode et les composés iodiques ont une action complexe et encore en partie obscure. Ils agissent principalement sur les terrains lymphatiques. L'iode excite la circulation sanguine, et plus spécialement celle de la lymphe ; il a une action sur les leucocytes et modifie les échanges nutritifs en les accélérant.

L'iode agit sous diverses formes. L'huile de foie de morue lui doit une part de son efficacité, et *l'huile de foie de morue iodée* est avantageuse dans certains rhumatismes chroniques déformants, mais torpides.

On emploie les *iodures alcalins* de potassium, de sodium, de lithium et de strontium, bien supportés à la dose d'un gramme par jour dans la bière ou le sirop de café.

Mais la médication la plus active, c'est *l'iode en teinture* à doses croissantes. On donne la teinture d'iode dans du vin sucré qui en masque le goût, ou dans du lait. On débute par X gouttes aux heures des repas ; on augmente progressivement de II à VI gouttes par jour, jusqu'à l'apparition de signes d'intolérance digestive qu'il faut distinguer de l'iodisme passager des premiers jours. Chez certains malades, Lasègue a pu aller jusqu'à 5 et 6 grammes par 24 heures. Mais la teinture d'iode du nouveau Codex est au 1/10ᵉ et nous n'oserions plus dépasser 3 ou 4 grammes.

Les sujets qui doivent avoir de l'intolérance à l'iode l'ont très vite ; mais si, au bout d'un petit nombre de jours, il n'y a pas eu révolte de l'organisme, on peut continuer longtemps. On suspend quelques jours en cas de fatigue du tube digestif, puis on reprend le même mode d'administration.

Garrod, Fuller employaient l'iodure de fer, le sirop iodo-tannique.

On utilise encore l'iode sous formes de composés *iodo-organiques* (Médicaments usuels), tels que l'iodopeptone, l'iodalose, l'iodipine ou huile iodée.

Ce dernier corps peut être employé en *injections sous-cutanées*, ainsi que la solution iodo-iodurée dite de Gram ou de Lugol, pour faire un traitement local, mais on provoque ainsi parfois des douleurs assez vives, et les résultats en sont très variables.

On a préconisé encore les injections d'iodate de soude en solution de 5 à 10 pour 100, de façon à en injecter 0,05 à 0,20. Whitla associait l'iode, les alcalins et l'arsenic.

On a employé l'**arsenic** par voie interne : arséniate de soude, liqueur de Fowler, eau de la Bourboule.

Ce puissant modificateur de la nutrition réussit notamment chez les rhumatisants chroniques dont les arthropathies s'accompagnent de dermatoses, chez les psoriasiques par exemple.

Nous insisterons sur l'emploi des *bains arsenicaux prolongés* dont Guéneau de Mussy avait tiré un bon parti. Dans un bain tiède il mettait 1 à 8 grammes d'arséniate de Na, et y ajoutait, soit 150 grammes de bicarbonate de soude, soit 250 grammes de gélatine dans les cas à tendance fluxionnaire facile. Il y laissait le malade de trois quarts d'heure à une heure et demie. On donne d'abord un bain tous les deux jours, puis deux, trois, quatre de suite, en laissant des temps de repos. On procède ainsi par séries plus ou moins longues et répétées suivant les réactions du malade, en calmant les exacerbations douloureuses, qui se montrent souvent au début de chaque série, par la poudre de semences de ciguë, la poudre de Dower. Après chaque bain, les malades doivent se mettre au lit à cause de la sudation. L'efficacité de ce traitement par les bains tièdes prolongés alcalins et arsenicaux est-elle réellement imputable à l'arsenic ou seulement à l'action de la chaleur ?

B. — Médications antiseptiques et antitoxiques. — Dans ce groupe se placent toutes les préparations salicylées : salicylate de soude, de lithine, salophène, salol, aspirine.

On y peut classer aussi l'ichtyol (4 ou 5 pilules de o gr. 10).

On y peut rattacher l'emploi de certains *sérums,* les uns, comme le sérum antistreptococcique préconisé par Menzer, qui aurait guéri en trois mois par une série d'injections un malade immobilisé depuis cinq ans par ankylose. Dans ce cas on pourrait penser que l'agent pathogène initial avait été un streptocoque.

Blanc, d'Aix-les-Bains, a employé le sérum antidiphtérique pour profiter des réactions violentes qu'il produit dans l'organisme et des modifications de la leucocytose.

Teissier, dans sa classification, admet que les rhumatismes d'origine toxique peuvent dépendre, soit d'une intoxication exogène, telle que l'alcoolisme, le saturnisme, soit d'une auto-intoxication par le tube digestif (dilatation de l'estomac, coprostase ou diarrhée chronique), par insuffisance hépatique, ou rétention biliaire, par bronchectasie et sclérose pulmonaire, par insuffisance rénale (néphrite interstitielle) ou par insuffisante élimination des poisons de la désassimilation (uricémie) ou par insuffisance fonctionnelle de glandes à sécrétion interne comme le corps thyroïde ou l'ovaire.

Il faudra donc rechercher les différentes causes d'intoxication avant de commencer la médication, qui portera sur les organes dont le mauvais fonctionnement semble causer les localisations articulaires. A ces diverses causes possibles d'intoxication correspondent des médications comme :

L'*antisepsie du tube digestif* (naphtol, peroxyde de magnésium, acide lactique et ferment lactique, ferment de raisin, levure de bière, régime lacté);

La provocation de l'élimination rénale ou de l'excrétion de la bile;

La désinfection bronchique (créosote, eucalyptol);

Et enfin l'usage interne de *glande thyroïde* (Revilliod, Parhou, Claisse, Lancereaux et Paulesco).

On sait que la médication thyroïdienne produit une accélération des échanges interstitiels, en même temps qu'une action antitoxique. Le mécanisme de son effet thérapeutique, qui paraît incontestable dans quelques cas bien observés, est donc discutable.

Nous avons aussi employé *l'opothérapie ovarienne,* mais sans succès bien notable, chez les femmes dont le rhumatisme chronique débute avec la ménopause.

C. — **Médication spécifique.** — Quel parti peut-on tirer de la vaccinothérapie? Nous n'avons à enregistrer aucun fait personnel.

II. — TRAITEMENT LOCAL.

Malgré toute l'ingéniosité des thérapeutiques précédentes, c'est encore peut-être aux traitements locaux qu'on doit les résultats les moins illusoires.

Sans insister sur les moyens que tout le monde met en œuvre et qu'il faut sans relâche utiliser : pointes de feu, vésicatoires, badigeonnages et onctions avec les *topiques* iodés, salicylés, belladonés, opiacés, mercuriels, nous recommandons plus spécialement la *thermothérapie.*

Trousseau a préconisé les sacs de *sable chaud;* les *douches d'air surchauffé,* les bains de vapeur térébenthinés, les fumigations de baies de genièvre ont aussi été employés.

La méthode des *bains généraux surchauffés* (40 à 45°) et surtout à *température croissante* en partant de 36°, a été donnée par Lasègue comme une des meilleures.

Nous les avons aussi employés utilement dans certains cas et les avons combinés avec addition d'arsenic ou de soufre et de carbonate de soude. Il faut avoir soin de couvrir le front et la tête de compresses d'eau fraîche et cette méthode est inapplicable aux artério-scléreux congestifs.

Mais l'une des plus pressantes indications, c'est de combattre l'amyotrophie au voisinage des articulations malades. On retarderait et on empêcherait même souvent bien des impotences plus tard irrémédiables si, dès le début, on pouvait lutter contre les atrophies musculaires en se servant du *massage,* de la *mobilisation* par la *mécanothérapie* et des divers modes d'*électrothérapie.*

Enfin, nous venons de voir naître ou du moins se perfectionner une méthode destinée à triompher de beaucoup d'ankyloses, l'*ionisation,* de M. Stéphane Leduc. Grâce à l'ion salicylé et à l'ion sodique, on possède, nous l'avons amplement montré, un procédé de sclérolyse d'un grand avenir.

III. — TRAITEMENT HYDROMINÉRAL.

La thérapeutique thermale et hydrominérale offre de puissantes ressources. Les eaux minérales ont des actions multiples et très complexes, au premier rang desquelles se place l'élément thermalité. On emploie donc les *eaux hyperthermales* (La Malou).

On utilise, suivant les formes de rhumatisme chronique, les eaux *sulfurées sodiques* d'Amélie-les-Bains, d'Ax, de Barèges, de Luchon, des Eaux-Bonnes et des Eaux-Chaudes, de Saint-Sauveur, du Vernet. Excitantes, elles ne conviennent pas aux sujets nerveux ayant des lésions viscérales.

Les *sulfurées calciques* d'Aix-les-Bains, d'Allevard, de Saint-Honoré, — celles où les *chlorures sont associés à l'élément sulfureux* (Uriage, Saint-Gervais), sont résolutives, mais excitantes, contre-indiquées dans les cas de poussées douloureuses et congestives.

Dans plusieurs de ces stations, l'action des bains est accrue par les procédés du massage et de la mécanothérapie. La douche-massage d'Aix-les-Bains offre des avantages considérables.

Les eaux *chlorurées sodiques* sont celles de Bourbon-Lancy, Bourbon-l'Archambault, Bourbonne, de Salies-de-Béarn, Salins. Elles activent les échanges interstitiels et tonifient l'organisme entier. Il faudra y envoyer les chroniques avérés, mais pas d'artério-scléreux, ni de grands nerveux. En revanche, les lymphatiques, les sujets à nutrition ralentie, les rhumatisants ayant de l'empâtement périarticulaire, la poly-arthrite déformante constituent leur vraie clientèle.

Les eaux *chlorurées, bicarbonatées sodiques et arsenicales* de la Bourboule, celles de Saint-Nectaire, de Royat, station où on utilise encore les *bains carbo-gazeux,* peuvent rendre des services aux malades qu'il faut tonifier et décongestionner.

Enfin la riche gamme des eaux *thermales simples,* dites *indifférentes,* dont plusieurs sont douées de *radio-activité* (Plombières, Néris, Luxeuil, Bagnères-de-Bigorre, Chaudesaigues, Bagnoles-de-l'Orne) conviennent aux rhumatisants chroniques névropathes, excitables, aux femmes, si surtout elles ont, en outre, des troubles utéro-ovariens et pendant la ménopause, à l'occasion de laquelle naissent ou s'exaspèrent tant d'arthropathies.

Il faut, pour terminer, que nous disions le plus grand bien de nos *boues végétales* et *végéto-minérales* françaises de Dax (Landes) et de Saint-Amand (Nord). Les premières surtout donnent de remarquables résultats. On les utilise sous forme de bains ou de cataplasmes locaux (illutation), mais c'est une médication congestionnante qu'il ne faut jamais prescrire, du moins sous la forme de bains, aux sujets âgés ou à ceux dont le cœur et les artères sont en mauvais état.

IV

Il n'est pas jusqu'à la **chirurgie**, qui ne doive être quelquefois appelée à améliorer certains cas (Lejars) par des arthrotomies, synovectomies, résections, redressements, sections tendineuses ou aponévrotiques, pour rendre moins pénibles les terribles misères des grands rhumatisants chroniques.

RHUMATISME CHRONIQUE MUSCULO-FIBREUX ABARTICULAIRE

Il nous reste à mentionner quelques manifestations abarticulaires fréquentes, considérées à l'ordinaire et, semble-t-il, avec raison comme rhumatismales ; telles sont : le *lumbago*, la *talalgie*, la *pleurodynie*, le *rhumatisme épicrânien*, le *torticolis*.

Bien des opinions ont été émises au sujet des lumbagos. On a placé tour à tour le siège des atroces douleurs qu'ils causent, dans les tissus fibreux, dans les muscles, dans les nerfs et dans les articulations du rachis. Nous inclinons à croire qu'il s'agit le plus souvent d'une arthropathie portant sur les articulations intervertébrales ; mais les tissus fibreux et musculaires jouent dans la douleur un rôle des plus importants, par les contractures et les rétractions qui résultent de l'état fluxionnaire des articulations. La modalité de l'arthropathie peut varier ; ce peut être une simple et passagère fluxion, qui peut se dissiper en quelques heures ou quelques jours ; ce peut être une incrustation par des dépôts uratiques, qui donnera un état prolongé ou chronique ; mais le mécanisme de la douleur est probablement toujours le même ; la contraction musculaire brutale des muscles courts et puissants a pour but d'immobiliser la ou les petites articulations lésées.

A *l'accès même de lumbago aigu* on opposera le repos absolu (lit ou fauteuil), les émissions sanguines (ventouses scarifiées, sangsues), les applications chaudes sous forme de linges chauds,

enveloppements humides et surtout de chaleur sèche (appareils
divers de thermothérapie, à lampes, à air chaud, etc.), les applications calmantes locales (salicylate de méthyle, menthol, laudanum, baume de Fioravanti, chloroforme, etc.). La faradisation
au pinceau aurait donné à Plicque d'excellents résultats.

L'ionisation locale salicylée nous a souvent donné de même
une remarquable sédation.

Dans les cas rebelles on sera autorisé à tenter, comme le conseille Capitan, une injection locale au point douloureux de :

> Chlorhydr. cocaïne. . . . . $0^{gr},03$
> Antipyrine. . . . .   1 gramme
> Eau distillée. . . . .   2 cent. cubes

voire une injection de morphine.

On réservera pour les cas tout à fait tenaces, violents et rebelles les injections épidurales ou intra-rachidiennes de cocaïne ou de
stovaïne (0,005 à 0,01).

La *médication interne* sera celle du rhumatisme : le salicylate
de soude, l'aspirine, l'antipyrine et leurs dérivés en constituent
les éléments essentiels.

Contre *le lumbago prolongé* on emploiera surtout les cures
thermales : Aix, Bourbonne, Plombières, Luchon et surtout les
boues de Dax et de Saint-Amand. Les bains d'étuve sèche ou
humide (vapeur simple ou térébenthinée), les bains et les douches
sulfureux sont applicables dans la pratique citadine. A ce stade, à
l'ordinaire subaigu, on pourra commencer les massages, voire
la gymnastique assouplissante, la mobilisation du rachis, qui
constituent dans les périodes de pause morbide le véritable traitement prophylactique de cette affection si récidivante.

La talalgie peut se voir à la suite du rhumatisme articulaire
aigu, elle est plus fréquente et particulièrement rebelle comme
localisation du rhumatisme blennorrhagique.

Les principes thérapeutiques généraux antérieurement exposés
trouvent ici leur application. Le *repos au lit* sera souvent nécessaire à la cure, pour éviter à la région douloureuse tout traumatisme exacerbateur. Pour L. Jacquet ce repos devrait être prolongé

plusieurs semaines jusqu'à indolence complète même après forte pression. Les *bains locaux* surchauffés (appareils à chaleur sèche, appareil Tallermann) ; les massages méthodiques du talon ; les injections locales d'huile de vaseline salicylée à 2 pour 100, ont été préconisés par différents auteurs (Renon, Swediaur, L. Jacquet, Dourthe).

Il faut aussi savoir que maintes tatalgies rebelles sont entretenues par des exostoses épineuses calcanéennes, nécessitant non seulement l'ablation et le curettage des bourses séreuses rétro et séro-calcanéennes, mais l'ablation large des exostoses. Encore faut-il compter avec les récidives possibles.

La pleurodynie est un syndrome clinique assez mal défini — qui se rencontre avec une certaine fréquence chez les rhumatisants — et dans lequel, semble-t-il, tous les plans du revêtement thoracique (muscles, nerfs, plèvre) seront temporairement fluxionnés et endoloris. Il cède — à l'ordinaire rapidement et sans laisser de traces appréciables — à la médication la plus simple : quelques *ventouses scarifiées* (loco dolenti) et quelques grammes de *salicylate de soude* à l'intérieur.

Le **rhumatisme épicrânien**, **le torticolis** sont combattus efficacement par la thermothérapie, le massage et les préparations salicylées.

TABLE DES MATIÈRES

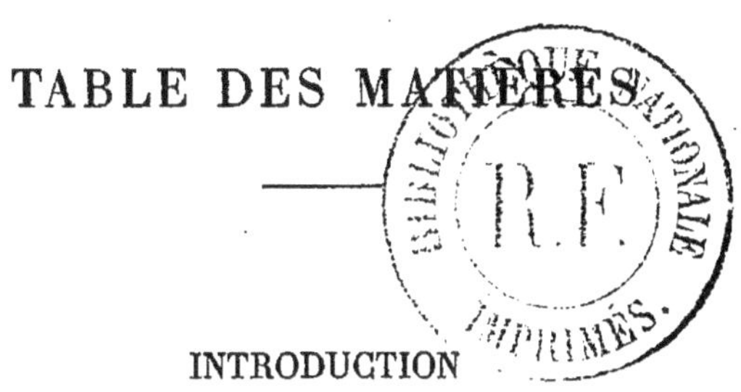

INTRODUCTION

MALADIES DE LA NUTRITION

CHAPITRE I

Dyscrasies acides.

CHAPITRE II

Diathèse scrofuleuse ou lymphatique.

CHAPITRE III

Diathèse arthritique.

CHAPITRE IV
Obésité.

CHAPITRE V
Les maigres et les amaigris.

CHAPITRE VI
Diabètes et pseudo-diabètes.
Diabète sucré.

CHAPITRE VII

La goutte.

CHAPITRE VIII

Lithiases.

CHAPITRE IX

Rhumatismes.

CHARTRES. — IMPRIMERIE DURAND, RUE FULBERT

Précis de Thérapeutique ❦ ❦ ❦ ❦ ❦ ❦ ❦ ❦ ❦ ❦ ❦ ❦ et de Pharmacologie

Par A. RICHAUD
Professeur agrégé à la Faculté de Paris. Docteur ès Sciences.

1 *vol. de* VIII-930 *pages, avec figures.* . . . . **12** *fr.*

Précis d'Ophtalmologie

Par V. MORAX
Ophtalmologiste à l'hôpital Lariboisière.

1 *vol. de* XX-640 *pages, avec* 339 *fig. et* 3 *planches en couleurs.* **12** *fr.*

Précis de Médecine légale

Par A. LACASSAGNE
Professeur à la Faculté de Lyon.

DEUXIÈME ÉDITION, ENTIÈREMENT REVUE

1 vol. de XXIV-866 *pages, avec* 112 *fig. et* 2 *planches en couleurs.* **10** *fr.*

Précis de Dermatologie

PAR J. DARIER
Médecin de l'Hôpital Broca

1 *vol. de* XVI-708 *pages, avec* 122 *figures.* . . . . **12** *fr.*

Précis de Pathologie exotique

PAR

E. JEANSELME	Ed. RIST
Professeur agrégé à la Faculté de Paris Médecin des hôpitaux	Médecin des hôpitaux de Paris

1 *vol. de* VIII-810 *pages, avec* 160 *fig. et* 2 *planches en couleurs.* **12** *fr.*

Précis de Parasitologie

Par E. BRUMPT
Professeur agrégé à la Faculté de Paris.

1 *vol. de* XXVI-916 *pages, avec* 681 *fig. et* 4 *planches en couleurs.* **12** *fr.*

MANUEL
de
Pathologie Interne

PAR

G. DIEULAFOY

Professeur de clinique médicale à la Faculté de Médecine de Paris,
Médecin de l'Hôtel-Dieu, Membre de l'Académie de Médecine.

SEIZIÈME ÉDITION, ENTIÈREMENT REFONDUE

*4 vol. in-16 avec figures en noir et en couleurs,
cartonnés à l'anglaise.* **32 fr.**

Clinique Médicale ✦✦✦✦✦✦✦✦
✦✦✦ de l'Hôtel-Dieu de Paris

PAR **G. DIEULAFOY**

I. — 1896-1897, 1 *volume in-8°, avec figures*	**10** fr.
II. — 1897-1898, 1 *volume in-8°, avec figures*	**10** fr.
III. — 1898-1899, 1 *volume in-8°, avec figures*	**10** fr.
IV. — 1901-1902, 1 *volume in-8°, avec figures*	**10** fr.
V. — 1905-1906, 1 *volume in-8°, avec figures et* 14 *planches.*	**10** fr.
VI. — 1909, *1 volume in-8°, avec figures et planches* . .	**10** fr.

CHARCOT — BOUCHARD — BRISSAUD

TRAITÉ DE MÉDECINE

DEUXIÈME ÉDITION (ENTIÈREMENT REFONDUE)

PUBLIÉE SOUS LA DIRECTION DE MM.

BOUCHARD	**BRISSAUD**
Professeur à la Faculté de Médecine de Paris, Membre de l'Institut.	Professeur à la Faculté de Médecine de Paris Médecin de l'Hôtel-Dieu.

10 volumes grand in-8°, avec figures dans le texte . . . . **160** fr.

Chaque volume vendu séparément: Tome I, **16** fr.; *Tome II,* **16** *fr.*
Tome III, **16** fr.; *Tome IV,* **16** fr.; *Tome V,* **18** fr.; *Tome VI,*
14 fr.; *Tome VII,* **14** fr.; *Tome VIII,* **14** fr.; *Tome IX,* **18** fr.;
Tome X, avec table analytique des 10 volumes, **18** fr.

BIBLIOTHÈQUE DE THÉRAPEUTIQUE CLINIQUE
à l'usage des Médecins praticiens (*suite*)

Les Régimes usuels

PAR LES DOCTEURS

P. LE GENDRE | **A. MARTINET**
Médecin de l'Hôpital Lariboisière | Ancien interne des Hôpitaux de Paris

1 vol. in-8° de IV-434 *pages, broché* . . . . **5 *fr*.**

I. **Régimes à l'état normal.** — II. **Régimes systématiques.** — III. **Régimes dans les Maladies.** — IV. **Alimentation artificielle.** — V. **Annexes.**

Les Aliments usuels

Composition — Préparation

Par le Dr Alfred MARTINET

DEUXIÈME ÉDITION ENTIÈREMENT REVUE

1 volume in-8° de VIII-352 *pages avec figures* . . . . **4 *fr*.**

Préface. — **Des aliments en général.** — *Aliments minéraux* : Chlorure de sodium. Phosphates. — *Aliments organiques* : Graisses. Hydrates de carbone. Albuminoïdes. — **Des aliments en particulier** : *Aliments animaux* : Viande de boucherie. Animaux de basse-cour. Gibier. Poissons. Crustacés. Œufs. Lait et dérivés. — *Aliments végétaux* : Féculents. Céréales. Légumineuses. Légumes aqueux. Fruits. Végétaux huileux. Régime végétarien. — *Boissons* : Eau. Café. Thé. Cacao, etc. L'alcool en thérapeutique. Vins. Bières. Cidres. — *Condiments*.

Clinique Hydrologique

PAR LES Drs

F. BARADUC (de Châtel-Guyon),
Félix BERNARD (de Plombières), **M. E. BINET** (de Vichy),
J. COTTET (d'Evian), **L. FURET** (de Brides),
A. PIATOT (de Bourbon-Lancy), **G. SERSIRON** (de La Bourboule),
A. SIMON (d'Uriage), **E. TARDIF** (du Mont-Dore).

1 volume in-8° de X-636 *pages* . . . . **7 *fr*.**

Vient de paraître :

Traité
d'Hygiène Militaire

PAR

G.-H. LEMOINE

Médecin principal de première classe
Professeur d'Hygiène à l'École d'application du Service de Santé
militaire du Val-de-Grâce
Membre du Conseil supérieur d'Hygiène de France.

I *vol. gr. in-8° de* XXIV-78 *pages, avec* 89 *figures, broché* . **12** fr.

L'application de la loi sur la Santé publique du 15 février 1902 a été, dans l'armée, le point de départ d'une organisation nouvelle. Il était nécessaire de marquer cette étape par la publication d'un livre nouveau, entièrement au courant des progrès de l'hygiène militaire. Cet ouvrage est divisé en sept grandes parties : *Hygiène générale; Alimentation; Vêtements et équipement; Habitation du soldat; Matières usées; Désinfection et isolement; Prophylaxie des maladies contagieuses; Hygiène des pays chauds.* Toutes ces questions ont été traitées par M. Lemoine avec l'autorité que lui donnent sa haute situation scientifique et sa longue pratique de l'enseignement; ce traité est destiné à devenir le véritable code du médecin militaire.

BIBLIOTHÈQUE
d'Hygiène thérapeutique

FONDÉE PAR

le professeur PROUST

Chaque ouvrage, cartonné toile: **4** *francs.*

VOLUMES PUBLIÉS

L'Hygiène du Goutteux (2ᵉ *édition*), par le Dʳ A. MATHIEU.
L'Hygiène de l'Obèse (2ᵉ *édition*), par le Dʳ A. MATHIEU.
L'Hygiène des Asthmatiques, par le Pʳ E. BRISSAUD.
Hygiène et Thérapeutique thermales, par G. DELFAU.
Les Cures thermales, par G. DELFAU.
L'Hygiène du Neurasthénique (3ᵉ *édition*), par le Pʳ G. BALLET.
L'Hygiène du Tuberculeux (2ᵉ *édition*), par le Dʳ CHUQUET.
Hygiène et Thérapeutique des Maladies de la bouche (2ᵉ *édition*),
  par le Dʳ CRUET.
L'Hygiène des Maladies du cœur, par le Dʳ VAQUEZ.
L'Hygiène du Dyspeptique (2ᵉ *édition*), par le Dʳ LINOSSIER.
Hygiène thérapeutique des Maladies des Fosses nasales, par
  les Dʳˢ LUBET-BARBON et R. SARREMONE.
Hygiène des Maladies de la Femme, par le Dʳ A. SIREDEY
Hygiène du Syphilitique (2ᵉ *édition*), par le Dʳ H. BOURGES.

Vient de paraître :

Les manifestations fonctionnelles
des Psychonévroses

Leur traitement par la Psychothérapie

Par J. DEJERINE

Professeur de clinique des maladies du système nerveux
à la Faculté de Médecine de Paris,
Médecin de la Salpêtrière, Membre de l'Académie de Médecine

ET

E. GAUCKLER

Ancien interne des hôpitaux.

I *vol. grand in-8° de* IX-561 *pages, avec* I *planche hors texte.* . **8 *fr.***

L'Éducation de soi-même

Par le Dʳ DUBOIS

professeur de Neuropathologie à l'Université de Berne.

TROISIÈME ÉDITION. I *volume in-8° de* 266 *pages, broché* . . . **4 *fr.***

Les Psychonévroses
et leur traitement moral

Par le Dʳ DUBOIS, professeur de Neuropathologie.

PRÉFACE DU PROFESSEUR DEJERINE

TROISIÈME ÉDITION. I *volume in-8° de* 560 *pages.* . . . . **8 *fr.***

Traité de
l'Inspection des Viandes

de boucherie, des volailles et gibiers, des poissons,
crustacés et mollusques

par J. RENNES

Ex-Inspecteur du Service sanitaire de la Seine,
Vétérinaire départemental de Seine-et-Oise.

I *vol. grand in-8ʳ, de* VIII-368 *pages avec* 45 *planches.* . . . . . **15 *fr.***

Traité d'Histologie

PAR

A. PRENANT	**P. BOUIN**
Professeur	Professeur agrégé
à la Faculté de Médecine de Paris.	à la Faculté de Médecine de Nancy

L. MAILLARD
Chef des travaux de Chimie biologique
à la Faculté de Médecine de Paris

Vient de paraître :

***TOME II** et dernier*

HISTOLOGIE ET ANATOMIE MICROSCOPIQUE

1 vol. gr. in-8°
de XL-1199 pages, avec 572 fig. dont 31 en plusieurs couleurs. **50** fr.

Déjà publié :

TOME I

CYTOLOGIE GÉNÉRALE ET SPÉCIALE

1 vol. gr. in-8°
de 977 pages, avec 791 fig. dont 172 en plusieurs couleurs. **50** fr.

LES ANAÉROBIES

par **M. Jungano** et **A. Distaso**.
Préface par M. le Professeur **Metchnikoff**.
1 *vol. in-8°, de* XII-228 *pages, avec 58 figures dans le texte. . .* **5** *fr.*

Vient de paraître :

Le Vade-Mecum ❧ ❧ ❧ ❧ ❧ ❧
❧ ❧ ❧ ❧ ❧ du Médecin-Expert

PAR

A. LACASSAGNE	**L. THOINOT**
Professeur de Médecine légale	Professeur de Médecine légale
à l'Université de Lyon	à la Faculté de Paris

1 *volume in-18, de* XII-265 *pages, relié peau. . . . .* **6** fr.

ANATOMIE

P. POIRIER — A. CHARPY

Traité
d'Anatomie Humaine

Nouvelle édition entièrement refondue par

A. CHARPY ET **A. NICOLAS**
Professeur d'anatomie à la Faculté
de Médecine de Toulouse.

Professeur d'anatomie à la Faculté
de Médecine de Paris.

AVEC LA COLLABORATION DE

O. AMOËDO — ARGAUD — A. BRANCA — R. COLLIN — B. CUNÉO — G. DELAMARE
PAUL DELBET — DIEULAFÉ — A. DRUAULT — P. FREDET — GLANTENAY — A. GOSSET
M. GUIBÉ — P. JACQUES — TH. JONNESCO — E. LAGUESSE
L. MANOUVRIER — P. NOBÉCOURT — O. PASTEAU — M. PICOU — A. PRENANT
H. RIEFFEL — ROUVIÈRE — CH. SIMON — A. SOULIÉ — B. DE VRIESE — WEBER

5 volumes grand in-8°, avec figures en noir et en couleurs. . . . . . . **160** fr.

Vient de paraître :

TOME I. — *(3ᵉ édition refondue)* : Introduction. Notions d'embryologie.
Ostéologie. Arthrologie, *avec 825 figures* . . . . **20** fr.

Précédemment publiés :

TOME II. — 1ᵉʳ Fasc. *(2ᵉ édit. entièrement revue)* : Myologie, *avec 331 fig.* **12** fr.

2ᵉ Fasc. *(2ᵉ édition entièrement revue)* : **Angéiologie** (Cœur et Artères)
Histologie, *avec 150 figures*. . . . . **8** fr.

3ᵉ Fasc. *(2ᵉ édition entièrement revue)* : **Angéiologie** (Capillaires. Veines),
avec 83 figures. . . . . **6** fr.

4ᵉ Fasc. : **Les Lymphatiques** *(2ᵉ édit. entièrement revue) avec 126 fig.* **8** fr.

TOME III. — 1ᵉʳ Fasc. *(2ᵉ édition entièrement revue)* : **Système nerveux**
(Méninges. Moelle. Encéphale). Embryologie. Histologie, *avec 265 fig.* **10** fr.

2ᵉ Fasc. *(2ᵉ édition entièrement revue)* : **Système nerveux** (Encéphale), *avec
131 figures* . . . . **10** fr.

3ᵉ Fasc. *(2ᵉ édition entièrement revue)* : **Système nerveux** (Les Nerfs. Nerfs
crâniens. Nerfs rachidiens), *avec 228 figures* . . . . **12** fr.

TOME IV. — 1ᵉʳ Fasc. *(2ᵉ édition entièrement revue)* : **Tube digestif**, *avec
201 figures*. . . . . **12** fr.

2ᵉ Fasc. *(2ᵉ édit. entièrement revue)* : **Appareil respiratoire**, *avec 121 fig.* **6** fr.

3ᵉ Fasc. *(2ᵉ édit. entièrement revue)* : **Annexes du tube digestif. Péritoine**.
1 vol. avec 448 figures. . . . . **16** fr.

TOME V. — 1ᵉʳ Fasc. : **Organes génito-urinaires** *(2ᵉ édition entièrement
revue), avec 431 figures*. . . . . **20** fr.

2ᵉ Fasc. : **Les Organes des sens. Les Glandes surrénales**, *avec 544 figures*. . . . . **20** fr.

OUVRAGE COMPLET

Traité de
Technique Opératoire

PAR

CH. MONOD
Professeur agrégé à la Faculté de Médecine
de Paris,
Chirurgien honoraire des hôpitaux
Membre de l'Académie de Médecine.

J. VANVERTS
Chirurgien des hôpitaux de Lille.
Ancien interne lauréat des hôpitaux
de Paris, Membre correspondant
de la Société de Chirurgie.

DEUXIÈME ÉDITION

ENTIÈREMENT

REFONDUE

❧ ❧ ❧

2 volumes grand in-8°, formant ensemble XII-2016 pages avec 2337 figures dans le texte . . . **40** fr.

Le tome I n'est plus vendu séparément. Le tome II est vendu aux acheteurs du tome I . . . . **18** fr.

Condenser les descriptions sans rien sacrifier de la clarté, supprimer tout ce qui semblait tombé en désuétude, et cela pour pouvoir donner place à certaines opérations nouvelles ou à d'autres intentionnellement omises dans la première édition parce que non encore consacrées par l'usage, tel est le travail considérable qu'ont poursuivi les auteurs dans cette deuxième édition. La plupart des chapitres anciens ont été remaniés, quelques-uns même complètement trans-

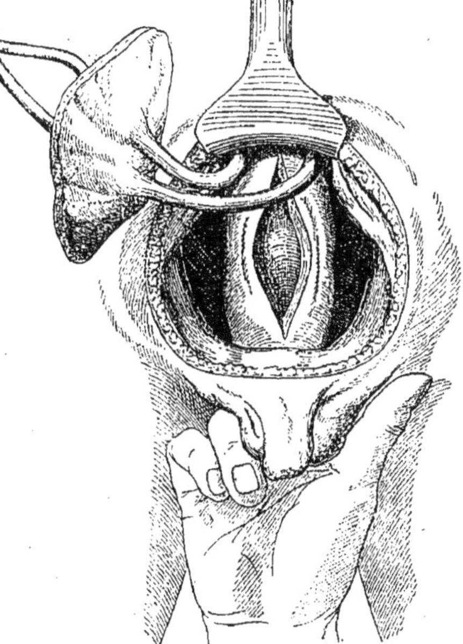

Fig. 695. — *Cysto-entérostomie extra-péritonéale pour exstrophie vésicale. Abouchement rectal des uretères* (Peters). — Les uretères sont libérés. — La paroi antérieure sous-péritonéale du rectum est ouverte.

formés. Les index bibliographiques ont été intégralement mis au courant en même temps que nombre d'indications anciennes, et aujourd'hui sans intérêt pratique, étaient supprimées.

Enfin l'illustration a été à la fois augmentée et entièrement revisée : nombre de clichés de la première édition ont fait place à des figures nouvelles.

SIXIÈME ÉDITION, REVUE ET AUGMENTÉE DU

Traité de
Chirurgie d'urgence

PAR
Félix LEJARS
Professeur agrégé à la Faculté de Médecine de Paris,
Chirurgien de l'hôpital Saint-Antoine, Membre de la Société de chirurgie.

I *vol. grand in-8° de* VIII-1185 *pages, avec* 994 *figures, et* 20 *planches hors texte, relié toile*. . . . . **30** *fr*.

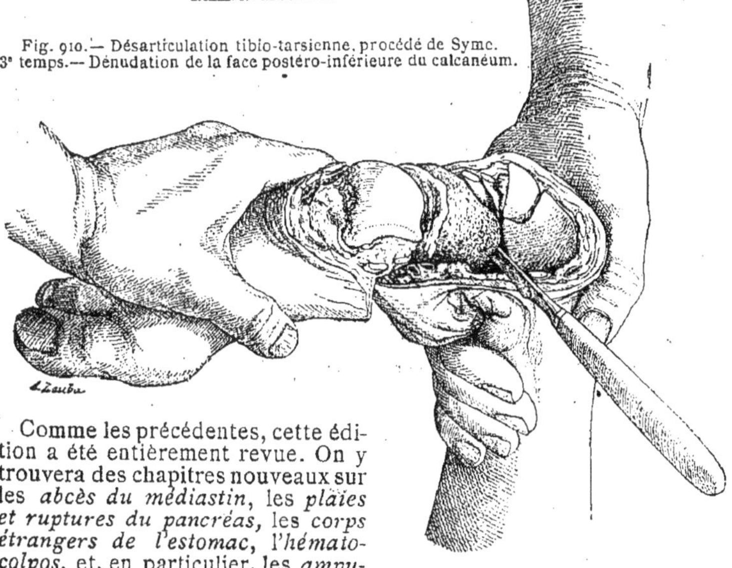

Fig. 910.— Désarticulation tibio-tarsienne, procédé de Syme.
3ᵉ temps.— Dénudation de la face postéro-inférieure du calcanéum.

Comme les précédentes, cette édition a été entièrement revue. On y trouvera des chapitres nouveaux sur les *abcès du médiastin*, les *plaies et ruptures du pancréas*, les *corps étrangers de l'estomac*, l'*hématocolpos*, et, en particulier, les *amputations d'urgence*. De nombreux chapitres ont été singulièrement étendus ou remaniés, spécialement ceux qui ont trait aux *coups de feu de l'oreille*, à la *mastoïdite* (*thrombose du sinus*), aux *plaies de poitrine*, aux *plaies de l'uretère* et aux *modes de réunion ou d'anastomose de l'uretère divisé*, aux *luxations et fractures du carpe*. Du reste le chapitre des *fractures, de leurs divers types, de leurs modes de réduction et de traitement* a été l'objet cette fois encore d'additions nombreuses et d'une revision détaillée.

90 figures nouvelles portent à 994 le nombre total des illustrations, auxquelles s'ajoutent 20 planches hors texte.

Manuel de
Dentisterie Opératoire

PAR

Edward C. KIRK, D. D. S.

Professeur de clinique dentaire à l'Université de Philadelphie
Directeur de " The Dental Cosmos ".

TROISIÈME ÉDITION REVUE ET AUGMENTÉE

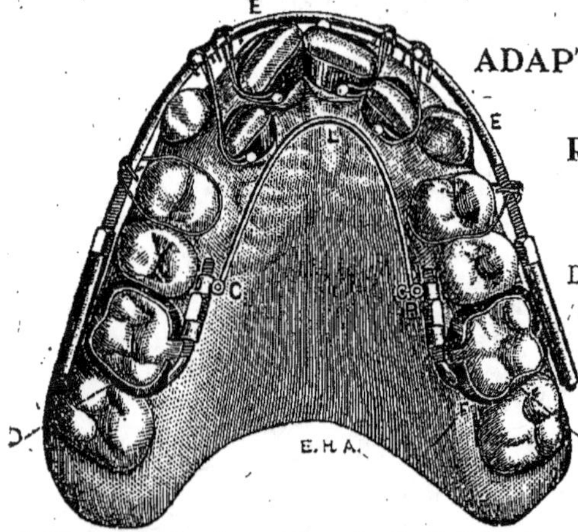

Fig. 734. — Arcade supérieure élargie au moyen de
l'arcade d'expansion, ajustée de la façon habituelle
et renforcée par le levier à ressort L.

ADAPTATION FRANÇAISE

PAR

Raymond LEMIÈRE

Docteur en Médecine
et chirurgien dentiste
de l'Université de Paris

Docteur en chirurgie dentaire
à l'Université
de Philadelphie

Démonstrateur à l'École
dentaire de Paris.

1 *vol. grand in-8° de*
IV-856 *pages avec* 875 *fig.*
dans le texte . . **30** *fr.*

La Période ❧❧❧❧❧❧❧❧❧❧
❧❧❧❧❧ Post-Opératoire
Soins, Suites et Accidents

PAR

Salva MERCADÉ

Ancien interne. Lauréat (médaille d'or) des hôpitaux de Paris.

1 *vol. gr. in-8° de* VI-550 *pages avec* 82 *figures dans le texte* . **12** *fr.*

L'ŒUVRE MÉDICO-CHIRURGICAL (D' CRITZMAN, Directeur).

Suite de Monographies Cliniques
SUR LES QUESTIONS NOUVELLES
EN MÉDECINE, EN CHIRURGIE ET EN BIOLOGIE

Chaque Monographie est vendue séparément. . . . . **1 fr. 25**

Il est accepté des Abonnements pour une série de 10 Monographies consécutives, au prix à forfait et payable d'avance de **10** francs pour la France
et **12** francs pour l'Etranger (port compris).

DERNIÈRES MONOGRAPHIES PUBLIÉES :

41. **Le Traitement de la Syphilis** par le professeur E. GAUCHER.
42. **Tics,** par le D' HENRY MEIGE.
43. **Diagnostic de la Tuberculose par les nouveaux procédés
    de laboratoire,** par le D' NATTAN-LARRIER.
44. **Traitement de l'hypertrophie prostatique par la prostatec-
    tomie,** par R. PROUST, professeur agrégé à la Faculté de Paris.
45. **De la Lactosurie** (*Etudes urologiques de médecine comparée sur
    les états de grossesse, de puerpéralité et de lactation chez la
    femme et les femelles domestiques*), par M. CH. PORCHER.
46. **Les Gastro-entérites des nourrissons,** par le D' A. LESAGE.
47. **Le Traitement des Gastro-entérites des nourrissons et du
    Choléra infantile,** par A. LESAGE.
48. **Les Ions et les médications ioniques** par le P' S. LEDUC.
49. **Physiologie de l'acide urique,** par P. FAUVEL, docteur ès
    sciences, professeur à l'Université catholique d'Angers.
50. **Le Diagnostic fonctionnel du cœur,** par W. JANOSWSKI, profes-
    seur agrégé à l'Académie médicale de Saint-Pétersbourg.
51. **Les Arriérés scolaires,** par R. CRUCHET.
52. **Artério-Sclérose et Athéromasie,** par le P' J. TEISSIER.
53. **Les Sulfo-éthers urinaires** (*physiologie et valeur clinique dans
    l'auto-intoxication intestinale*), par H. LABBÉ et G. VITRY.
54. **Les injections mercurielles intra-musculaires dans le trai-
    tement de la Syphilis,** par le D' A. LEVY-BING.
55. **Anticorps antigènes et Méthode de déviation du Complé-
    ment** (*Le Mécanisme de l'Immunité*) par P.-F. ARMAND-DELILLE,
    ancien chef de clinique à la Faculté de Paris (*3° tirage*).
56. **L'Anaphylaxie et les réactions anaphylactiques** (*Maladie du
    sérum ; cuti et ophtalmo-réaction à la tuberculine*), par le D'
    P.-F. ARMAND-DELILLE (*2° tirage*).
57. **Les Sutures vasculaires,** par L. IMBERT, professeur et J. FIOLLE,
    chef de clinique, à l'Ecole de Médecine de Marseille.
58. **L'Hérédité normale et Pathologique,** par le P' CH. DEBIERRE.
59. **Traitement chirurgical de la Tuberculose pulmonaire.** (*Pneu-
    mectomie. — Pneumotomie. — Collapsthérapie. — Méthode de
    Freund*), par les D' TUFFIER, professeur agrégé à la Faculté
    de Médecine de Paris et J. MARTIN, chef de clinique chirur-
    gicale à la Faculté de Montpellier.
60. **La Rachicentèse,** par MM. P. RAVAUT, médecin des hôpitaux de
    Paris, GASTINEL et VELTER, internes des hôpitaux de Paris.
61. **Les Métaux colloïdaux électriques en thérapeutique,** par
    MM. L. BOUSQUET et H. ROGER, chefs de clinique à la Faculté
    de Montpellier.
62. **De la Névralgie intercostale** (*Étude des symptômes accusés
    par les malades*), par le D' W. JANOWSKI.

Encyclopédie Scientifique ✦✦✦✦✦✦
✦✦✦✦✦ des Aide-Mémoire

Publiée sous la direction de **H. LÉAUTÉ,** Membre de l'Institut

Au 15 Mars 1911, 409 VOLUMES publiés

Chaque ouvrage forme un volume petit in-8°, vendu : Broché, **2 fr. 50**

Cartonné toile, **3 fr.**

DERNIERS VOLUMES PUBLIÉS DANS LA SECTION DU BIOLOGISTE

MALADIES DES VOIES URINAIRES, URÈTRE, VESSIE, par le Dʳ BAZY, chirurgien des hôpitaux, membre de la Société de chirurgie, 4 vol.
> I. *Moyens d'exploration et traitement.* 2ᵉ édition. II. *Sémiologie.* III. *Thérapeutique générale. Médecine opératoire.* IV. *Thérapeutique spéciale.*

BIOLOGIE GÉNÉRALE DES BACTÉRIES, par le Dʳ E. BODIN, professeur de Bactériologie à l'Université de Rennes.

LES BACTÉRIES DE L'AIR, DE L'EAU ET DU SOL, par E. BODIN.

LES CONDITIONS DE L'INFECTION MICROBIENNE ET L'IMMUNITÉ, par E. BODIN.

L'OREILLE, par PIERRE BONNIER, 5 vol.
> I. *Anatomie de l'oreille.* II. *Pathogénie et mécanisme.* III. *Physiologie : Les Fonctions.* IV. *Symptomatologie de l'oreille.* V. *Pathologie de l'oreille.*

TECHNIQUE RADIOTHÉRAPIQUE par le Dʳ H. BORDIER, professeur agrégé à la Faculté de Médecine de Lyon.

PRÉCIS ÉLÉMENTAIRE DE DERMATOLOGIE, par MM. BROCQ et JACQUET, médecins des hôpitaux de Paris. 2ᵉ édition, entièrement revue. 5 vol.
> I. *Pathologie générale cutanée.* II. *Difformités cutanées, éruptions artificielles, dermatoses parasitaires.* III. *Dermatoses microbiennes et néoplasies.* IV. *Dermatoses inflammatoires.* V. *Dermatoses d'origine nerveuse. Formulaire.*

LA PELADE, par A. CHATIN, membre de la Société de Dermatologie, et F. TRÉMOLIÈRES, ancien interne à l'hôpital Saint-Louis.

TRAITEMENT DE LA SYPHILIS, par L. JACQUET, médecin de l'hôpital Saint-Antoine, et M. FERRAND, interne à l'hôpital Broca.

LA PSYCHOLOGIE MORBIDE COLLECTIVE, par le Dʳ A. MARIE, médecin des Asiles de Villejuif.

EXAMEN ET SÉMÉIOTIQUE DU CŒUR, par les Dʳˢ PIERRE MERKLEN, médecin de l'hôpital Laënnec et Jean HEITZ. 2 vol.
> I. *Inspection, palpation, percussion, auscultation (4ᵉ édition).*
> II. *Le Rythme du cœur et ses modifications (4ᵉ édition).*

LES APPLICATIONS THÉRAPEUTIQUES DE L'EAU DE MER par le Dʳ ROBERT-SIMON.

LES AMÉTROPIES ET LEUR CORRECTION PAR LES LUNETTES, par H. SPINDLER, médecin major de l'armée.

MALADIES DES ORGANES RESPIRATOIRES, Méthode d'exploration : signes physiques, par le Dʳ LÉON FAISANS, Médecin de l'Hôpital de la Pitié (4ᵉ édition).

LA MATIÈRE VIVANTE, par F. LE DANTEC, chargé de cours à la Sorbonne. (2ᵉ édition).